岩波現代文庫
社会 152

立川昭二

病気の社会史

文明に探る病因

岩波書店

目　次

序章

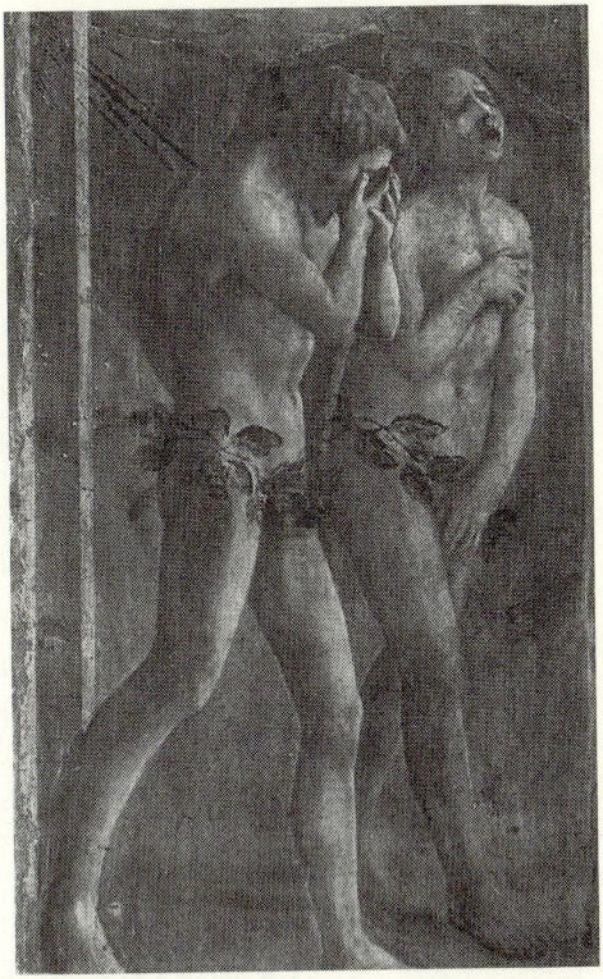

「楽園追放」　マサッチオ画

なぜ病気の歴史を問題とするのか

病気とは何か？　それは、「私」のかかった流感であり、「私」の子供のゼンソクであり、「私」の友人のガンである。「私」はその発熱のために学校を、また会社を休まねばならなかった。「私」の子供はその発作のために苦しみ、「私」の友人はその腫瘍のために死んだ。それは、「私」の痛みであり、「私」の苦悩であり、「私」の涙である。

病気は、まぎれもなく「私」という人間の病気である。つまり、病気というものが単独にあるのではなく、病気の人間として存在するのである。このように、病気があくまでも、人間のものである以上、その流感、そのゼンソク、そのガンにしても、「私」という人間の病気であるとともに、私の属している「社会」の病気であり、また私をつつむ「文明」の病気ではなかったか――。あたかもそれは、私のかけがえのない一生も、私の属している社会、私をつつむ文明を超越して存在しないのとおなじように。

病気が社会のものであり、文明のものである以上、社会に文明に歴史があるとおなじように、病気にも歴史がある。

そして、「私」の病気は、「私」の生き死ににかかわるだけに、世界と秤りにかけてもいいほどの「私」の大事である。それとおなじように、病気は「社会」の大事であり、「文明」の大事でもあり、したがって人間の「歴史」にとってもまさに大事なのである。

また病気は、まぎれもなくひとつの生物学的現象である。その発熱は、ときに鼻腔にとりついたインフルエンザA型のウイルスであり、その腫瘍はときに胃壁におこった異常増殖した細胞である。しかし——、ただそれだけであろうか。

もしそれだけなら、病気は「医学」だけの問題でかたがつくはずだ。じつは、そうでないところに、この病気というさりげないことばがかかえている広くて深い意味がある。

その病気の直接の病因は、ウイルスであり、異常増殖した細胞かもしれない。しかし、その病原体はどこでどうつくられ、どこをどう伝わってその病気となったのか。その組織に障害をおこしたいちばんもとの原因は何か、いかなる物質が発ガン因子となったのか、その物質はどうしてつくられたのか。——こうして、いかなる病因も、よりさかのぼっていけば、社会のひろがりのなかで、また文明の重みのなかで、考えていかなければならない問題をはらんでいるのである。

ここでは、病気について、つぎのような立場から考えてみようとする。

まず、病気は文明がつくる——。

有機水銀中毒や気管支ゼンソクのような公害病、あるいは交通傷害、また環境ガンやノイローゼなど文明病といわれる疾患、職業病など、あきらかに文明が惹きおこした傷病はいうまでもない。しかしそれだけではない。結核や性病のような感染症にしても、たとえコレラやチフスのような急性伝染病ですら、そこに病原菌があるからというだけで病気がおこるのではない。病原菌を伝播(でんぱ)・繁殖させる条件がそこにあってはじめて「病気」となるのである。その条件とは、自然的因果もあるが、ほとんどは人間自身がつくったもの、つまり「文明」であり、「社会」にほかならない。

戦争や貧困が病気の温床であることは論ずるまでもない。衣食住のありかたは病気の生態を規定する。食卓のメニューはそのまま病気のカタログにあてはまるし、衣服のファッション、暖房・照明などの住生活のスタイルが時代の病歴(カルテ)を書きかえていく。ひとつの文明ひとつの社会は、それ特有の病気の構造と生態をもつ。

また文明の交流は病気の交流ともなる。人が動き、物がうごく、それにつれて病気もうごく。政治・経済が病気をつくるだけではない。思想も病気をつくる。精神病は時代思潮の屈折した投影ともいえる。薬禍や最近の医原病など、科学自身も病気をつくる。

また、病気は文明を変え、社会を動かしていく——。

古代のギリシアやローマを滅した一因は疫病であった。中世末期ヨーロッパをおそったペストは近代を開く陣痛となり、発疹チフスはナポレオンをロシアから敗退させる一因となった。いかにすぐれた兵器も、国家・民族の運命に及ぼした影響力では、ときには発疹チフスを媒介するシラミ、ペストを伝播するノミよりも、弱いのではないか。ある文明はマラリア原虫のために衰退し、ある軍隊は極微のコレラ菌や赤痢菌のために壊滅した。結核や梅毒がなかったら、近代文化はかなり色合いのちがったものとなっていたであろう。

病気は文明がつくり、また病気は文明をつくっていく。この二つの動機(モチーフ)はつねに重なり合って提示され、そして追復(フーガ)される。

病気は文明がつくり、また社会を動かしていく以上、病気そのものにはつよい「歴史的性格」がある。とすれば、その歴史のなかに、あるいは「病気の歴史的法則性」ともいうべきものが、もとめられるかもしれない。

また、ときには、「歴史的分析」により、謎とされた病気の真相をさぐりあてる場面さえあるかもしれない。とすれば、人間と病気とのながく深いかかわり合いを追跡することは、歴史の研究のなかでも重要な仕事のひとつといえるのではないか。

これまで、人間の病気にたいする知識（医学）の発達については、十分配慮されてきたが、病気そのものの歴史についてはほとんど注意されなかった。このため、病気というものは人間の歴史をとおしてつねに一定であり、かわったのは病気にたいする人間の知識だけだという印象あるいは信仰のようなものさえできてしまった。病気はしかし、あきらかに時代によって移り変る。消えた病気もあれば、新しく生まれた病気もある。中世の流行性舞踏病や近世のイギリス発汗病などは今日の医学辞典にはなく、血清肝炎などはあきらかにさいきん生まれた病気である。またガンは昔も今もあるが、古代エジプト人のガンと現代日本人のガンとでは、その生態はちがう。同じ梅毒スピロヘータといっても、時代によってその性状を異にする。

このように、病気は「歴史」という遠く重い因果を背負っている。病気が歴史的性格をつよくもっているとすれば、過去の病気を知ることはまた、現在の病気を理解し、未来の病気を予察するひとつの有力な手がかりとなるにちがいない。

病気はどのようにして起ったか

病気は人類とともにふるい、といわれる。しかし、病気の始原を論ずることは、あたかも生命の始原を論ずることとおなじように、至難のことである。その病気が、いつ、どこで、どうして起ったかを説くことは、ほとんど不可能に近い。

病気の始原を問うことのむずかしさは、まず第一には、病気とは何かということをきめることのむずかしさからくるのであり、第二には病気は近代にいたるまで記録をする方法をもたず、過去の病気、それも時代がさかのぼるほど、病気はたよるべき資料を残していないからである。

ところで、いま病気は人類とともにふるいといったが、じつは病気は人類よりもふるい、といった方がより適切である。人類出現以前の化石動物に、病気の痕跡がみられるからである。寄生虫におかされた貝類、脳膜炎にかかった恐竜などが知られている。動物の感染症は宿主(しゅくしゅ)をとおし、また家畜をとおしてヒトに伝わる。それがやがてヒトからヒトへと伝播していく病気となる。非感染症も人類の歴史とともにふるく、化石人類にも現生人類とおなじ病気がみられる。こうした化石や出土人骨などの資料から、原始・古代の病気を研究する学問を「古病理学」(Paleopathology)という。

この**古病理学**のさいきんの成果によると、たとえば、古代エジプトのミイラから知られる病気としては、肺炎・珪肺・胸膜炎・腎臓結石・胆石・肝硬変・中耳炎・虫垂炎・蓄膿症・淋病・ハシカ・ハンセン病・マラリア・結核、そのほか虫歯・眼病・寄生虫病にガン腫など、今日の病気のリストのほとんどが揃っている。また浮彫や壁画からも、古代人の病気を知ることができ、たとえば、前一五〇〇年頃の浮彫は小児麻痺がそのころのエジプトにあったことをはっきりと教える。

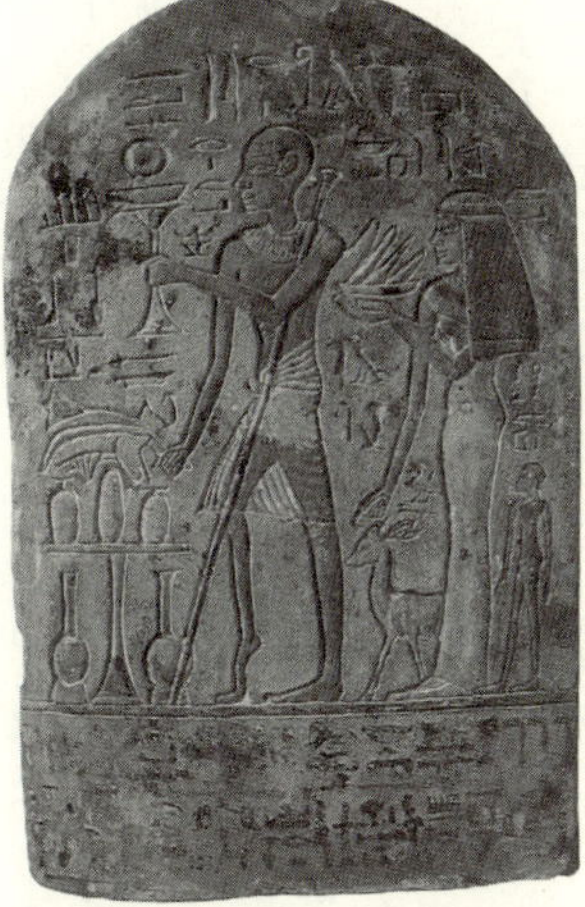

小児麻痺にかかった古代エジプト人　前1500年頃の浮彫

こうした古病理学のカタログからみて、人間の病気の大部分が、太古の時代から存在していたことはたしかである。そして、人間がつくる文明の歴史とともに、時代により環境により、これら病気の生態は、めまぐるしく変っていった。考古学者チャイルドは文明の歴史を書くにあたって、「人間は人間がつくる」と題したが、「人間の病気も人間がつくる」ことになる。

「楽園追放」以後、つまり人間が自然生活から文明生活あるいは社会生活にはいって以後というものは、病気も、それまでのありのままの自然のすがたから、人間のつくった「文明」なり「社会」なりによって、大きくつくり変えられていく。人間生活の基本である衣食住は、もっとも病気とふかい関連があり、とくに、**飢餓と過食**――これは文明あるいは社会によってつくられるものであるが――疾病構造と密接な関係がある。飢餓つまり栄養不良によってはもちろん流行病なり栄養障害なりがおこることはいうまでもない。一方、過食もいわゆる栄養病をおこす。シェークスピアの『ベニスの商人』の侍女ネリッサは「余り御馳走を食べすぎるとかえって飢えている人間と同じように、やはり病気になる」といっている。一九世紀ヨーロッパに流行的に発生した痛風はぜいたくな食事に起因するといわれる。さいきんの実例では、第二次世界大戦中、食糧事情の悪化により心臓血管病が減少し、戦後ふたたび食物がもとにもどるとこれらの病気が急増した。

文明がつくる**住生活と衣生活**の様式も、さまざまの病気をつくる。たとえば、フランスの作家エミール・ゾラは一九〇二年パリで不慮の死をとげたが、それは換気の悪い室内で

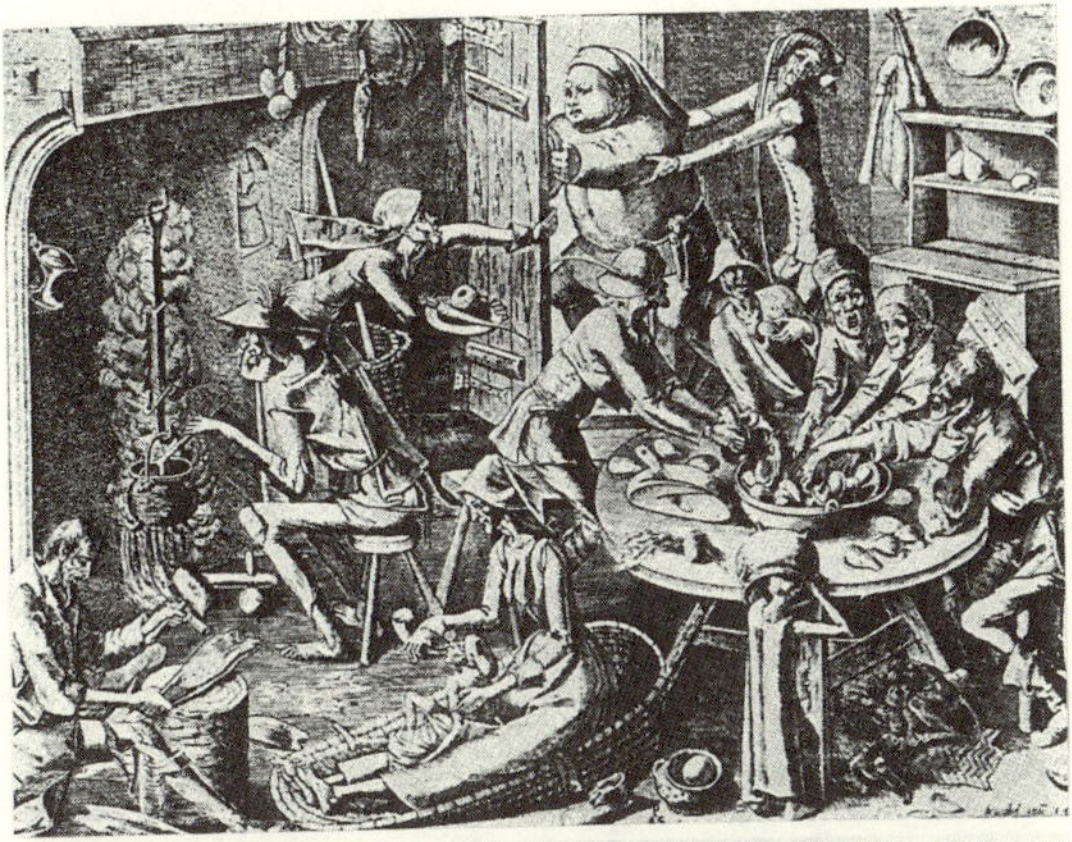

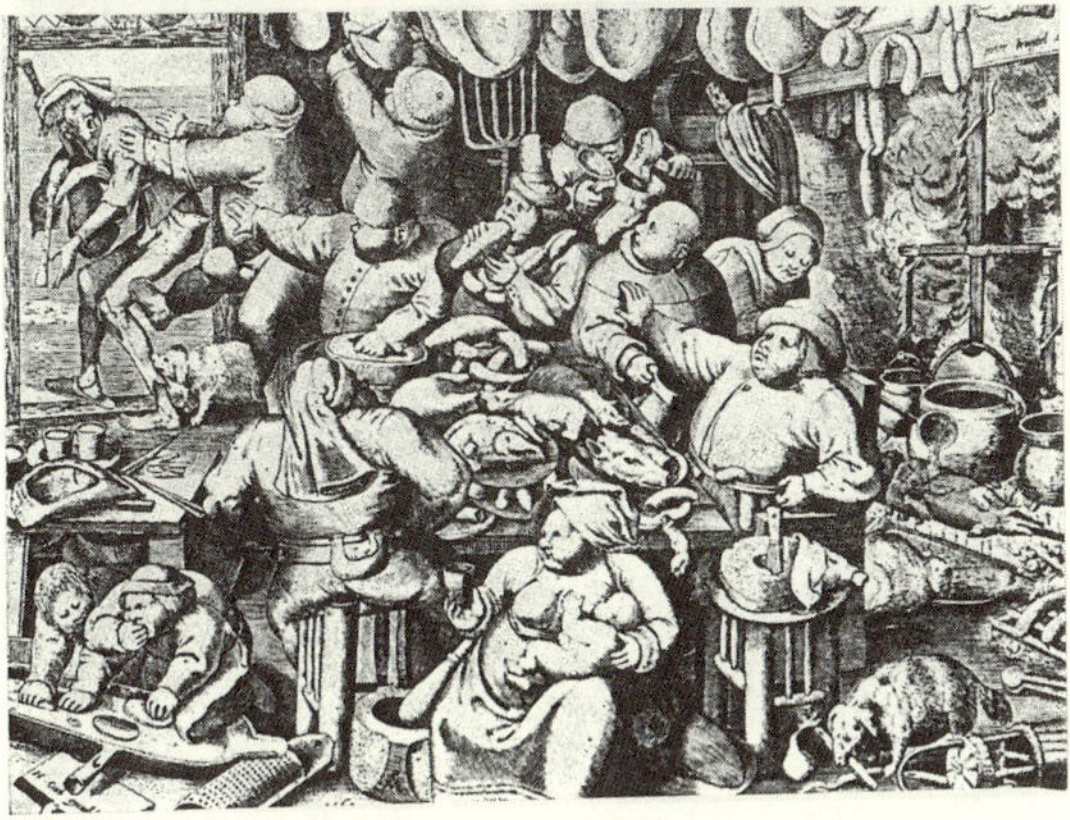

(上)　飢餓　ブリューゲル画
(下)　過食　ブリューゲル画

ストーブをもやしていたため、一酸化炭素ガスにやられたのである。それは暖房という文明によってつくられた中毒という病気の悲劇であった。

文明との接触が病気をつくっていくありさまをまざまざとみせつけてくれるのは、文明国の白人が発展途上国あるいは未開の住民と接触したとき、かならず惹きおこされる流行病の惨禍である。一八―一九世紀に、アメリカ－インディアン・ポリネシア人それにアフリカ原住民は、ヨーロッパの侵入者によってもたらされた痘瘡・結核・ハシカなどによって潰滅的な被害をうけた。シュヴァイツァーが赤道アフリカの原生林でたたかった病気も、じつはヨーロッパ人がもちこんだものが多かった。

戦争と貧困と病気は、人間が負わされた三つの原罪といえるが、それはしばしば歴史のなかで重なり合って人間を不幸におとし入れてきた。とくに社会経済的には貧困が病気とふかい因果関係をもち、「病気の階級性」という問題もうまれる。

一個の文明、一個の社会は、それ自体の悪疫をもつ。そしておそらくは、その悪疫は、その文明の変革、その社会の改革によってのみ撃退されるであろう。

ここに、歴史世界でながく文明をリードしてきたヨーロッパにおける、その時代その社会の悪疫を、ざっとひろいあげてみると、一三世紀のハンセン病、一四世紀のペスト、一六世紀の梅毒、一七―一八世紀の痘瘡・発疹チフス、一九世紀のコレラ・結核、二〇世紀のインフルエンザ——とならべていくことができる。そして今日では、ガン・心臓病——。そして明治以後「近代化」の道をたどった日本も、この「明治百年」のあいだに、ヨーロッパの場合を縮図したかたちで病気の歴史を経験している。

いったい、このことは何を語るのであろうか——。

もとより病気の歴史は、おも苦しく、うす暗く、痛ましい。しかし、いかに痛ましくとも、それに目をとざすことはできない。文明の光と影、歴史の明暗をみきわめるうえで、病気の歴史はひとつのするどいレンズとなる。

とはいえ、人間と病気のふれ合いを、古今東西にわたってまんべんなくたどることは到底できない。中毒ひとつにしても、結核ひとつにしても、ゆうに一冊の書物が書かれよう。欧米では梅毒史・精神病史あるいは中世疫病史などの専門書がある。系統的な知識はそれらにまつほかない。ここでは、そのなかから気ままにいくつかのトピックをえらんでみたにすぎない。またここでは、今日の医学や医療がかかえている途方もなく大きな問題に性急に近づこうともおもわない。ただ、かつて人間は病気といかにつきあい、なにを学んだかを読みとり、歴史のおしえるところを謙虚にきこう、というのである。

第一章　「戦史」の主役・疫病

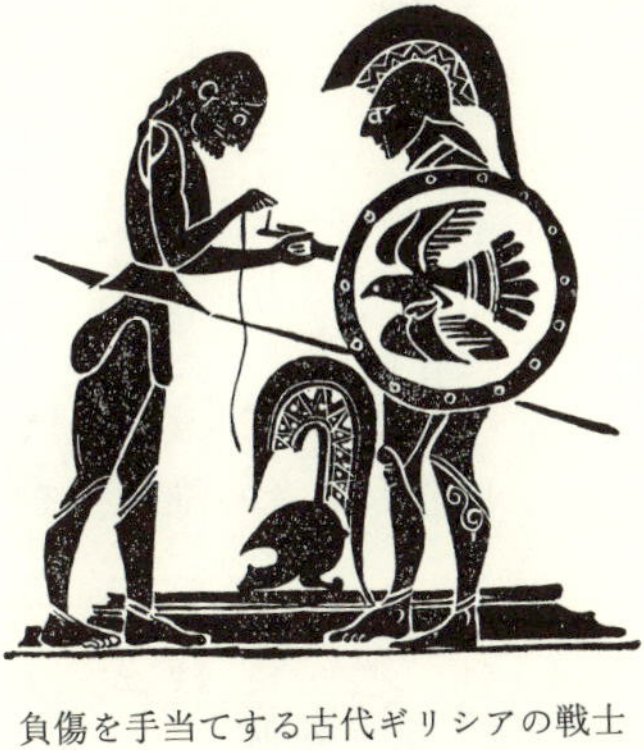

負傷を手当てする古代ギリシアの戦士

悲劇の発端——「アテナイの疫病」

「ギリシアはなぜ滅んだのか?」

「とりわけギリシア文明の中心であったアテナイの都市国家はなにが原因で滅んだのか?」こういった素朴な質問を専門の歴史家に向けると、たいてい「ポリス社会の内的矛盾」などという素人にはわかったようなわからない答が返ってくる。古今東西の歴史のなかでもっとも内容的に高度の文明をいちはやく達成したギリシアだけに、その衰亡の原因となると、専門家たちも気軽に受け答えできない問題があるにちがいない。ところがここに、そんな難解な話ではなく、それがあの栄光ギリシアを衰退させたと、誰にでもはっきりとわかる原因、それなのに意外にこれまで看過されてきた原因が、ひとつある。疫病である。

……火と燃えさかる滅びの神。それは世にもおそろしい疫病(えやみ)となって国を荒らし、ために カドモスの屋形(やかた)は住む人を奪われて空しくなり、それにひきかえ暗い冥府(ハデス)は、いまや歎きと悲しみの声で、充ちあふれ……

ソポクレス『オイディプス王』—プロロゴス—

前四三一年にはじまったアテナイとスパルタとの紛争は二七年にわたってギリシア全土

をおおい、以後ギリシアは衰運の一途をたどっていく。史上名高いこのペロポネソス戦争の第二年目―前四三〇年―にアテナイをおそった疫病は、当時六六歳のソポクレスをして、ギリシア悲劇作品中でも最高傑作の誉れたかい『オイディプス王』の重要なプロットとしてあつかわれた。

――おもえば、過ぐる年の初夏、疫病は突如アテナイをおそった。老若貴賤の誰をも容赦しなかった。アテナイの指導者ペリクレスもこれに斃(たお)れ、アテナイ人の四人に一人の生命を奪いさった。緒戦に優勢であったスパルタ勢との内戦にしても、このあとアテナイ勢は急速に戦意と戦力とを失っていった。――老詩人にとって、おのが身のまわりを吹きあれたこの疫病の生まなましい記憶こそ、オイディプス王の痛ましい悲劇の発端をかざるにふさわしい出来事であったにちがいない。

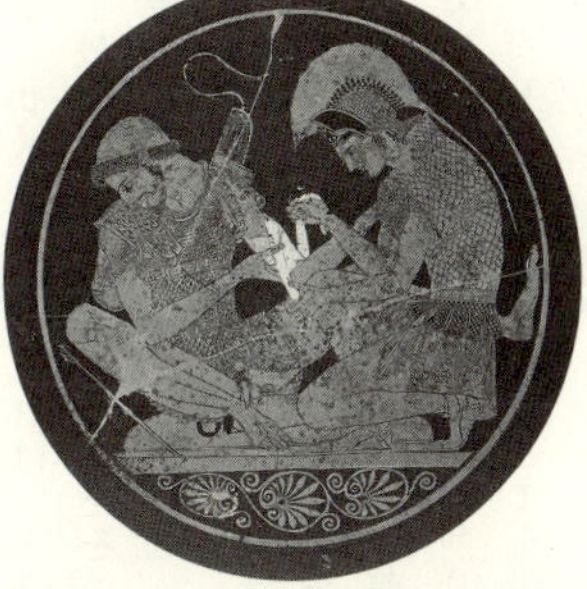

パトロクロスの戦傷を手当てするアキレウス　前5世紀の壺絵

この疫病はしかし、こうした悲劇作品に名残りをとどめただけではなかった。当時の医家の記録こそなかったが、幸いにも、ペロポネソス戦争の経緯を透徹した史眼と雄渾な筆致で綴った史家ツキュディデス(前四六〇頃―前四〇〇頃)の『戦史』第二巻に、その経過が精細に生きいきと描かれ、不滅の文字として伝えられた。それは、古今東西の数ある疫病記のなかでも、まとまった記録として史上最初のものであり、またその記述の信憑性、しいていえばその科学性もきわめて高く、後世の疫病記の原型をなしている。これによって、前四三〇年アテナイに流行した疫病は、ふるくから「アテナイの疫病」(Plague of Athens)あるいは「ツキュディデスの疫病」としてながく歴史に名をとどめるにいたったのである。

もとよりツキュディデス以前に疫病の記録がギリシア世界にまったくなかったわけではない。世界最古の文学――前八〇〇年頃ホメロスによって語られた――『イリアス』は、アキレウスの怒りにはじまるが、冒頭、アガメムノンの暴挙にたいし、アポロンの神の矢がアカイア軍の陣中に「ひどい悪疫を起こさせ、……疫癘(えきれい)の矢に斃れた兵士の屍を焼く火は引きもきらずに燃えつづけた」と謳(うた)っている。

またツキュディデスの先輩ヘロドトス(前四八四頃―前四二五頃)は、その『歴史』第八巻で、ペルシア戦争のおり、ギリシアに進攻したクセルクセスの軍隊が糧道を断たれ、難戦のあげく、疫病の追打ちをうけ、ついに病人を置きざりにして、小アジアに遁走していった経緯について物語っている。

しかし、これらはいずれも断片的な記録でしかない。

それにひきかえ、人間の歴史を動かす力を見究めようとする鋭い問題意識と具体的な資料の積上げをもとに、近代的ともいえる冷徹な歴史叙述として、疫病を記録(ルポルタージュ)した最初の記者は彼ツキュディデスである。

最古の疫病記

さて、疫病記述は、格調高いことで知られるペリクレスの「葬送演説」(第二巻三五—四六章)にすぐつづいてあらわれる。アテナイの栄光をたからかに謳った讃辞の直後、アテナイの暗澹たる運命を記述するこの条(くだ)りは、偶然とはいえその明暗の劇的効果ともいえる反転に、しばし読者も息をのむおもいである。

史家はしかし、つとめて冷静な口調で語りはじめる。(以下、ツキュディデスからの引用は久保正彰訳『戦史』(上)(岩波文庫)の訳文に拠る。)

> 翌年の初夏、ペロポネーソスをはじめ同盟諸国は、初年度とおなじく各国総兵力の三分の二を動員して、アッティカに侵入し、陣をさだめて耕地に破壊行為を加えた。そしてかれらが侵入してから幾日も経ずして、アッティカではアテーナイ人のあいだで疫病発生の兆候が現れはじめた。このような変事は諸地に前例があり、なかんずくレームノス近辺で暴威をふるったことが伝えられているが、今次の規模ほどに疫病が蔓延し、これほど多くの人命に打撃を与えた例は、まったく前代未聞であった。はじめは医師もそれが何であるか実体を把むことができなかったために、療治の効をあげることができず、それのみかかれらは患者に接する機会がもっとも多かったので、自

分たちがまず犠牲者になる危険に晒された。またその他、人の知るかぎりの手をつくしても、病を治すことができなかった。患者たちは、あらゆる神殿に助けを求めて嘆願につめよせ、予言の社やその他これに類する神力にすがったが、何の利益も得られず、やがてはみな病苦に打負かされて、もはやこのような場所に寄りつかなくなってしまった。

つづいて疫病の発源地にふれ、それがスダン地方に発生し、そこからエジプト・リビアを経由、アテナイの外港ペイライエウスに上陸、一挙にアテナイに侵入してきたことを語る。

このあと、「自分自身の罹病経験や他の患者の病態を実見したところ（傍点筆者、以下同）をまとめて、主たる症状を記す」という疫病記述の執筆態度を披瀝し、四九章において、いよいよこの疫病記の核心ともいえる症状記録にはいる。

ふつうは、それまで健康体であったものが、とりわけて何の原因もなく突然、頭部が強熱におそわれ、眼が充血し炎症を起した。口腔内では舌と咽頭がたちまち出血症状を呈し、異様な臭気を帯びた息を吐くようになった。これに続いてくさみを催し、咽頭が痛み声がしわがれた。間もなく苦痛は胸部にひろがり、激しいせきをともなった。症状がさらに下って胃にとどまると吐気を催し、医師がその名を知る限りの、ありとあらゆる胆汁嘔吐がつづき、激しい苦悶をともなった。ついに患者の多くは、激しい痙攣とともに、空の吐気に苦しめられたが、これらの症状は人によって胆汁嘔吐のあとで退いていく場合と、さらに後まで長びく場合と、二通りが見られた。皮膚の表面に触れると、さほど熱はないが、蒼白味が失せ、赤味を帯びた鉛色を呈し、こまかい膿疱や腫物が吹きだした。しかし体内からは激しい熱が体をほてらしたために、ごく薄手の外衣や麻布ですら身につけると我慢ができず、裸体になるほかは堪えようがなく、できることなら冷水に身を投げいれれば、どれほど心地よかろうかと思うほどであった。じじつ、看とる人もいない多勢の疫病患者は、間断ない渇きに苦しめられ、貯水池に躍込んで熱と渇きを癒そうとした。しかし幾ら水を飲めども渇きはいっこうに癒されなかった。その間一時も体を安静にしておくことも眠りにつくこともできず、苦しみはつのった。しかしながら、病状がますます悪化していく期間は、体力はほとんど衰弱することなく、苦痛にたいしても予想に反する抵抗力を示しつづけ、大多数の者は幾分かの体力をまだ残しながら、高熱のために七—九日目に死んでいった。さもなくば、この症状を脱出しても、病勢はさらに腸部に下り、ここに激甚な潰瘍を生じると同時に、水のような下痢に襲われ、このために体力を消耗して、やがては衰弱死をとげることとなった。というのはそれまでに、最初に頭部に症状を発した疫病は、上からはじまって体のすみずみまで侵していたからである。たとえその最悪の症状から辛うじて生きのびた人間も、体の末端部分に後遺症をとどめることとなった。病は恥部や手足の末端部までもおそったために、病が治っても多くのものは、これらの部分の機能をうばわれた。また盲になったものも幾人かいる。またあるものは、恢復の兆がみえるとたちまち、いっさいの事物に関する記憶を完全に失い、自分自身も親類友人の別も判らなくなってしまった。

この記述から、「アテナイの疫病」が今日のいかなる病名の伝染病にあたるのか、というふるくから研究者のつよい関心をよびおこした論議がうまれる。この疫病の鑑別診断についての医学史家たちの諸説を聞くまえに、まず史家自身の語る症状をここで簡潔にとりまとめてみよう。

最初にあらわれる症状は頭部の強熱と眼の充血、つづいて舌と咽頭の炎症、さらにくしゃみが出、声が嗄れ（しわが）、胸が痛み、咳が出る。やがて胃腸障害を起こし、はげしい嘔吐・下痢がはじまり、痙攣（けいれん）におそわれ、熱が高くなるにつれ、皮膚に小疱ができ、潰瘍をつくる。はげしい咽喉の渇きがつづき、譫妄（せんもう）状態になる。高熱で衰弱した患者は七―九日で死亡する。急性期を耐過した者も、はげしい脱水状態から衰弱死に向う。一命をとりとめた者も、恢復期に指や爪、生殖器に壊死（えし）を生じ、失明したり、記憶喪失のような後遺症をとどめる。

疫病をめぐる病名論争

では、この疫病の病名はなにか？　ツキュディデスの症状記録は精細をきわめている。

それなら、誰しもが納得のいく決定的な診断を下すことができるであろうか。まず、単一の伝染病でなく、複数の疫病が併発したのではないか、という疑いがあり、また同じ病気でも今日とは異った症状を呈していたのではないか、という疑問もおこる。こうした理由から、古来「アテナイの疫病」にたいしてはさまざまな病名が擬せられてきた。腺ペスト・痘瘡・麻疹・梅毒・デング熱・麦角中毒、そして発疹チフスなどである。

まずペスト説。ヨーロッパではふるくから疫病といえばただちにペストと考えられていたが、一九世紀初期の医学史家オザナムが、この疫病を腺ペストであるとして以来、ながく一般に通用してきた。ラテン語をふくめ、英語・フランス語・ドイツ語などの pest は広義には悪疫・悪性伝染病をいい、一方 plague, pestilence などのことばは、痘瘡・チフス・赤痢など疫病の総称として使われるだけでなく、ペストを指していうこともある。このように用語上、疫病とペストが同意的に用いられた習慣もあって、Plague of Athens といえば「アテナイのペスト」と短絡的に信じこまれ

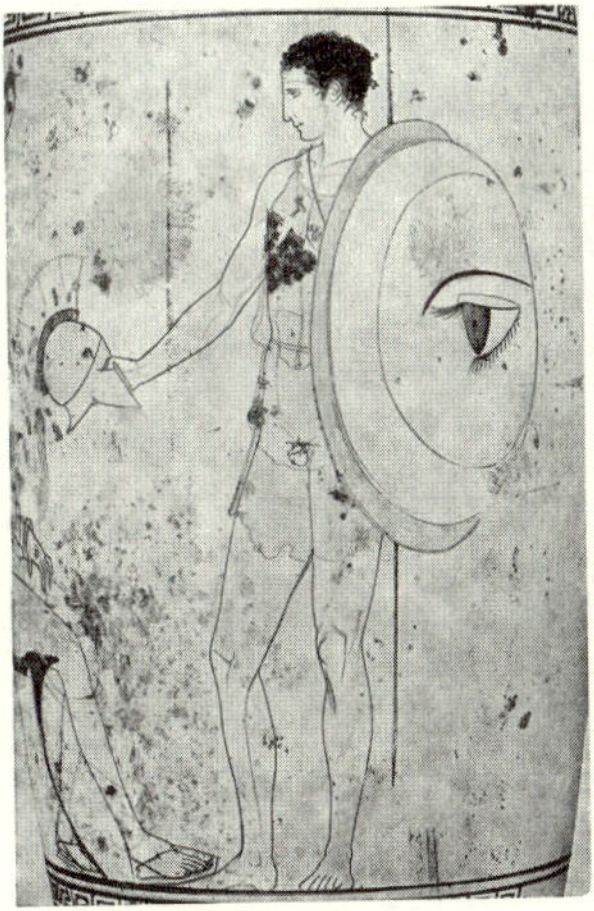

「出陣する戦士」　古代ギリシアの壺絵　前5世紀

てきた。しかし今日ではその症状からいって、ペスト説はほとんど否定されている。

つぎに発疹チフス説。疫病史の先達であるヘーゼルやヘッケルたちが主張して以来、多くの支持を得てきた。問題の発疹は今日の発疹チフスのそれと同じでないが、時代によってその症候に変化があることを考慮に入れると、この疫病はなによりも発疹チフスTyphus exanthematicusに近いというのである。さいきんではヘンシェン・クロフォード・マッカーサーら多くの専門家がこの説をとり、またキイルはアテナイに発疹チフスを媒介するシラミがいたことを傍証として、この発疹チフス説を主張している。

つぎに痘瘡説。すぐれた発疹チフスの歴史(邦訳『ねずみ・しらみ・文明』)をまとめたジンサーが、まず発疹チフス説を否定する。発疹チフスはこの時代には存在しなかったことがまず第一の理由。つぎに、流行の発生状態、はじめに呼吸器の症状が発現したこと、発疹の性質・後遺症の容態からみて、あきらかに発疹チフスではなく、これはむしろ痘瘡Smallpoxであると診断する。問題の「膿疱」はギリシア語でφλύκταιναであるが、これは小丘状に隆起したという意味をもっており、発疹チフスの発疹とはちがう。そしてこの痘瘡説を支持する材料として、このアテナイの疫病から三四年後の前三九六年に、シラクサ包囲のカルタゴ軍をおそった疫病についてのディオドロス・シクルスの記録のなかに、あきらかに痘瘡を示している記述があることを、ジンサーはあげている。

つぎに麦角中毒説。ハダカムギに寄生するバッカク菌Claviceps purpureaによる中毒症つまりエルゴチン中毒 ergotism, ergot poisoning とする説。伝染病ではないが、集団的に発生し、かつてロシアで大流行をみたことがある。胃腸障害や知覚鈍麻を主とし、痙攣をおこし、指趾（しし）に壊死を生ずる。こうした症状がツキュディデスの記述にあてはまる部分があるので、主張された見解である。

さいごに麻疹説。ウイルスを病原体とする急性発疹伝染病、いわゆるハシカ measles である。ハシカといえば今日ではとても疫病などとは考えられないが、これも処女地に侵入した場合は、きわめて兇暴な様相を呈する。一八七五年フィジ島をおそった麻疹がその一例である。医学史家シュリュスベリはこの点に着目して、麻疹説を強調している。このほか梅毒説・デング熱説、あるいは毒茸中毒説などがあるが、有力な説ではない。

さてここで、アテナイの疫病にズバリ診断をくだせないか、という期待はやはりひっこめざるをえない。諸説それぞれ一理があり、しいて結論的な回答をもとめるとすれば、発疹チフス・痘瘡・麻疹のうち、いずれかの融合形か、あるいは異なる病気が合併症として流行したのではないか、といったところで満足しておくほかない。ともかく、ひとつの病原体が蔓延するのに有利なような環境は、当然ほかの伝染病を伝播するにも好都合な条件をつくり出し、古代・中世においては、ただひとつの疫病がそれだけで流行するということは、むしろまれなことであった。ツキュディデスの記述に今日やや理解しにくいところがあるのは、おそらくいくつかの病気が同時にアテナイで流行していたという場合をつよく想定させる。とくに、ツキュディデスも五二章で明記しているように、開戦と同時に、アテナイには地方の人びとがなだれ込み、異常な人口過剰の状態となっていた。これは、いかなる伝染病にしろ、その発生・蔓延にうってつけの条件であった。

「悲しみのアテナ」

その病名がなんであれ、混乱・密集した市街にひとたび侵襲した伝染病は、かつてその病毒の洗礼を受けたことのない住民を相手に、激甚な威力を発揮しはじめた。

この疫病の全貌はとうてい筆舌につくしがたく、ことにこれに襲われた個人の難渋は人間として耐えうる限界を越えるほどであった。またとくに次の点で、それまでの一般の病気とは著しい違いを見せた。というのは、人肉を食する鳥獣類は、埋葬もされていない屍体が累々としていたのに、これに近寄ろうとしないか、さもなくばこれを食したために死んでいった。そう考えてよい理由は次のごとくである。この種の猛禽類は絶えて姿を見せなくなり、屍体のまわりにもその他の場所にも見いだすことができなかった。

そしてこの疫病にたいしてはいかなる薬石の効もなく、壮健者も虚弱者も問わず、「すべての人を倒し」、しかもこの疫病から生じるもっとも恐るべき現象は、「罹病したとわかった人がたちまち絶望につき落されたことであり」、「体力よりも気力の衰弱のため」、みずから死を招いていった。「患者に近づけば、たちまち感染し」、感染を恐れて互いに近づこうとしないため「病人のでた多くの家々は空家同然となり患者は独り残されて死ぬほかなかった。」そして、「この只でさえ容易ならぬ事態を、一そう窮迫させたのは、地方から都市への集団入居であり」彼らは「誰よりも悲惨な苦しみを強いられた。」

こうしてアテナイの街は、「次々と息絶えていく者たちの体は、容赦なく屍体の上につみかさねられ、街路にも累々と転がり、ありとあらゆる泉水の廻りにも水をもとめる瀕死者の体が蟻集」し、「神殿諸社は、その場で息を引きとる者たちの屍で、みるみる満されていった。」この異常な光景を眼前にした人たちは、当然日常的な感情を喪失していく。

災害の暴威が過度につのると、人間は已れがどうなるかを推し測ることができなくなって、神聖とか清浄などという一さいの宗教感情をかえりみなくなる。こうしてかつての埋葬の慣習や仕来たりなどはことごとく覆されて、各人できうる範囲で埋葬の処置をすませるようになった。しかし家族のなかに病死者が続出するにいたって

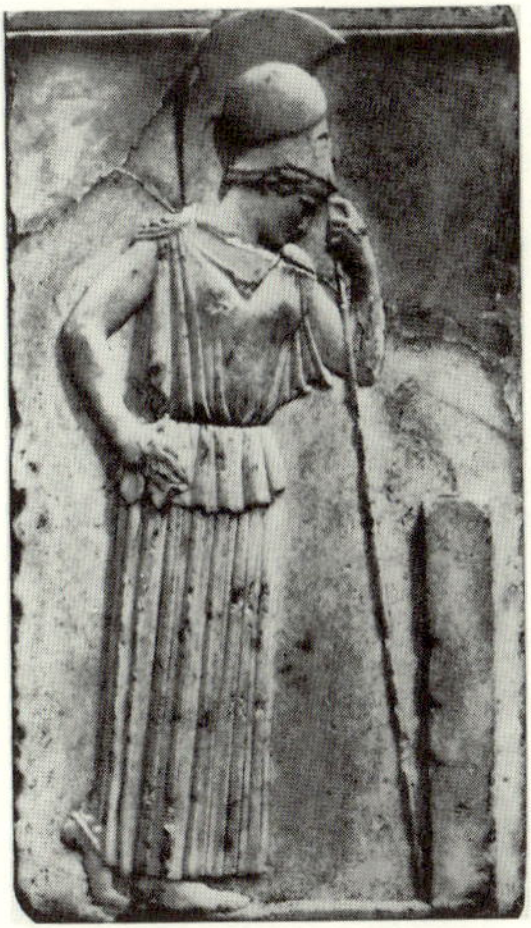

「悲しみのアテナ」 アテネのアクロポリスの浮彫 前5世紀

は、火葬をいとなむ薪材にさえこと欠いて、恥も謹みもない葬いをおこなう者さえ多勢あらわれた。たとえば、他人がしつらえた火葬壇を先廻りして手に入れると、自分たちの身内の屍体をその上に乗せていちはやく火をつける者、すでに燃えている他人の亡骸の上に自分らが運んできた遺体を投げおろして帰っていく者、などが現れたのである。

——かつて人びと挙(こ)ぞりて神を崇(あが)め讃えた神殿の庭は、無惨にも墓場と化していった。アクロポリスに「悲しみのアテナ」として知られる浮彫(レリーフ)がある。その沈痛な女神の面もちは、戦場で散った兵士を悼むとともに、またこの疫病で絶望の淵におちいったアテナイ市民をも悲しんだものではないだろうか。

四人にひとり

こうして、アテナイは内に疫病、外に戦役と「内憂外患におそわれて窮迫状態がつのった。」そしてこの疫病は「ポリスの市民たちの間におけると同様にアテーナイの兵士らの間にも蔓延し、多くの生命をうばった。」さらに「ペロポネーソス勢は、アテーナイの逃亡奴隷から悪疫発生を聞かされ、また屍骸を埋めている人影を目のあたりにすると、疫病感染を恐れて予定を早く切りあげてアテーナイ領から撤退」していった。

この疫病はアテナイに二年間淫侵していた。ではこの疫病によってどれほどの人命が失われたか。これについてツキュディデスは具体的な数字をあげていないが、つぎの記事はその死亡率を推定する重要な手がかりとなる。つまりこの年ポティダイアに出陣したアテナイ軍が同じ疫病に襲われ、「わずか四十日にも満たぬ間に、四千名の重装兵のうち一千五十名を病気のために失って、海路アテーナイに引きかえした」という。ここからこの「アテナイの疫病」の死亡率を四分の一と算定する根拠がうまれたのである。

つぎの三年後の冬(前四二七)、アテナイに再度疫病が蔓延し、「アテーナイ人を苦しめ、戦闘力を疲弊させる原因となった」ことをツキュディデスは記しているが(第三巻八七章)、そこで、「重装兵部隊からは四千四百名を下らぬ死亡欠員を生じ、騎兵隊からは三百名、その他の無登録階層からの死亡者数は、確認しがたい数に上った」と報じている。ところが第二巻一三章によると、第一線派遣の重装兵は一万三千とあるから、死亡率は三分の一強、また騎兵千騎といわれるから、その死亡率は三分の一弱となる。

この戦役がはじまったころ、アテナイ市民の人口は家族を含めて約一〇万と推定されている。死亡率四分の一とすれば、疫病によって二万五千の人命が失われたことになる。そのほか在留外国人が約三万、奴隷が約一〇万、彼らも市民以上にこの疫病で斃れたにちがいない。したがって死亡率を四分の一と多少低く見積ったとしても、二回の疫病によって、アテナイはざっと一〇万の人命を失った、ということになる。

「かつてなき無秩序」

ペルシア戦争以後、政治・経済的にはデロス同盟の盟主として地中海世界に君臨し、また精神的にはギリシア文化の師表と仰がれてきた都市国家（ポリス）アテナイであったが、ここにその繁栄と栄光の絶頂から急転直下、荒廃と絶望の底に突きおとされていった。かつては神を崇め、法を尊び、人の道に篤（あつ）かったアテナイ人も、この異常な災禍のまえに、そのすべてを喪失していった。神への信仰は地を払い、法律はまったく無視され、道徳の頽廃が横行していった。史家ツキュディデスはこの現実をきびしい目でとらえる。

そしてついにこの疫病は、ポリスの生活全面にかつてなき無秩序を広めていく最初の契機となった。人は、それまでは人目を忍んでなしていた行為を、公然とおこなって恥じなくなった。金持でもたちまち死に、死人の持物をうばった者が昨日とはうって変った大尽風を吹かせる、という激しい盛衰の変化が日常化されたためである。その結果、生命も金もひとしく今日かぎりと思うようになった人々は、取れるものを早く取り享楽に投ずるべきだ、と考えるようになった。……そして宗教的な畏怖も、社会的な掟も、人間にたいする拘束力をすっかり失ってしまった。神を敬うものも、そうでないものも、みな同じ悲惨な死をとげていく、法律を犯しても裁かれて刑をうけるまで生命があろうとも思われぬ、いずれにせよすでに死の判決をうけ処刑を今か今かと待つばかりの自分らなのだ、首がとぶまえにできるだけ人生を楽しんで何がわるかろう、という思いが誰の胸にもあったためである。

——おもえば半年まえ、戦歿者の国葬で指導者ペリクレスは、わがアテナイをなんといって自讃したか。「われらのポリス全体はギリシアが追うべき理想の顕現であり、われら一人一人の市民は、人生の広い諸活動に通暁し、自由人の品位を持し、己れの知性の円熟を期することができると思う。そしてこれがたんなるこの場の高言ではなく、事実をふまえた真実である証拠は、かくの如き人間の力によってわれらが築いたポリスの力が遺憾なく示している」と。その「理想の顕現」、その「知性の円熟」はいまいずこにいったのであろうか。疫病は一挙にそのすべてを踏みにじり、アテナイ人は「宗教的な畏怖も、社会的な掟も、人間にたいする拘束力もすっかり失ってしまった。」

またペリクレスもいうように、かつてこのアテナイは「いかなる苦しみをも癒す安らぎの場に心をひたすことができる。一年の四季をつうじてわれらは競技や祭典を催し、市民の家々の美しいたたずまいは、日々に喜びをあらため、苦しみを解きなが」していた。そして「ポリスの大なるがゆえに、あらゆる土地のすみずみから万物の実りが此処にもたらされる。すべての人々が産みいだす幸を、わが国土のめぐみと同様に実らせ味わうことができ」たのである。ところが疫病という姿なき敵は、この「家々の美しいたたずまい」を一瞬のうちに「屍体が街路に累々と転がる」死の街と化し、「万物の実りが此処にももたらされる」この大なるポリスを「かつてなき無秩序」の街と化していったのである。

ペリクレスの怒り

アテナイはここに、「田畑は荒廃に帰し、戦役と病疫の二重苦にいたく困憊して、戦争継続の士気に動揺を来たしていた」。そして、これはペリクレスがアテナイ人を「指嗾し て開戦に導き」、「現在の窮状に陥った」ものとし、ペリクレスへの怨嗟がたかまり、一方スパルタに和議を通じて撥ねつけられ、「そのあげくペリクレースにたいする非難をつのらせ」ていった。このアテナイ人の動揺と愚行をみたペリクレスは民議会を招集、最終演説に祖国アテナイ再建へのさいごの努力を傾ける。後世にのこる有名なこの演説も、もとはといえば疫病が生んだものといえる。

「ポリスはゆうに個々の市民の犠牲に耐えうるが、個人としてはポリスを犠牲にすることはできない」という大義名分のもとに、「市民は力を合わせてポリスを守るほかに道のあろうはずがない」とペリクレスは説く。しかるにアテナイ人は「己れの家の不幸に常軌を逸して、国全体の安泰をうちわすれているではないか」とはげしく迫る。ここで彼のいう「己れの家の不幸」とは疫病にほかならない。さらにつづいて彼は士気沮喪・人心萎縮の最大の原因が疫病であるとかさねて断じ、この「私的な悲哀に袂別をつげ」、「敢然と立ち上」れ、とアテナイ人を叱咤する。

ペリクレスはこのようにアテナイ人を鼓舞激励し、「覇者アテーナイの栄誉」「支配者の座」「同盟独裁者の地位」をまもり抜け、と呼びかけ、さらに三たび疫病にふれ、敵にたいしては不屈の精神で対せ、と強弁したペリクレスも、「この不測の異変(疫病)」には「止むを得ぬとしてこれを耐え」ていけ、とさすがに涙をのんで訴えている。

さいごにペリクレスは、スパルタへの使節派遣を中止することを提言し、「当面の苦境にあえぐがごとき気色を見せてはならぬ。災禍におそわれても自若として決意をひるがえさず、己が行為によってこれを凌ぐものこそ、公私いずこにあっても最後の勝利者たりうることを、期して忘れてはならぬ」と結んでいる。

この名調子に動かされたのか、アテナイ人は一旦罷免した彼をふたたび最高指揮官にえらび、一切の指揮を彼にゆだねる。アテナイの士気はふたたび奮い立ったが、この演説から一年後、不運にもペリクレスは急逝する。プルタルコス(『英雄伝』)によると、疫病に罹患、衰弱死したという。すでに彼の二子も疫病の犠牲となっていた。

ペリクレスを失ったアテナイは、そのごツキュディデスも語るように、つぎつぎと政略・作戦に蹉跌し、ついに「シケリア遠征」という大失策によって、致命的な敗因を招いてしまう。もしペリクレスが生きていたら、もとよりこうした内外の愚行をかさねることはなかったろう。ツキュディデスもいうように、アテナイがペリクレスの先見的政策を効果的に実行していたら、おそらく軍事的勝利はアテナイにあったかもしれない。そしてもしアテナイが覇権を堅持していたなら、古代史はまたちがったコースをたどっていたにちがいない。

ペロポネソス戦争の勝敗を左右した原因として、このアテナイの疫病と、もうひとつ前四一五年のシケリア遠征を、歴史家はあげる。しかし考えてみれば、ペリクレスを奪った原因、ひいてはアテナイの挫折の原因は、もとはといえば疫病であった。そしてこの疫病が、その発生直後におこした人命損失・社会混乱の直接的被害がおさまったずっとのちまでも、アテナイに政治的・社会的・道徳的弊害をのこしていったことを考えるならば、この二七年にわたる戦役も、じつは開戦二年目の疫病によって、すでにその帰趨は決していたといえよう。

とはいえ、〝ミネルヴァの梟は黄昏に出て啼く〟の諺どおり、哲人ソクラテスやプラトンあるいは碩学アリストテレスたちが輩出したのは、いうまでもなくこのアテナイが衰退期に入ってからのことである。あるいは、アテナイの斜陽がむしろこうした思想や学問を生んだともいえよう。

「戦史」のヒロイン

もう一度ツキュディデスにもどろう。目的が戦史記述でありながら、疫病について彼をしてかくも情熱的に筆を走らせた理由はなんであったか。彼自身の語るところをふりかえれば、二つの理由があげられる。まず、「今次の規模ほどに疫病が蔓延し、これほど多くの人命に打撃を与えた例は、まったく前代未聞であった」というのが一点。つまり、この疫病の打撃が甚大であったことが第一の原因だが、この疫病が「前代未聞」ということは、とりもなおさず「新しい」疫病であったことをも意味する。新しい事態にたいし、史家の目が光らないはずはない。そして処女地に侵入した伝染病であるがゆえに、かくも猛威をたくましくしたのである。

第二の理由、それは「この疫病は、ポリスの生活全面にかつてなき無秩序を広めていく最初の契機となった」からである。つまり疫病が戦争の経過はもとより、アテナイの政治・経済・社会に深刻な影響を与えたからである。アテナイの人口の四分の一を奪った疫病そのものが与えた直接的被害と、ポリスを全面的に頽廃させたその間接的影響、疫病が惹き起したこの二つの大きな事態にたいする認識・評価こそ、戦中のさまざまな作戦・政争・外交等の重要事件以上に、彼をしてこの疫病記述に全精力を集中させた理由であり、『戦史』中とりわけ生彩をはなつ記述となった理由といえるのである。

オイディプスは父を殺し、母を犯す。すると彼の支配する「カドモスの屋形」(テーバイの町)は疫病に襲われる。人の世の秩序が狂えば、自然の秩序もそれに応じて狂いを来す。そこには、ギリシア人のもつ自然と人間との連環という運命論的な思想がある。「人が正しければ大地は実り、木には実がなり、羊の毛も重くなる」とヘシオドスもいう。しかし、アテナイ人が正しくなかったから疫病が流行した、と考えるよりは、自然の秩序が人の世の秩序を狂わせた、と考えるのがわれわれ現代人のならいである。それはともかく、「アテナイの疫病」、それはオイディプス王の悲劇だけでなく、栄光ギリシアの悲劇の発端でもあった。そしてすくなくとも同時代人ツキュディデスが確かに認識していたように、それは歴史の舞台のかくれた主役(ヒロイン)であったのである。

おそらく、ギリシアの昔から二〇世紀の今日にいたるまで、疾病が人間の歴史に与えた影響において、戦争にかかわるものほど完全に記録され繰り返し議論されてきたものはないだろう。歴史に名をとどめる戦史には、ほとんどすべてといっていいほど疫病が主役として登場してきている。

ギリシアを衰亡させたこの「アテナイの疫病」につづいて、ローマの衰退にはペストと痘瘡が一役かい、壊血病と赤痢とはいくつかの十字軍を潰滅させた。そして、発疹チフスは三十年戦争・七年戦争など近世ヨーロッパの戦場でつねに派手な立廻りを演じ、とりわけナポレオンのロシア遠征(一八一二年戦争)では、赤痢などの脇役とともに、発疹チフスはフランス軍の三分の二を奪い、史上もっともすぐれた将軍といわれるナポレオンも、この伝染病という強敵には手のほどこしようもなく、その衰運の大きな原因となった。また、ナイチンゲールの活躍したことで知られるクリミア戦争、さらに第一次世界大戦でも発疹チフスは主役を演じ、ロシア革命ではコレラ・マラリア・赤痢に、この発疹チフスが猛威をふるい、この間に三千万の患者と三百万の死者を算したという。

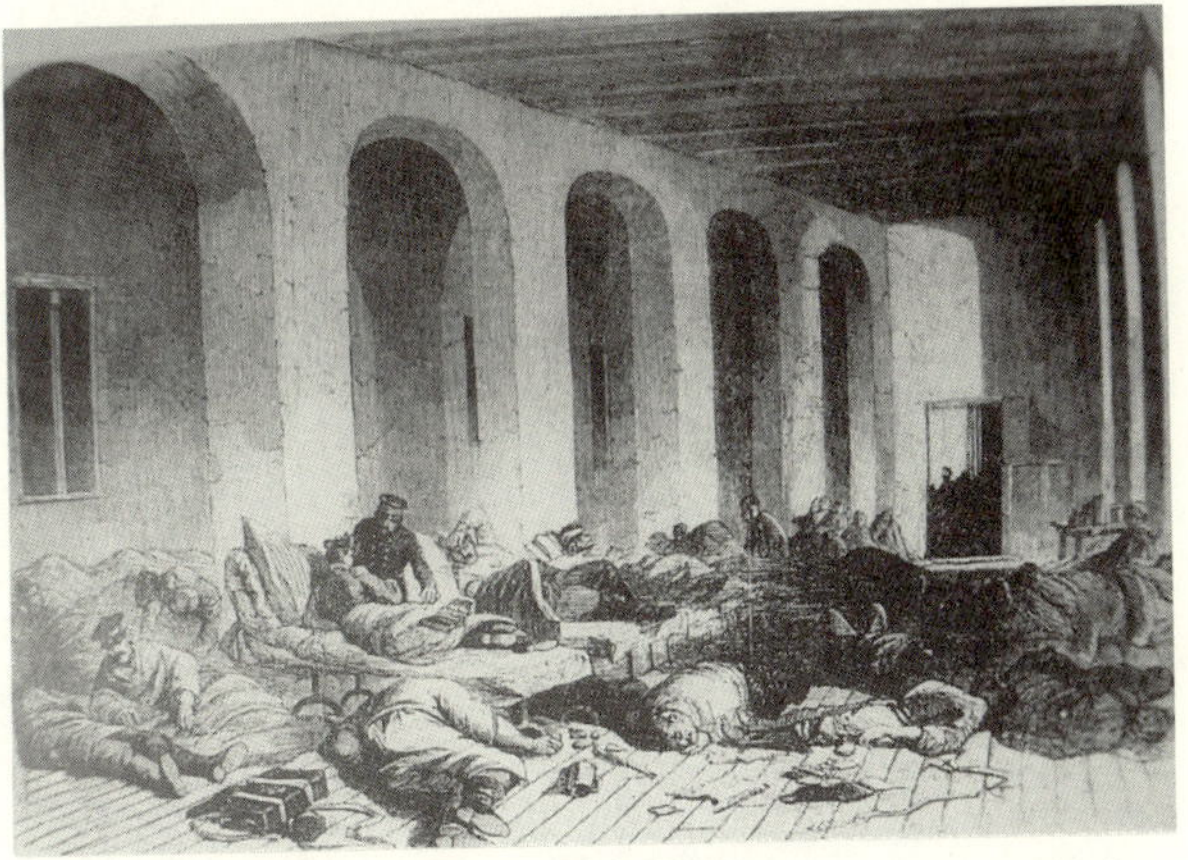

発疹チフスが流行したクリミア戦争のときのセバストポール野戦病院　ナイチンゲールの着任以前の光景(Singer より)

また、痘瘡はヨーロッパ人の新大陸征服の手助けをし、マラリアはすでにギリシア・ローマの戦場でも登場していたが、アメリカの南北戦争・第一次世界大戦、さらに第二次世界大戦の戦況を大きく左右した。第二次世界大戦ではインフルエンザの流行が記憶にあたらしい。

もし戦史を丹念に読むなら、ツキュディデスで知ったように、そこには戦争で直接に死傷した者をはるかに凌駕する疫病による犠牲者がつねに存在していたこと、そしてそれが戦争の帰趨を決する重要な因子であった事実を、かならず知らされる。もとより疫病だけが、つねに勝敗の唯一の原因であるなどというのではない。ただ、いかにすぐれた将軍・政治家の作戦・政略よりも、またいかにすぐれた武器や兵力よりも、ときにはペスト・発疹チフス・赤痢、ときにはマラリア・痘瘡・コレラといった姿なき主役が、戦争・戦役の勝敗を、また国家・民族の命運を、より確実に左右してきたことを、おもい知らされるのである。

第二章　神の白き手

――ハンセン病

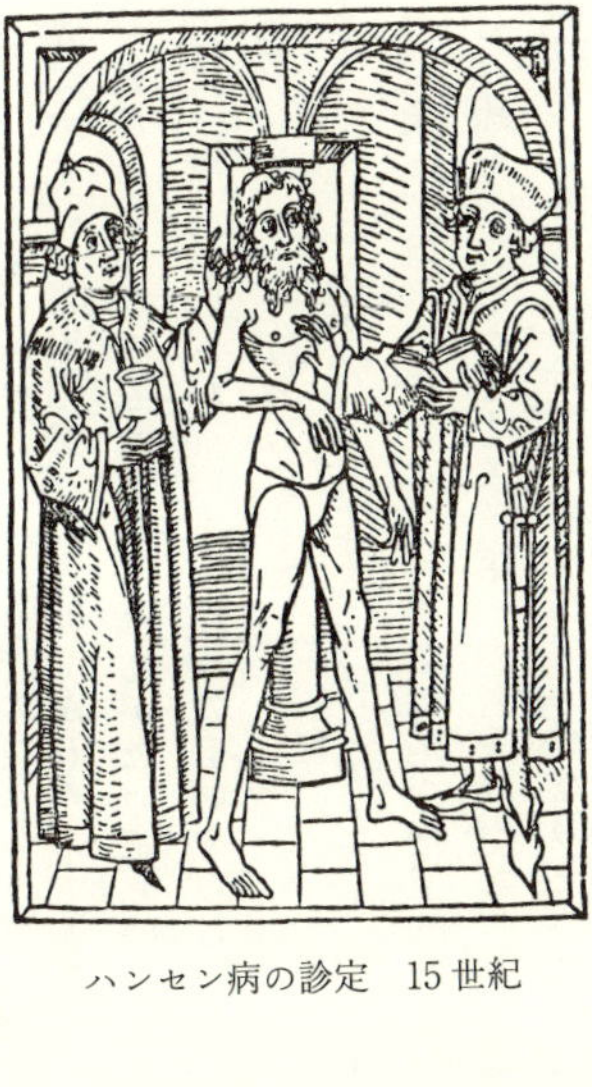

ハンセン病の診定　15 世紀

「哀れなハインリヒ」

ここに、いかにも清らかで愛らしい中世物語がある。ドイツの叙事詩人ハルトマン(一一六五頃―一二一五頃)の佳篇『哀れなハインリヒ』(一一九五頃)。あら筋はこうである。

――騎士ハインリヒは「あらゆる青年の花形」、「人生のよろこびの典型」、「世人の賞讃の的」であり、「名誉と富をわがものとし、朗らかな心とこの世のよろこびとをほしいままにして」いた。ところがはしなくも、「この世で最高の幸福」、「申しぶんのない身の上から、神意によって恥多い苦境へつき落された。すなわち癩病にとりつかれたのである。彼の身に神の重い刑罰がくだされたのを見たとき、世の老若男女は堪えがたい嫌悪の情をおぼえ、先にはだれにでもよろこんで迎えられたこの人が、いまや見るのもいやらしい人間と思われるに至ったのだ。」(相良守峯訳)

「こうして哀れなハインリヒは、およそこの病にかかった者がすべてそうであるように、世間にきらわれる身となった」のである。そしてはじめモンペリエの医師から絶望的な宣告をうけたが、さらにサレルノに出かけ治療をもとめたところ、第一の名医はつぎのような診断をくだした。それは、「完全に純潔で、しかも自分からすすんであなたのために命を捨てようという処女(むすめ)」の心臓の血だけが、「あなたの病気にきき目がある」というので

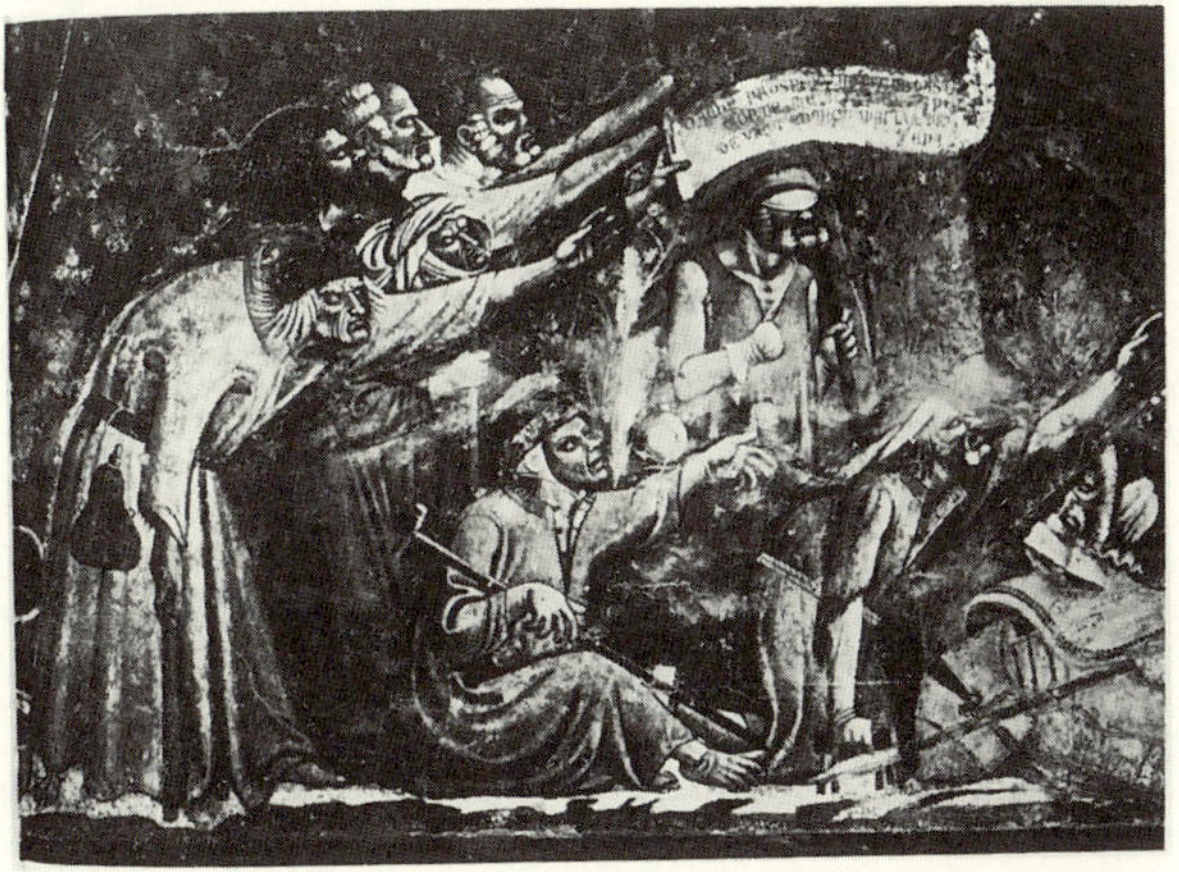

ハンセン病者の群れ　ピサのカンポ・サントの「死の勝利」の部分

ある。これを聞いてハインリヒは頼みの綱も切れ、すっかり断念し、一切の財産を捨て、世をのがれ、忠義な百姓一家に養われる身となった。

ところがこの一家に美しく心優しい少女がいて、すべての者が騎士をさけるのに、「主君のからだをけがれたものとは思わ」ず、この哀れな主君のそばを一歩もはなれず、真心こめて朝夕つかえてくれる。三年ほどこうしてすごしたころ、百姓夫婦から病気をいやす手だてはないものかとたずねられ、ハインリヒは溜息まじりにさきの生娘の心臓の話を語った。これをききつけた少女は、即座に自分の一命をささげようと心にきめる。これをうち明けられた両親ははじめ悲嘆にくれたが、ついに娘の固い決意にうごかされ、親子三人でこの由を主君に告げる。はじめは驚き迷った騎士も、とどのつまり彼らの申し出をうけ、少女をともなってサレルノに旅立つ。

この話をきいたサレルノの医師もおどろいたが、少女の揺るぎない意志をみてとり、いよいよ少女を裸体とし、「生きながら心臓を切りとる」手術をはじめようとする。これを物かげからみていた騎士は、この美しい少女を死においやるにしのびなくなり、彼女をもどしてもらい、なお殺してくれとなげく少女をつれて帰国の途につく、このとき、少女と騎士の真心を嘉みされたキリストは、「両人の苦しみをきれいにぬぐい去って、騎士をば直ちに浄らかで健やかなからだとなしたもうたのであった。」ここで人びとは二人の帰国を暖く迎え、ハインリヒは二〇年前の身分にもどり、やがて少女を正式の妻に迎え、「長い幸福な生涯を終えたのち、同じように永遠の天国にはいった」――という次第である。

この話は後世しばしばオペラや戯曲の題材となったが、このいかにも牧歌的なロマンの大切なプロットとなっているのが、ハンセン病である。生娘の心臓とかキリストの奇蹟などは、むしろ時代思想としてうけとれるが、ハンセン病という病気そのものがなぜこれほど恐ろしく悲惨なものとされていたのか。中世ではしかし、この『哀れなハインリヒ』に書かれていたのと、事情はまったくおなじであった。ハンセン病という病気にかかることは、たんに病者になったということではない。死者になったことを意味していた。ハンセン病者は、生きながらこの世から永遠に追放され、ただ死をまつほかなかった。それは、医学的な問題というより、社会的な内容をもつ問題であったのである。

「哀れなハインリヒ」のような話が数多く語られた時代におけるハンセン病というすぐれて社会史的な話題にはいるまえに、そのような中世社会がうまれていく背景を、疾病の歴史から一瞥しておきたい。

ローマ帝国・キリスト教・疫病

中世ヨーロッパの聖俗両世界に支配権をふるっていたのは、いうまでもなくキリスト教会であった。この教会の礎石がすえられたのはローマ帝国の時代であって、話は一応ローマにまでさかのぼらなければならない。ところで「ローマの平和」ということばがあるが、それは帝国が強制する平和という表看板であって、帝国の実体そのものはけっして安穏平和なものではなかった。うちつづく戦禍と飢饉、それにたびかさなる疫病が、世界帝国の土台をたえず揺さ振っていた。

すでにネロ帝のとき、史家タキトゥスが「驚くほど凄じい」と表現した疫病が流行、つづいて一夜にしてポンペイを埋めたヴェスヴィオ噴火のあと悪疫流行があったが、ローマ帝国を見舞った最初の世界的流行(パンデミー)は、一六五年にはじまった「アントニアヌスの疫病」とよばれる災禍であった。発源地は東方で、シリアに遠征したローマ軍が帰還のさいにその病毒を各地にばらまき、ペルシア湾からライン川に至る広大な地域に蔓延し、人畜の死骸がいたるところ累々とよこたわり、数多くの町や村が廃墟と化した。混乱・荒廃がひどく、さすがのローマ軍もその活動を一時停止したという。哲人皇帝とうたわれたマルクス・アウレリウスが帝位についたときであり、その侍医として名声を博したかのガレノスは、この疫病がローマに来襲した一六六年、なぜか突如ローマを逃げるように去っている。ガレノスなどの記録によると、この疫病は、咽頭の炎症、発熱と下痢、そして発疹あるいは膿泡が症候としてみられ、ヘーゼルは痘瘡と診断している。この発疹性熱病は一五年つづき、一八〇年に終息した。この年ゲルマン民族征討中のマルクス帝は陣中でこの疫病に罹患して没した。そのご、一八九年この疫病が再燃し、「ローマで一日に二千人の死者が出た」(ディオ・カッシウス)ほどの流行をくりかえした。

これにつぐ疫病のパンデミーは、異民族の侵入にたいしてローマが苦しい戦争を間断なく繰りかえすようになった二五〇年ごろにはじまった。キリスト教会のキプリアヌスによって伝えられているので、「キプリアヌスの疫病」と呼ばれる。二五一年エチオピアに原発し、エジプトを経てヨーロッパに侵入、十数年にわたり、エジプトからスコットランドにいたる広い地域を席巻し、惨禍をくりひろげた。すさまじい伝染力をもち、死亡率もひじょうに高かったという。辺境の各地で戦闘がくりかえされていただけに、疫病の伝染も迅速であった。キプリアヌスは、眼の充血・咽喉の炎症・下痢と嘔吐・脚の壊疽・下肢の麻痺・失明などを記録している。ヘーゼルは腺ペストと推定しているが、リンパ腺の腫脹

について の記録は見当らない。この疫病を診定することはきわめてむつかしく、「アテナイの疫病」のときのように、いくつかの疾病の合併症ということを考慮すべきだろう。しかし病名がなんであれ、この疫病はそのごのローマの政治・社会のなりゆきに大きな影響を与えたことはたしかであろう。ここで、ローマ帝国の崩壊、あるいは古代世界の没落という途方もない大きな問題に、いきなり話をもっていこうなどとはおもわないが、すくなくとも歴史家のあいだで、「三世紀の危機」といわれるもっとも困難な時代に、ローマ世界を再三再四手ひどく傷めつけた疫病が、ローマの終局的な運命にかかわる原因のひとつとして作用したことは、まちがいないことといえよう。

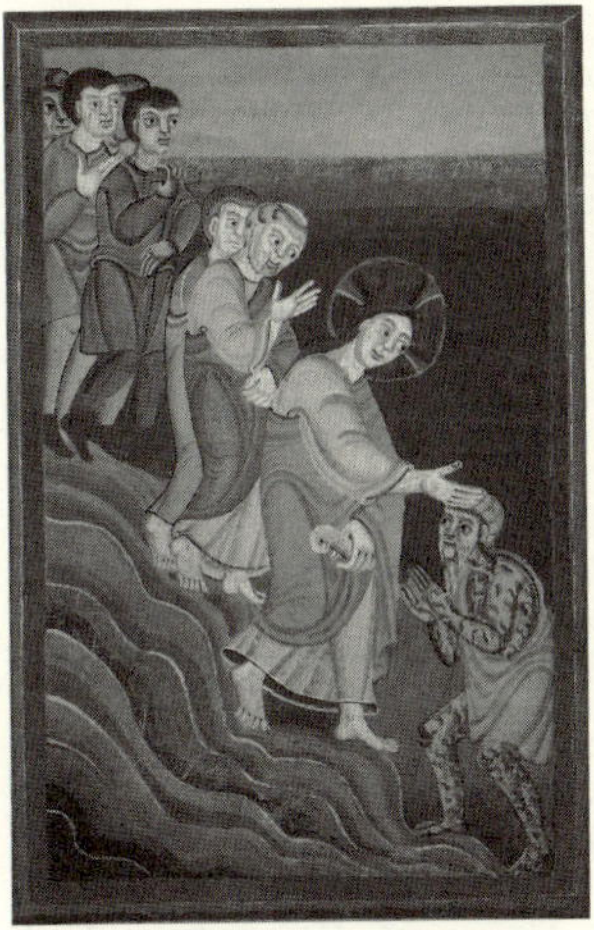

「ハンセン病者に手を触れて癒すキリスト」(『エヒテルナッハ福音聖句集』より)

このローマ帝国が傾いていくにつれて、はじめは人びとの心のなかに、のちには地上にその王国を着々ときずいていくのがキリスト教である。仏教が貴族の宗教であったのにたいし、キリスト教はもともと奴隷の宗教として出発した。それはまずローマ帝国のなかの弱者・貧者・虐げられた者をとらえていった。病者も当然そのなかにはいる。伝道の初期には、飢饉、天災、それに疫病という災厄がおこるたびに、多くの改宗者が出た。そこでは使徒や聖者たちが病者を治癒した奇蹟が語られ、そのかぎりでは、地震や噴火とおなじように、疫病もキリスト教にとってはひとつの天恵ですらあった。

世界帝国ローマが滅び、異民族が封建国家をきずくころ、すでに世界宗教として物心両世界の支配者に成りあがったキリスト教には、昔日のおもかげはない。むしろ現世の不安に生きる支配層にこたえる宗教として衣がえしていく。スポンサーの国王や領主がこの世の利益をもとめるかぎり、神は貧者を貧者とみ、病者を病者とみるよりほかない。彼らは救われるべき者でなく、罪せられるべき者となる。ここに、中世ヨーロッパにおいて、疫病とりわけハンセン病者を人間社会から追放・隔離するという仕事に、教会自身が手を汚していくことになる。この話に入るまえに、中世初頭の世界を震撼させた疫病の大流行についてふれておかなければならない。

ユスティニアヌスの疫病

それは、東ローマ皇帝ユスティニアヌス一世が帝国再興のためのさいごの努力を傾けているときのことである。皇后テオドラに励まされ、皇帝は異民族との無理な戦闘をつづけ、一時は地中海をふたたび「ローマの湖」としたものの、すっかり国力を蕩尽し、政治・経済・社会の危機がせまっていた。ローマのさいごのあがきともおもえるこのとき、激甚な疫病が侵襲し、六〇年ものあいだ全ローマ帝国を混乱に陥れたのである。

しかも、この「ユスティニアヌスの疫病」(Plague of Justinian)と呼ばれる大流行は、黒死病以前にパンデミーのかたちをとり、それがあきらかにペストと確認された史上最初のペスト禍でもあった。このペストは五四〇年頃、エジプトのペルジウムに原発した。ここはナイル河口の東側、いまのスエズ運河にはさまれた地帯にあり、アラビア隊商路の中継点であり、また当時の政治・文化の中心地であったビザンチウム(コンスタンティノープル)とアフリカを結ぶルートの中間点でもあった。この交通路にのって、ペストはたちまち拡大し、まずビザンチウムに大打撃を与え、さらに内陸ヨーロッパにまで侵入した。

このペストについてのこされた記事はいくつかあるが、とりわけ名高いのはプロコピウス(五―六世紀)の『戦史』の一節である。かつてツキュディデスが、その『戦史』で「アテナイの疫病」を記録したように、プロコピウスも目撃した惨状を克明な筆致でつづった。

このペストは「世界中に伝播され、どの民族をも一様に冒し、どんな遠くはなれた人々をも、また年齢・性別をも区別しなかった。」あきらかに腺ペストと診定されるその症状について、プロコピウスはつぎのように語る。(以下プロコピウスの引用は村上陽一郎「中世と近代の谷間、黒死病(一)」『比較文化研究』東大教養学部紀要、第六輯の訳文に拠る。)

多くの人々は、次のような具合で病気にかかった。ある者は床から起き上がろうとして、ある者は歩行中に、またある者は、何か仕事をしているとき、突然発熱した。顔色に著変はなく、普通熱に襲われたときのような灼熱感もなかった。炎症の徴候もなく、その日の朝から夕刻までは、熱もたいしたことはないので、当人も、その脈を執る医者も共に別段危険を感じることもない。併しある場合にはその日のうちに、またそうでもなくても翌日または数日のうちに、腫脹が現われる。鼠蹊（そけい）と呼ばれる部分のみでなく、腋下にも現われるし、また、耳下その他の部位に発生することもある。……ある者は深い昏酔（こんすい）に陥り、ある者は狂気に駆られた。……この病気の凄じい暴力は、ある者は直撃で打倒し、ある場合には死まで何日もかかった。ある者は身体全体が豆粒大の黒色の小発疹で被われて死んだ。この場合には病人は一日ともたず、この発疹が現われるや一時間以内に息をひきとった。また、ある者は、突然大量に喀血して死んだ。……腫脹が甚しく化膿した場合はペストから平癒するが、それは、その疔（ちょう）の根元の力が弱まり、それが膿に排出された結果であり、これはペスト治癒の最初の徴候である。腫脹に変化のない患者は、上に述べたような苦痛がやがてはやってくる。ある場合には、鼠蹊はすっかり水分を失ってしまって、腫脹がどんなに腫れても化膿することはなかった。また、舌に疾患が来て、しかもまだ生き永らえている人々は、死ぬまで、吃ったり、つまったり、端からは理解できないようなしゃべり方になってしまうのだった。

そしてこの悪疫は、「ビザンチウムで何カ月もつづき、もっとも激甚な時が三カ月ほどあった。」そして状態が悪化するにつれ、「やがて死者は一日五千人になりさらには一万人をも越えた。」このような打撃を与えられた人びとは、どのような状況に追いこまれたであろうか。

ペストの最初の頃は、自分の身内のものは自分の家の墓に埋めたり、または、こっそりと、あるいは公然と、他人のものに属する墓に死体を遺棄するくらいで済んでいたが、後にはひどい混乱がやって来た。多くの家が完全に空き家になった。そして、多くの人々が、身寄りも召使いもいないために、何日も埋葬されないまま放置されるという事態にまで立到った。……そのときに存在したあらゆる墓地が死者で一杯になったあとは、市の周辺の可能な限りの場所に埋葬し、あるいはシケアの城壁の多くの塔に、累々と積重ねて投込んだ。これらの塔の屋根を動かし、無差別に放り込み、入れられる限りのところへ詰込んだ。殆んど全部の塔が一杯になると、再び屋根を元通りに戻した。これらの死体からの恐しい屍臭が、二六時中、市の上空を被い、特に、塔の方から風が吹く日は、ただでさえ堪え切れない日々の連続である市民たちにとって、一層ひどい一日となるのだった。死者の埋葬に関するあらゆる儀式が行われなくなっていた。死体は、いつものような葬列や、祈禱や、歌で送られることはもはやなかった。死者を海岸へ運び、海に投げ棄てるだけで充分と考えられた。

こうしてペストが荒れ狂ったビザンチウムはあらゆる活動が停止し、その結果ひどい飢饉がはじまり、そのために無数の住民が死んでいった。

この東地中海域に原発したペストは、おなじような激しい惨状を呈しながら、内陸ヨーロッパをつぎつぎに侵し、アイルランドにまで達し、六世紀末ようやく終息した。この五四二年を中心とするペストの大流行は、当時の歴史にどのような影響を与えただろうか。一説には東ローマ帝国の住民の半数がこのペストで失われたというし(ヘンシェン)、多くの村や町が荒廃に帰し、飢餓や恐惶がつづいた以上、おそらくそれは東ローマ帝国の解体をはやめる添加剤となったことは、たしかなことといえる。

こうして、明るい地中海から、中世年代記が語る暗いヨーロッパへと、歴史の舞台はうつっていく。

大いなる暗影——ハンセン病

この「ユスティニアヌスの疫病」(五四二)と「黒死病」(一三四八)という二大ペスト禍にその前後を区切られた時代が、のちに中世と呼ばれる時代にあたるわけである。この間、社会的には封建制度、精神的にはキリスト教という二重の鉄鎖によって、ヨーロッパの人びとは身も心も縛りつけられ、どこにも出口のない抑圧された生活を強いられていた。

しかも、彼らの生活環境といえば、農村はもとより、城壁のなかの都市といっても街路に豚や牛がごろごろしているといった不衛生ななかで、ようやく寒さをしのぐ衣服と飢えをしのぐ食物で毎日を生きのびていた。多くの聖女たちはかつて手を洗ったことがないといって讃えられ、中世ロマンをかざる騎士や美女たちもかつて入浴したことがない、といわれる世の中であった。都市の給水・下水・清掃・食品取締りなど公衆衛生の問題がとりあげられるのは、どの都市でも一四世紀すぎのことであり、黒死病以前のヨーロッパの人びとは、今日では想像もできないほど不潔な様式と環境のなかで生活していた。

そこに年中行事のように戦争と天災がくりかえされる。こうしたヨーロッパの村や町に疫病が猖獗（しょうけつ）しないはずがない。中世の人びとの病歴は、痘瘡・腺ペストをはじめ、麻疹・結核・ジフテリア・疥癬・丹毒・炭疽（たんそ）病・トラコーマ・インフルエンザ・麦角熱・発汗病・舞踏病など、かなり多彩なものとなっていく。しかし中世人にとって、ほかのどの病気のそれをも凌ぐ恐怖の対象となったのが、ハンセン病である。人びとの心にこれほど根づよい恐怖を与えつづけ

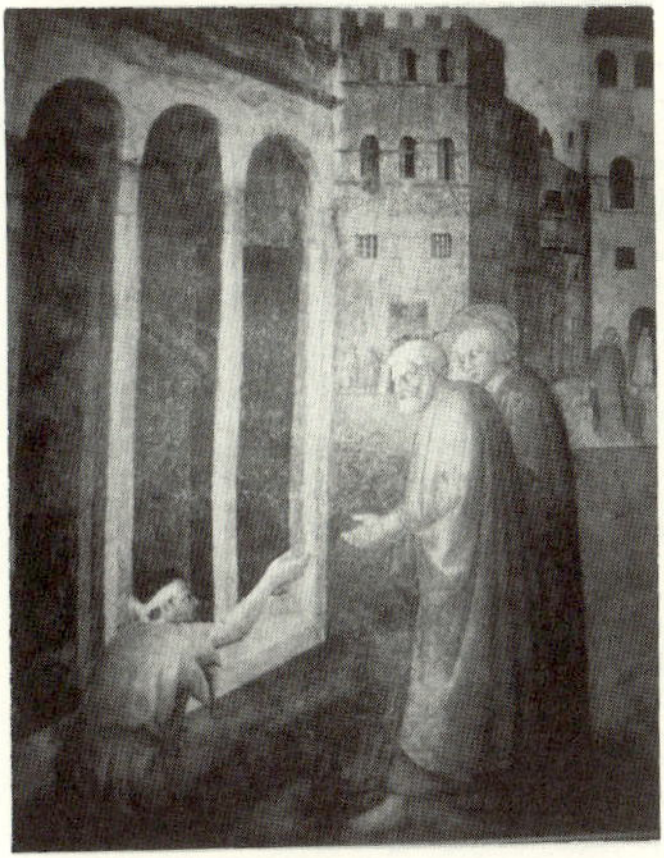

ハンセン病者を癒す聖ペテロ
マサッチオ画

たという点においては、一四世紀の黒死病も、一六世紀の梅毒も、このハンセン病にはおよばなかった。

ハンセン病Leprosy(ラテン語lepra)は一八七一年ノルウェイのハンセンによって発見されたライ菌Mycobacterium lepraeによっておこる慢性伝染病である。日本ではながく癩(ライ)と呼ばれていた。その潜伏期間が数年から二十数年にわたり、伝染経路がつかみにくく、家族内伝染が多いことから、昔から遺伝病と誤解されてきた。ライ菌は結核菌によく似た抗酸性桿菌で、ハンセン病巣内に無数にみられ、最近純粋培養と動物移植実験に成功した。その伝染性はひじょうに弱く、おもに幼少期に感染し、成人の感染はまれで、家族内の接触伝染がもっとも多い。

ライ菌はふつう末梢神経や皮膚内に寄生し、そこに病変をおこす。斑紋ライといって皮膚に特有の白斑があらわれ、各処の神経麻痺をおこし、また結節が腫れあがってくる。これらが合併して進行すると、病変をおこした皮膚がくずれて潰瘍となり、鼻・咽喉・眼などが冒され、内臓や骨にまで及ぶ。ながく大風子油(だいふうしゆ)が唯一の治療法とされていたが、効果はかぎられ、特効薬とはいえなかった。今日ではすぐれたスルフォン剤などの化学療法があり、また物理療法や外科手術も行われ、重症者でも全治するようになった。先進国では今日ほとんどみられないが、開発途上国たとえばアフリカ・東南アジア・南中国・インド・中南米各地には患者が多く、世界で数百万以上の患者をかぞえるという。

ハンセン病は、前二四〇〇年頃のエジプトのパピルスに記録されており、イスラエル人によってエジプトからはこばれ、ペルシアでは前六世紀に知られ、インドの医師スルタやチャラカ、中国では前六世紀の『論語』などに記述されている。また紀元一、二世紀のギリシアとローマの医師たちによっても記録された。ハンセン病はもともと熱帯地方の疾病で、それが中世初期になって西欧に侵入した。おそらく十字軍による人間の大移動によって流行状態がつくられ、東方からの帰還兵によってヨーロッパに運ばれたとおもわれる。とくに貧民層に流行をおこし、一三世紀にその頂点に達し、そのごは急速に衰えていった。

病気のなかでハンセン病ほどその病者の生活が苦難なものはかつてなかった。それはきわめてゆっくりと進行する慢性病で、死までのながい年月を苦難な境遇のもとで生きていかなければならない。ハンセン病の伝染力はけっしてつよいものでなく、結核のそれよりはるかに弱い。それなのになぜ社会がこれほどまでに激しい反応をしめしたのか。その大きな理由のひとつは、目に見えるその症状にあるであろう。からだの一部がつぎつぎに冒され重症者が醜い形相になるということである。結核患者のやせ衰えたからだは同情の念をおこすが、皮膚病患者は違和感をおこさせる。皮膚病は、ただの吹出物でも、場合によっては社会生活に禍いする。ハンセン病の場合には、症状のひどさと、さらに悪い条件として、この病気が不治の病であるという考えがいきわたっていたということがある。

中世は閉鎖的・停滞的な社会であった。人間の活動は抑圧され、狭い場所にとじこめられ、暗く湿った生活が単調につづいた。すべてが澱んで動こうとしない。こうした社会的状況にあっては、はげしい動きをしめす急性伝染病より、ハンセン病のような湿潤な慢性伝染病が淫侵していき、さらにそれにたいする恐怖感が人びとの心に深く重く沈澱していく。ローゼンのいうように、ハンセン病こそは中世社会にさした「大いなる暗影」であった。

「汚れた者、汚れた者」

中世初期にハンセン病が蔓延しはじめたとき、人びとはこれにたいし上下一致してかつてない強烈な社会的反応をしめした。医学的治療は知られず、医者がまったく無力であったので、この病気をふせぐ唯一の手段は社会的規制によるほかなかった。そのとき、この戦いの先頭にみずから立ったのが、教会であった。教会が支配する側にまわったとき、神はハンセン病者を救われるべき者とはみず、彼らは社会的異端者であり、制裁を加えるべき者とみた。しかも教会には大義名分があった。それは旧約聖書「レビ記」に銘記された律法である。その第一三章には、ハンセン病者にたいするつぎのような規定がさだめられている。イスラエル人がモーセに率いられてエジプトを脱出(エクソドス)するときの話であるから、時代は前一三〇〇年頃。あらゆる疾病のなかで、社会的制裁がくわえられた最初のものは、このハンセン病であった。

主はまたモーセとアロンに言われた、人がその身の皮に腫(はれ)、あるいは吹出物、あるいは光る所ができ、これがその身の皮にらい病の患部のようになるならば、その人を祭司アロンまたは、祭司なるアロンの子たちのひとりのもとに、連れて行かなければならない。

祭司はその身の皮の患部を見、その患部の毛がもし白く変り、かつ患部が、その身の皮よりも深く見えるならば、それはらい病の患部である。祭司は彼を見て、これを汚れた者としなければならない。……患部のあるらい病人は、その衣服を裂き、その頭を現し、その上唇をおおい、『汚れた者、汚れた者』と呼ばれなければならない。その患部が身にある日の間は汚れた者としなければならない。その人は汚れた者であるから、離れて住まなければならない。すなわち、そのすまいは宿営の外でなければならない。

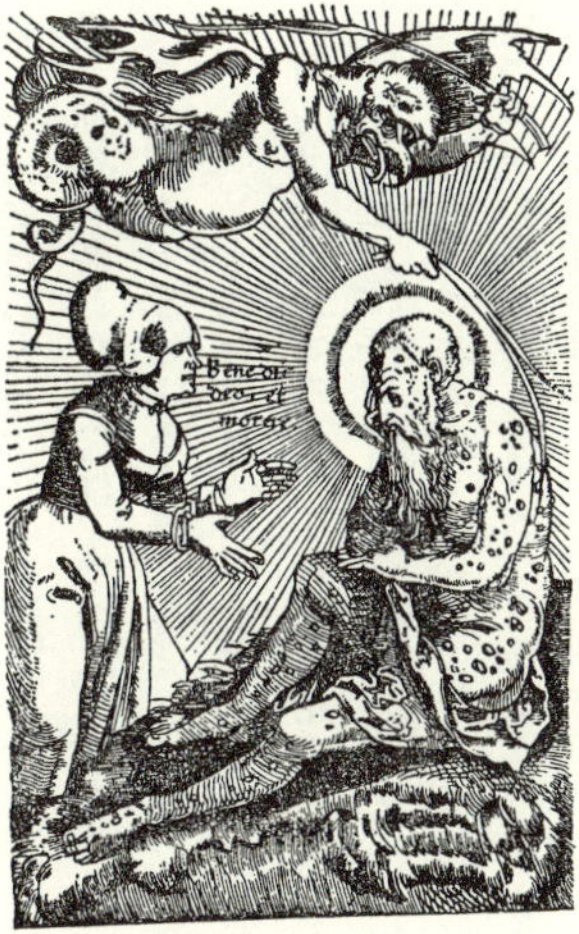

ハンセン病者となったヨブ
16世紀の木版画

モーセの戒律は、ハンセン病の診定、ハンセン病者の禁止条項・祭儀規則などについて、「レビ記」一三章・一四章にわたり、じつに詳細・綿密に規定している。歴史を生きぬく社会集団を維持・前進させるためには、神の恩恵の威力圏において、なおこうしたハンセン病者にたいする規制をもうけざるを得なかったのであろう。二〇〇〇年を経たヨーロッパの都市においても、ことハンセン病にかんするかぎり社会的反応はまったくかわりなかった。モーセの掟とまったくおなじルールが適用されたのである。

すでに七五七年のフランク王ピピンが、つづいて七八九年カール大帝が、ハンセン病者にかんする勅令を公布している。それは、ハンセン病者を市民籍から離脱させ、市外の一定の場所に隔離し、宗教的な慈善によって扶養することを規定している。

ハンセン病に罹患した者は、当局に届け出なければならない。そしてハンセン病であるかどうか厳重に診察される。それは一人の医師によって行われることはなく、かならず責任を分担する複数の医師によって行われ、ときにはイタリアのように法律家が加わった委員会で審査された。医師と病者はたがいに宣誓し、その決定はきびしい法的効力をもつので、慎重に行われた。ときには貧民が無料扶養を目当てにハンセン病者の仲間にまぎれこんでくることもあったからである。もし症候がはっきりしないときは、一時的に隔離され、再び診察された。これは「レビ記」の律法そのままである。

そしていよいよハンセン病者と診定がくだされると、市民権を剝奪され、ほかの仲間たちの住む市外のハンセン病者専用の収容所レプロサリウムに送られる。城壁を出た野外で彼のために行われるレクイエムが、人間社会とのさいごの別れである。このとき、「彼に与えられる言葉はこうだった」とミシュレは語る（『魔女』）。

あなたがたは罪を犯した、だから神さまがあなた方を辛い目にお会わせになる。感謝しなければならない。感謝すれば感謝するだけ、あの世の苦しみは減るのだから。諦めるがよい。苦しむがよい。死ぬがよい。ローマ教会は死者たちにかならず祈りをあげよう。

こうして愛しい家族と裂かれ、この世から生きながら追放され、隔離されたハンセン病者たちは、「力を失い、希望もなく、生きたいという欲望も失い、この助言にそのまま忠実に従い、ただ生命がつづくだけつづくに任せて」いくのであった。

神の白き手

人間社会から追放されたハンセン病者が隔離・収容されるところがレプロサリウムLeprosarium である。レプラ Lepra（ハンセン病）の病舎という意味である。病舎とはいえ、治療を施すような設備はほとんどなく、多くはただハンセン病者を生きているあいだ収容するキャンプにすぎなかった。

このレプロサリウムは、ふつうラザレット Lazaretto と呼ばれた。それはハンセン病の別名ラザロス Lazaros に由来する。これは『新約聖書』「ルカ伝」（第一六章一九―三一）の

「ラザロと金持」の話に出てくる乞食の名前で、彼は「全身腫ものにうみただれ、金持の門前に横たわって、その食卓の残飯で飢えをしのぎ、犬がよってきて、その腫ものをなめていた。」ハンセン病者は昔から乞食として生きてきた。ラザロスといえば乞食、ラザレットあるいはラザル・ハウス Lazar house は乞食収容所をも意味していた。

十字軍の往来によってハンセン病が蔓延をはじめた一一世紀以後、このラザレットがヨーロッパ各地にひろまり、一一七九年ラテラン会議の布告がでてからとくに普及した。最初のラザレットは五八〇年フランスのシャロンにたてられ、一〇六七年スペインで、またヴェネチアではサン・ラザロ島に設立され、パリでは一二世紀にサン・ラザル病院がハンセン病病舎として創設され、イギリス・ドイツ・北ヨーロッパの国々ではサン・ガレン病院として多くのラザレットが設立された。

このように、中世の市壁外のラザレットは市壁内のホスピティウム(宿舎)とともに、ヨーロッパにおける病院運動の起源となる。のちには検疫所をラザレットと呼ぶようにもなった。

また十字軍時代には医療活動をした騎士団の存在が知られているが、一一世紀パレスティナで創立された「ラザロ騎士団」は、とくにハンセン病者救恤(きゅうじゅつ)を本務としていた。これにはハンセン病者も加盟でき、一二五三年にはハンセン病の一騎士が選ばれて団長となった。聖地を失ったのちは、ヨーロッパに入り、カトリックの医療事業団体として発展解

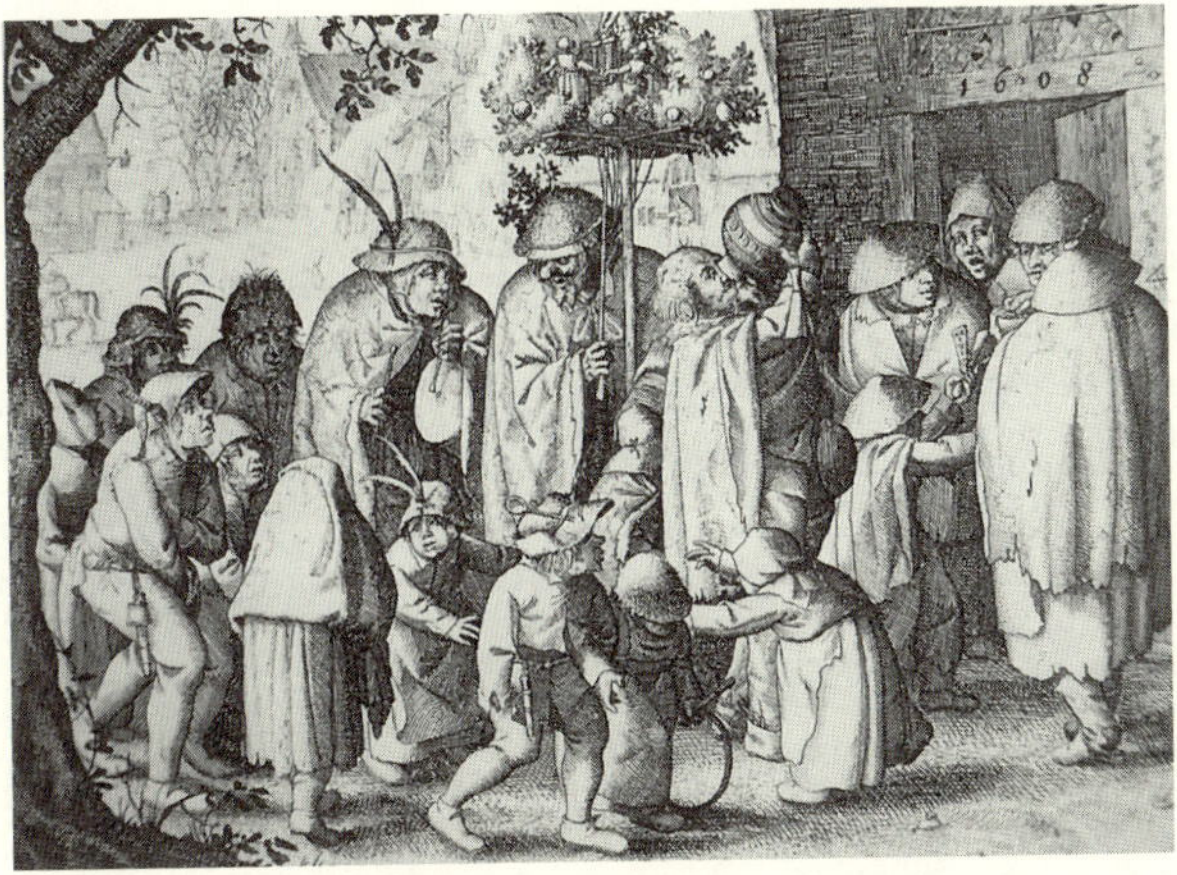

流浪するハンセン病者の一団

消していった。

ラザレットの住民はきまった日にはキャンプを出て市内に入り、施与を乞うて歩いた。またすべてのハンセン病者がラザレットに収容されていたわけではない。当局の取締りにもかかわらず、村から町へと徘徊するハンセン病乞食が多数存在していた。そこで、これら収容所の外を歩くハンセン病者にはきびしい規定が課せられていた。

まずハンセン病者は遠くからでも一目でわかるような目立つ服装をしなければならない。黒地の外套（マント）を着用し、高い帽子をかぶり、手袋をはめ、その黒衣の胸には手の形をした白い布切れをつけた。ひとが近づいたら、ガラガラをならすか、角笛を吹くか、拍子木をたたくかして、自分のいることを知らせなければならない。その杖でしか売物には触ってはならないし、風上にいる者以外とは喋ってはならないし、狭い路地に入ってはいけない。教会に入ることも禁じられ、ほかの者がいるときにはパン屋やほかのどんな屋内に入ってもならない。ドイツのトリアー Treves の町に、ハンセン病者にたいするつぎのような布令がのこっている。

教会・市場・粉屋・パン屋にはけっして入ってはならない。またいかなる集りにも出てはならない。

泉水でその手を洗ってはならない。水を飲むときはコップかほかの容器で水をすくわなければならない。

どこへ行くにも、他人にわかるように、かならずハンセン病者の上衣をつけ、また屋外は裸足で歩いてはならない。

なにかを買いたいとおもうときは、杖以外のもので触ってはならない。

酒屋やほかの家に入ってはならない。酒を買うときは容器に注げ。

どんな女性とも交(まじわ)ってはならないし、自分の妻とさえ交ってはならない。

ひとと道で会って尋ねられても、風が吹いてくる方角から離れるまえに答えてはならない。

橋を渡るときは、手袋をはめるまえに手すりに触ってはならない。

子供や若者に触ってはならないし、いかなるものも彼らに与えてはならない。
ほかの者たちと一緒に飲食してはならない。同病者たちだけで飲食しなければならない。
そして、死んだときも、教会には埋葬されないことを知っていなければならない。

このように人間社会からしめ出されたハンセン病者たちは、からの椀をかかえて食物を乞い、不気味な騒音をたてながら、ひとりであるいは一団をなして、醜い姿をさらしながらさまよい歩いていた。

――それにしても、黒衣の上に縫いつけられた白い手は、神の御手が世に隔てられたハンセン病者の上にあるしるしというが、この白き手はしかし、ハンセン病者にたいしなすすべのない神の空しいこころをあらわしていたのかもしれない。

聖女とハンセン病者

ハンセン病が猖獗をきわめたときは、下層の人びとだけでなく、「哀れなハインリヒ」のような身分の高い騎士たちも、また清らかで美しい女たちもこの恐ろしい花模様の刻印をつぎつぎにおされ、無惨にも乞食の群れにおちていった。これらハンセン病者の群れは支配者の政策と民衆の無知によっていたずらに恐怖と嫌悪の対象となっていたが、また一方宗教的な慈悲心をかりたてる対象にもなっていた。

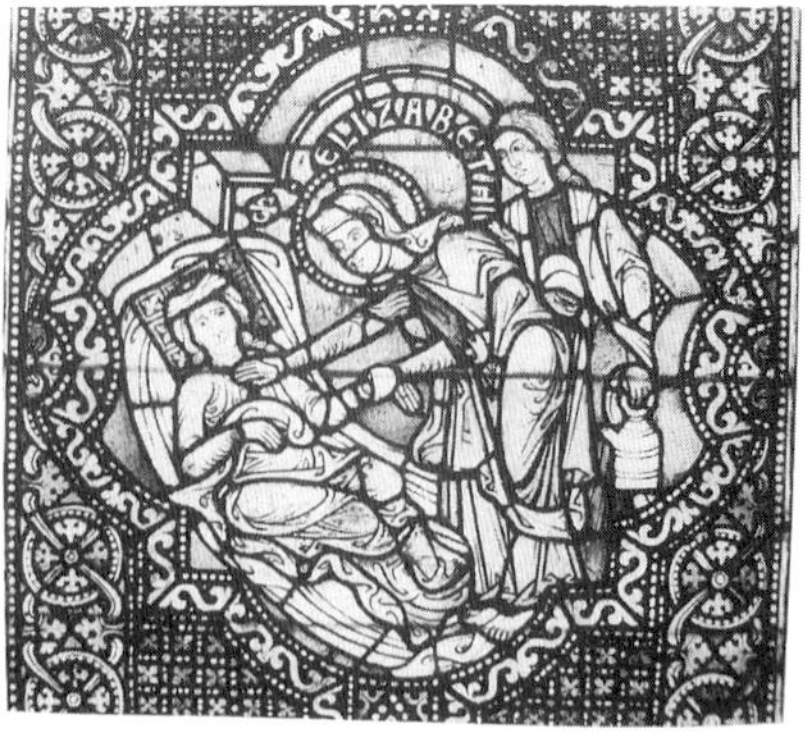

「手当てする聖エリザベト」　エリザベト教会　マールブルグ

ハンセン病ほど良きにつけ悪しきにつけ宗教とかかわりぶかい病気はない。モーセは神の名のもとにハンセン病者を人間社会から追放・隔離することを定め、中世のキリスト教会はこれを忠実に実践し、ハンセン病にたいする順法闘争と心得ていた。一方、福音書はイエス・キリストがハンセン病者を救う奇蹟をつたえる。山上の垂訓のあと、山を下ったイエスの最初の仕事は、ハンセン病者に触れて「きよくなれ」といってハンセン病を治癒した医療行為である(「マタイ伝」第八章一―四)。このほか各処でイエスはハンセン病を治癒しているが(「マタイ伝」第一一章、「ルカ伝」第五、一七章)、またさきの乞食ラザロや全身腫もののヨブが、ハンセン病者の守護聖者として信仰されていく。このような宗教的信条によって世俗化した教会のハンセン病対策とは反対の立場から、救ハンセン病事業に献身していくのが一部の修道会の活動である。それはアッシジの聖フランチェスコにはじまるフランシスコ会の一派にみられ、とくに「バラの奇蹟」で知られるハンガリーの聖女エリザベト（一二〇七─三一）は名高く、宗教画にもよく描かれ、ハンセン病者の救い神とされた。

聖女とハンセン病者という伝説的話題となれば、われわれはただちに光明皇后（七〇一─七六〇）を想起する。千人の病者の垢を洗うことを誓った皇后のまえに、さいごの一人としてあらわれたのが全身膿だらけのハンセン病者であった。しかもそのハンセン病者はもしこの膿をだれかが吸ってくれたらかならず病は癒えると告げる。皇后はこの臭気にみちたハンセン病者に唇をつけ、膿をすっかり吸いとる。するとハンセン病者はたちまち大光明を放ち仏の姿と化して天上したという。冒頭の「哀れなハインリヒ」の奇蹟といい、この光明皇后の伝説といい、宗教的行為の極致としてハンセン病者があらわれてくるのは、東西その軌を一にしている。亀井勝一郎はこの伝説にふれこう語る。「この場合、どうしても唇をつけたということが大事で、しかも相手は必ず癩病でなければならぬ。それとともに、この時の皇后は是非とも美貌の皇后でなくてはならないわけで、天平随一の朱唇を、癩者の肌にふれたというところに伝説の妙味がある」と。

とはいえ、これらの宗教的行為によってハンセン病そのものが抑制され、ハンセン病者が治癒されたとは積極的には考えられない。

十字軍の運動が頂点に達した一三世紀に、ハンセン病はヨーロッパでその盛期に達し、一四世紀前半には減退期にはいる。おそらく、これまでみてきたようなきびしい社会的手段、つまりハンセン病隔離策が功を奏しはじめたからとおもわれる。さらに、一三四八年の黒死病がハンセン病流行に止めを刺す重要な役割をはたす。ハンセン病者は当然二次感染をうけやすく、ヨーロッパで四分の一が死亡したという黒死病の第一の犠牲者はラザレットのハンセン病者であった。黒死病は病弱なハンセン病者を一掃したといえる。じじつ一三四九年以後多くのラザレットが収容者がなくて閉鎖された。そして一五世紀になると、ハンセン病はめずらしい病気であると、ヨーロッパの医者たちが記すようになる。それにしても、ハンセン病は医学や社会の進歩によって防ぎとめたのではなく、ハンセン病者を社会的に排除するという非人間的な行為と、ペストという最上級の悪疫の力で抑圧することができたのである。

ハンセン病の苦難にみちた歴史こそは、良きにつけ悪しきにつけ、病気と宗教との切っても切れない結びつきを深く考えさせるのである。

第三章　夜明け前——ペスト

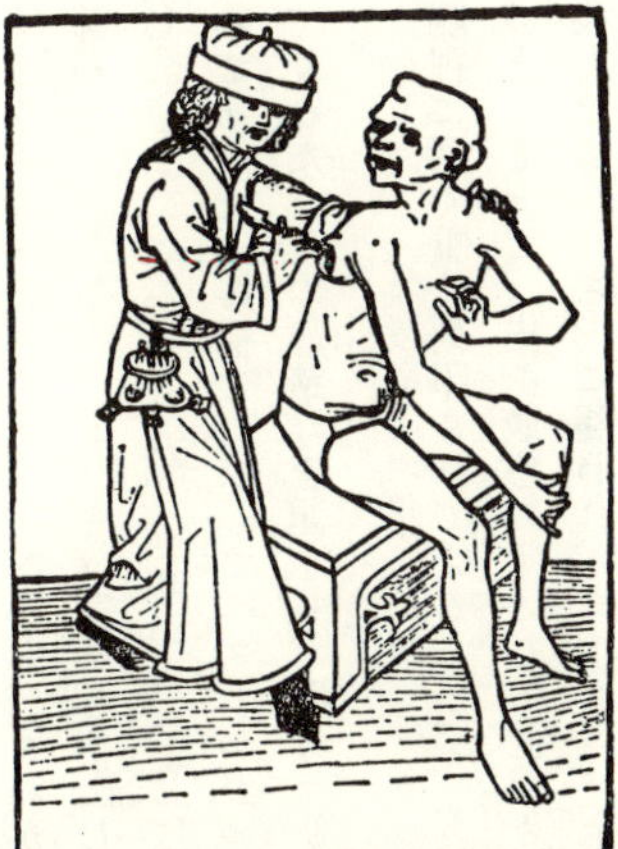

ペストの腫脹の切開　15 世紀

ペスト塔

オーストリアにシュタイアという地方都市がある。この町の広場に立つ旅行者は、奇妙な記念碑にぶつかる。ヨーロッパの都市によくある戦争や革命の記念碑ではない。犠牲の矢を受けた聖者と天上の聖母マリアの姿を刻んだこのモニュマンは、いったいなにか——。ひと呼んで「ペスト塔」という。

かつて、この山間の町も、ヨーロッパ全土をおおったペストの襲撃から、まぬがれることはできなかった。ペスト接近をつげる鐘が殷々となるや、人びとは家をとび出し、群をなし、狂ったように踊りはじめた。「死の舞踏」である。それが、当時の人びとにできる、この恐ろしい病魔からのがれる唯一の行為であった。惨禍をのこしてペストが去ったあと、生き残った人びとは、死の恐怖から救ってくれた「死の舞踏」を記念し、聖母マリアに感謝する記念碑を、町の広場に建立した。

ペストはこのように、ヨーロッパ人の脳裡に深く重く刻印されている——。

一三四八年——それはヨーロッパの人びとにとって、史上最悪の年として記憶されている。この年、ヨーロッパはすさまじい伝染力をもつペストに襲われ、ヨーロッパ全土はペストのたけり狂うがままにさらされ、その人口のほとんど四分の一を失った。この惨劇をヨーロッパ人はとくに「黒死病（ブラックデス）」(Black Death)の名で呼ぶ。

この一大事件はヨーロッパ、ひいては世界の歴史にいかなる意味をもつか。後世の史家たちが、この黒死病にきわめて積極的な意義を与えようとするのも当然である。このペストこそ中世を終結させ、近代を誕生させたものであるといい、この年こそ近代人という概念が生まれた年、また歴史の連続性を完全に破壊した年ともいう。あるいは、社会変革に決定的な力となり、人間精神に深刻な変化をもたらしたといい、すくなくとも、この災厄が宗教改革に大きな影響を与えたという。一方、さいきんはこの黒死病の社会・経済・歴史への影響を過大評価することに消極的な主張もないではない。しかし、ここではまず、社会経済面では人口の激減が農村における荘園経済と農奴制度の没落現象を加速化させ、精神面では古典的な権威の無力さを体験させ

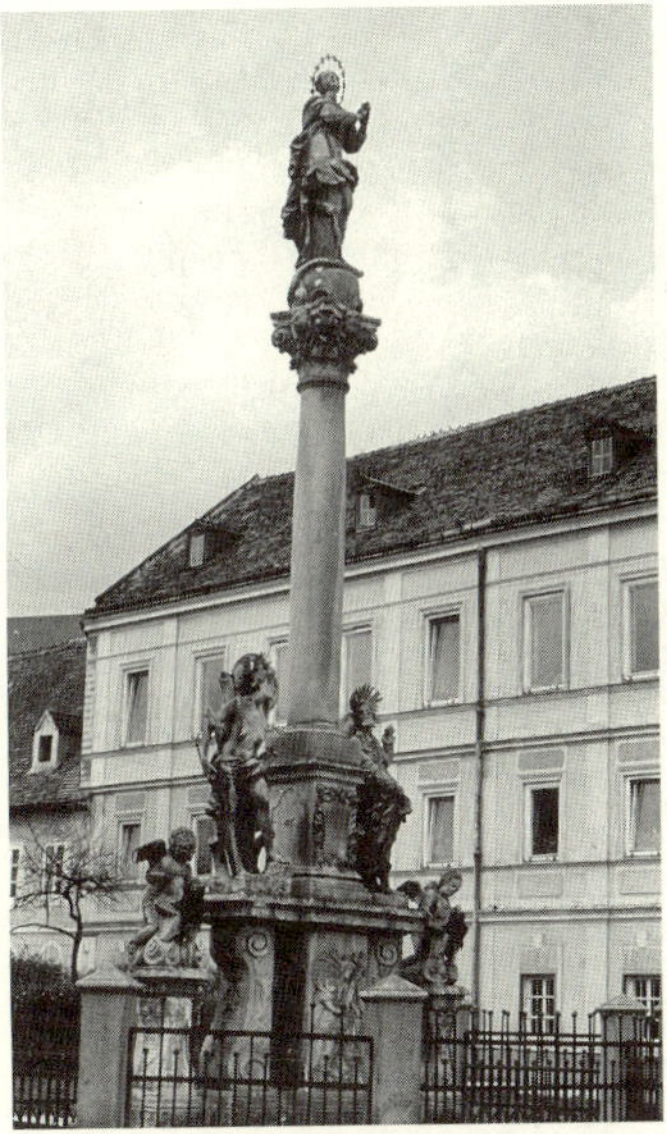

ペスト塔　ペスト退散を記念して建立した塔　オーストリアのシュタイア市(著者撮影)

た、ということを想定しただけでも、中世を崩壊、すくなくとも崩壊の速度を急速にはやめさせ、近代社会誕生をうながす陣痛であった、ということだけは確言できよう。

では、人間の歴史にこれほど深刻な記憶をきざんだというペストは、いったいどのようにしてわれわれ人間の前にあらわれ、われわれの文明にどのような爪痕をのこしたのか、そして、人間はこの姿なき侵略者にどのように応接したのか——。

ネズミ・ノミ・ペスト菌

ペストは急性伝染病のなかでも最も危険なものといわれるが、生態学的にみるときわめて興味ぶかい病気である。まずペストは、本来ヒトの病気ではない。歴史にのこる大流行も、じつは齧歯（げっし）類とりわけネズミとノミとペスト菌との三角関係に、ヒトがまきこまれた結果なのである。ペストの病原体であるペスト菌 Pasteurella pestis はノミを宿主とし、このノミ、とくにケオプスネズミノミが寄生するネズミなどの齧歯類が、ペストという病気の本来の保菌者であった。いまでも、インドなどの限局された地域に生息する野ネズミの間では流行をくりかえしている。

ペスト菌は、周知のように、フランスのイェルサンと北里柴三郎によってそれぞれ独立に、香港で発見されたが、それは一九世紀も末の一八九四年のことである。したがって、それがペストであるか否かを認定することは、この時点までは、すべて病状の診断による以外になかった。ペストはしかし、きわめて特徴的な病状を経過するので、古来から記録などによっても鑑別診断することが可能であったのである。

ペストに感染したネズミの血液中には一ミリリットルに一億ほどのペスト菌がいるが、この血液を吸ったノミの消化管内でさらに菌は増殖する。このノミにさされ、人間が皮膚を掻いた小さな創口から、その糞が侵入して感染を起し、あるいはノミの胃中で増殖した菌が、吸血のさいに反流し、刺し口から直接に菌が侵入、感染を起す。

こうして人間の皮下にペスト菌がもちこまれると、一日から六日くらいの潜伏期を経たのち発病する。39—41度前後の高熱がつづき、頭痛・悪寒がはじまり、眩暈(めまい)・随意筋麻痺がおこり、脈搏が弱くなり、極度の虚脱、精神錯乱となる。やがて腋の下や鼠蹊部(股の付根)などのリンパ腺に腫脹が起り、この腫脹は破れ化膿し、皮膚が乾き、黒紫色の大きな斑点ができ、やがて死に至る。これが流行の初期にあらわれる腺ペスト bubonic pest である。流行がながびくと、血液中に入った菌が肺に達し、そこで増殖し、血痰・喀血などの症状をともなう肺ペスト lung pest を起す。これが腺ペストから続発する二次的肺ペストであるが、さらに飛沫感染によって、ヒトからヒトに菌が感染し、発病することもある。これはヒトの病気の中でもっとも致命率が高い。ふつう、死亡する場合は、三日ないし五日目、死亡率は腺ペストは五〇—七〇パーセント、肺ペストはほとんど一〇〇パーセント。なお血清療法・抗生物質が開発された今日では、治癒率八〇—一〇〇パーセントといわれる。

本来ネズミの病気であるペストの歴史は、したがってネズミの生態の歴史と密接な関係がある。ペストのヨーロッパへの想定される侵入経路をみると、じつはクマネズミのそれと経路も年代も一致する。このクマネズミ Rattus rattus はもともとインドからアジア南部にかけて生息している野ネズミである。それがしだいに北上をはじめ、アフガニスタン・イランからカスピ海沿岸へと進み、さらに西進して一三世紀のなかばにヨーロッパに侵入している(宇田川竜男『ネズミ』)。そしてこれ以後、ヨーロッパにおけるペスト大流行がはじまっているのである。

では、この保菌ネズミの移動はどうしておこったのか。気候の変化・食物連鎖の変動など、自然界の因子も考えられよう。しかし、それ以上に可能性として考えられるのは、人間界の因子、つまり人間自身がつくっていく文明そのものであろう。一三世紀といえば、東西交流の盛期に相当する。西からは十字軍が東方へ、東から蒙古が西進する。一説には、クマネズミはチンギス汗のあとを追ってヨーロッパに侵入したともいわれる。黒死病そのものの経路についてはべつに検討するとして、ひとたび侵入したネズミたちは、やがて人間の文明が進むにつれ、その運命を変えていく。彼らに住みよかった中世の木造と粘土でかためた家がなくなり、石づくりの家屋になったことは、彼らにとって不都合なことであり、また一方、食料貯蔵法や地下室構築などの様式の変化にともない、ネズミの居住性が安定したということも考えられる。ネズミが以前のように、町や村を移動することがなくなり、狭い家のなかに留まるようになると、それだけネズミの間でペストが伝播する機会が少くなる(ジンサー)。

近代にいたり西洋諸国からペストの流行が消滅していった理由には、さまざまな回答が用意される。検疫などの防疫体制・衛生の整備などはあげるまでもないが、こうしたべつの人間的因子に左右されるネズミたち自身の生態も考えにいれる必要があるだろう。さらに、ヒトにペストを媒介する主役ともいうべきケオプスネズミノミが好んで寄生するクマネズミは、一八世紀ごろ大群をなして侵入してきたドブネズミ Rattus norvegicus によって駆逐されたといわれる。この新しい侵入者は、ペストの媒介者としては前住者ほど危険ではなかった。ドブネズミに寄生するノミはクマネズミのノミほど人間を襲わないからである(バーネット)。こうしたネズミ同士の間の政権交替も考えにいれる必要があるだろう。ともかく、ペスト流行の因子をきめることは、きわめてむずかしい。これから考察する人間的因子のほかに、ペスト問題においては、こうしたネズミとノミとペスト菌という生物界の三角関係を忘れることはできない。

「事の起り」

「光は東方より」といわれるが、あらゆる疫病も東方からやってくる。ペストもその例

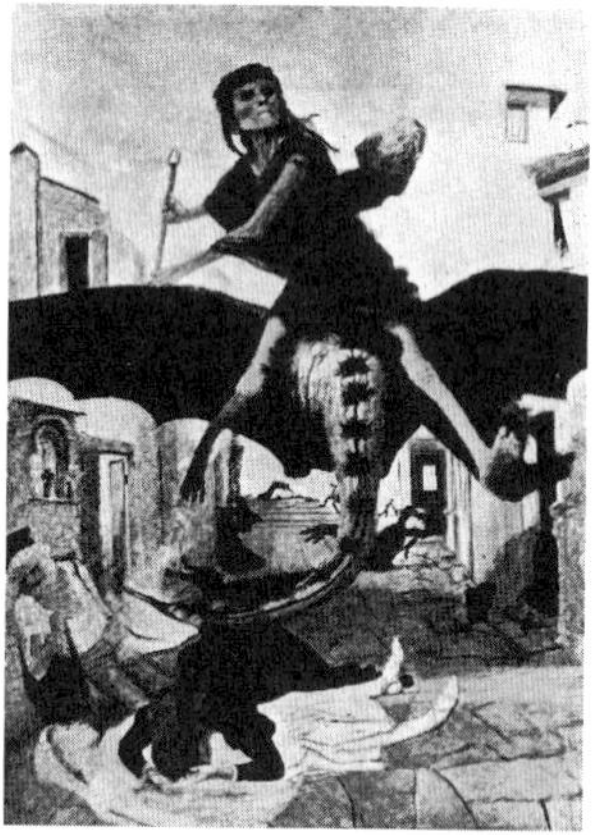

ペストの襲来　ベックリン画

にもれない。さきにみてきた「ユスティニアヌスの疫病」(四四ページ)として知られるペストは、六世紀の半ば以来、半世紀近く、ビザンチンとヨーロッパ諸国を席巻した。そのごしばらく中東地方にくすぶっていたが、ふしぎなことに、八世紀末から約三〇〇年、ペストは無気味な沈黙をつづける。しかし――遠い蛮地にとぐろをまいていたペストはふたたびゆっくりとその鎌首をもたげる。一〇三二年インドに原発したペストは、西進をつづけ中東を経由し、一一世紀末にヨーロッパに達する。それは東西交易が伸長し、十字軍が往来する時代であった。また、さきにみてきたように、ペスト媒介の主役であるクマネズミがヨーロッパに移動した時期にもあたる。一一世紀以後、ヨーロッパは各地でペストの散発的な前哨戦を経ながら、こうしてあの運命の年一三四八年を迎えるのである。

　さて、神の子の降誕から歳月が千三百四十八年目に達した頃、イタリアのすべての都市の中ですぐれて最も美しい有名なフィレンツェの町に恐ろしい悪疫が流行しました。それは天体の影響に因るものか、或いは私どもの悪業のために神の正しい怒りが人間の上に罰として下されたものか、いずれにもせよ、事の起り（傍点筆者、以下同）は数年前東方諸国に始まって、無数の生霊を滅ぼした後、休止することなく、次から次へと蔓延して、禍いなことには、西方の国へも伝染して来たものでございました。

莫大な数にのぼる黒死病文献のなかで、もっとも有名なボッカチオ（一三一三—七五）の『デカメロン』は、「事の起り」について、このようにいかにも落ち着いた口調で語りはじめる。それだけにしかし、惨劇の幕開けのふかい無気味さを感じさせないではおかない。

（以下『デカメロン』からの引用は野上素一訳〔岩波文庫〕に拠る。）

この時代、つまり黒死病の舞台となった一四世紀のヨーロッパは、農村生活も向上し、都市経済の発展がすすみ、中世の重苦しい桎梏（しっこく）からようやく脱し、世の中がしだいに変りつつあることを多くの人びとがひそかに感じはじめていたときであった。しかし、不運にも一三三七年にはイギリスとフランスの間に長い交戦——百年戦争——がはじまり、この戦禍に追いうちをかけるかのように、立ちあがりかけた農民と市民たちに、「神の怒りが人間の上に罰として下されたもの」としかおもえないように、ペストという死神が突如として、しかも音もなく襲ってきたのである。

この無断侵入者は、「数年前東方諸国に始まって」、とボッカチオも書いているようにそれが東方から訪れてきたことは、たしかな事実である。ではこのたびの世界的流行はどこに原発し、そこからいかなる経路（コース）をたどって、花の都フィレンツェに達したのか——。

ペスト・ロード

原発地については二説ある。ひとつは中国大陸南部、もうひとつは中央アジア。当時、中国は征服民族である元朝の時代であったが、一三二〇―三〇年代に恐ろしい天変地異が続発、そこに激甚な疫病がおそい、無慮五〇〇万人が死んだといわれ、ヘッケルはこれをペストと推定している。そして当時、中国・インド・中央アジア・西アジア・中近東を結ぶ主要路(メインルート)は、交易往来のもっとも頻繁な時代でもあった。中国にもしペストが初発したなら、このルートつまり「シルク・ロード」にのって着実に伝播がおこるはずである。

一方、原発地は中央アジア、とりわけ南ロシアであるという説がさいきんでは有力である。ペスト史研究家ポリツァは、これをセミリェチンスク地方と推定している。この説によれば、ここからむしろ中国へ伝播し、一方西進した一軍はクリミア半島のカッファから黒海をへてコンスタンティノープルに達したという。そのほかダッタン人が中国からペストをもらい、またインドが原発地だという説もある(ヘンシェン)。生態学者バーネットはヴォルガ・ドン河地域に住むネズミに発病したペストが、ダッタン人によって捕虜になったイタリア人にとりつき、それが一三四七年イタリア人がジェノアに帰還したさい、その船によって運ばれてきたという。

いずれにしろペストは、コレラ・チフスなどの伝染病とおなじように、あらゆる物資が各地から集散するバザール(市場)が中近東の名物であるように、中近東という「病気のバザール」にひとまず集り、そして散じた。こうして東西の門戸であるコンスタンティノープルにペストが侵入してきたのは、すくなくとも一三四七年。その年のうちにキプロス・エーゲ海・イオニア海の島々、シシリー島のメッシナ・コルシカ・マジョルカなど西地中海の島々に到着。さらにイタリア半島の西岸沿いに北上し、ジェノアに上陸。ここから二手にわかれ、一つはアルプスを越えてヨーロッパ内陸に入りこみ、他の一つはそのまま地中海を西にマルセイユに上陸する。ともかく、ペストは当時の東西交易路・地中海貿易路をそのままたどっている。キャラバンの幌あるいは商船の船底にこっそりと無賃乗船してやってきたネズミたち、そのネズミたちにこれまた無断寄生しているノミの血液中に、ヨーロッパ人を恐怖のどん底につきおとし、文明を荒廃させたあの目に見えない元兇がひそんでいようとは、よもや誰も気づかなかった。

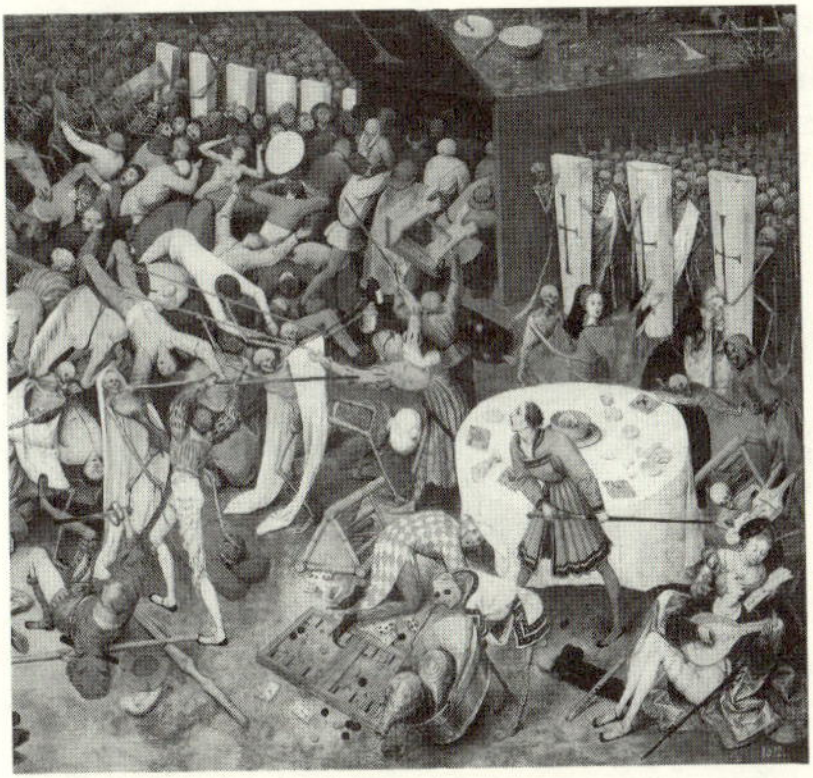

ブリューゲル「死の勝利」(部分)　1562年頃

翌一三四八年、ローヌ・ソーヌ川にそって

北上したペストは一月にアヴィニョンに発生し、四月にはボッカチオのフィレンツェに、つづいて五月スペイン・ドイツを洗い、八月にはイングランドに上陸、ロンドンに達し、こうして黒死病の幕は切って落された。そして翌一三四九年にはスウェーデン・ポーランドを襲い、はるかアイスランド・グリンランドにまで波及し、一三五一年にはロシアに達する、そして、一三五三年頃ようやくその第一回の峠をこす。そのご一四世紀の終りまで、ほぼ同じような規模の流行が、すくなくとも二回はかさねられ、三回目の流行が終息したのは、ようやく一三八八年頃のことである。

「昼となく夜となく」

このとき——一三四八年、その詩才をもってイタリア貴族社会に名声を謳われていたボッカチオは三五歳、傑作『デカメロン』の筆をとった。周知のようにこの作品はペストの来襲をさけ、郊外の寺院に避難した七人の男と三人の女が、一日一人一話ずつ十日間話して百話を語るという趣向になっている。その初日の序話に、そのあと紳士淑女たちによって語られる多分に人間的で生臭い話の楽しさをひきたてるかのように、フィレンツェを襲ったペストの悲惨な光景を、いかにも人文主義者らしい口調で語っていく。病魔の跳梁をじかに目撃し、そのフレッシュな印象を綴った文章だけに、ペスト史料としても価値が高い。

この見えざる死神にたいしては、「あらゆる人間の知恵や見通しも役立たず」、たとえ「すべての病人が町に入ることを禁止したり、保健のため各種の予防法が講じられたり」し、あるいは「神に祈を捧げ」、「行列を作ったり」、「いろいろの手段が尽されても、少しも役立たず」、ついに「この疫病は不思議な徴候で恐ろしく猖獗」をきわめてきたのである。つづいてペストそのものの症状を、ボッカチオはこう語る。

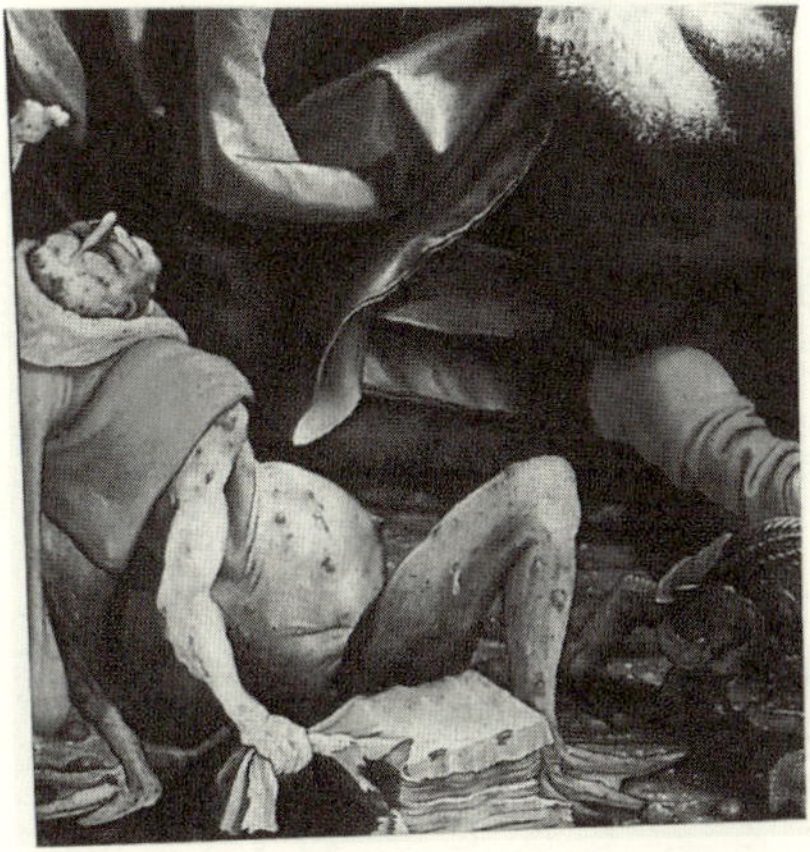

ペスト患者　グリューネヴァルト「聖アントニウスの誘惑」(部分)

東方諸国では鼻から出血するのが避けられない死の徴候でありましたが、それとは違って此処では男も女も同じように罹病の初期には鼠蹊部か腋の下に腫物が出来て、それが或る者には林檎ぐらいの大きさとなり、他の者には卵ぐらいの大きさとなり、人によって大小さまざまではありますが、一般の人はガヴォッチョロ(ペストのおでき)と呼んでいました。此の恐るべき腫物は上に述べました身体の二個所から始まって全身到るところ所嫌わずひろがりますが、その後病症の形態が変って来ますと、黒色または鉛色の斑点が腕とか股とか身体のその他の部分とかにたくさん現れて来まして、形が大きいと数が少いとか、形が小さいと数が多いとかいったように現れ方もまちまちでございました。そうして丁度初めはガヴォッチョロが死の近い徴候であったと同じように、今度はまたこの斑点が出来ると、その人にとってはそれが同じく死の徴候でありました。

これは、あきらかに腺ペストの症状であり、「黒死病」と呼ばれる理由となったチアノーゼの末期的病変を記している。つづいてこの疫病にたいして医学の無力を記し、さらにこの病気が感染症であることを明記し、二次的な肺ペストが併発している状況を語っている。

この病気ときては、まるで如何なる医者の技術をも薬の効果をも相手にしないかのように見えました。或いは病気の性質がそれを許さないのか、或いは医者が無智でめんくらって……その原因を突き留めることができなくて、従って適当な治療が施せなかったためか、快癒する者は稀なばかりでなく、殆んどすべてが上述の徴候が現れて三日以内には、多少の遅速はあっても、皆死んでしまいました。……

その上、この疫病の猖獗がますますひどかったのは、接触がそれを病人から健康な人へと感染させがちな為でありました。丁度、火がその近くへ運ばれた大量の乾燥した物や油性の物に燃え移るように。いや、それだけではなく、ちょっと病人と話をしたり、時時訪ねて行ったりしただけでも、健康体に感染して、同じように死んでしまったり、甚だしきは、病人の着物とか、病人のさわったり使ったりした物はなんでも、それにさわると、忽ち感染するのでございました。

更に驚くべきは、……これは幾度も見られたことでありますが、此の病人の、またはこの病気で死んだ人の所持品にさわると、人間でなくて動物でも感染し、忽ち死んでしまうのでございました。

このあと、恐怖におののく人びとは「いずれ長くは生きていられないと思い」、自暴自棄におちいり「昼となく夜となく遊び歩き」、その苦悩と災厄が極度に達すると、「人間の掟や神の威信は、それを執行したり励行したりする人たちが無くなった為、ひどく失墜し、殆んど解消してしまい」、さらには虚無的・刹那的になり「疫病に対しては逃げるにまさった薬はないと考え」、「自分のこと以外は頓着せず、自分の町、自分の家、自分の土地、自分の親戚、自分の財産を棄てて」ひたすら逃避していく。その恐怖は、現代人が放射能にいだいている恐怖をはるかにこえる強烈なものであったにちがいない。

そして、世道人心が頽廃していくすがたをつぎのように描写しているが、それはこの衝撃によってふるい因習がわけもなく崩壊し、人間の精神にこれまでにない新しいなにかが生まれようとしている、とも受けとれる。

何しろこの悲惨事は男女の心を異常な恐怖で充たしましたので、兄は弟を、伯父は甥を、姉は弟を、また屢々妻は夫を見殺しにいたしました。中でも最も恐ろしく、殆ん

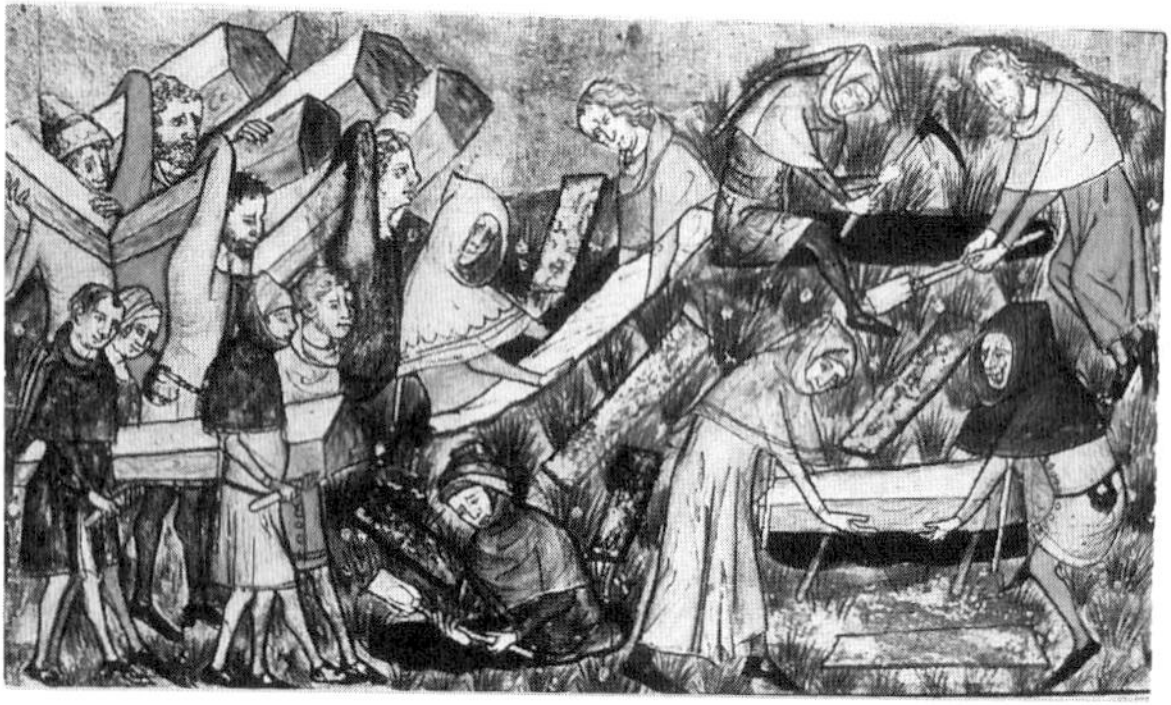

ペスト死者の埋葬　フランスの細密画

ど信じられないことは、両親が自分たちの子供を、まるで自分たちの子供でないかの如く、見舞もしなければ看護もしなかった者がありました。このように世間一般不人情になりましたので、罹病した男女は極めて少数の友人の同情とか、不当に多額な報酬に釣られて奉仕している召使の貪慾以外には頼るべきものとては一つもありませんでした。……病人は隣人、親戚、友人からも見放されたものですから、殆んど前代未聞とも云うべき一つの風習が行われ出しました。即ち、優しい美しい身分の高い婦人でも、病気になってしまいますと、若いと年寄とにかまわず、男の召使に看護してもらうことが平気になり、病気のために必要とあらば、女の前と同様に男の前でも羞かしげもなく、身体のどの部分でも露出させるようになりました。それからして、恐らく、後日になると、回復した人たちにあっては、多少とも貞淑観念を失うようになったかとも思われます。

こうしてフィレンツェでは「夜を日に継いで多くの人が死んで行き」、たおれた死体は腐臭を発したまま放置され、「生き残った人たちの間には、市民としての在来の習慣に反するようなことが、殆んど必然に生じ」ていった。このあたり、とりわけその埋葬の条りは、かつての「アテナイの疫病」のツキュディデス、「ユスティニアヌスの疫病」のプロコピウスの文章とあまりにも酷似している。

……夥しい数の死体が、どの寺にも、日日、刻刻、競争のように搬び込まれましたものですから、殊に昔からの習慣に従ってそれぞれ別別の安息所に納まろうなどは思いも寄らずとも、墓地だけでは埋葬しきれなくなりまして、どこも墓場が満員になると、非常に大きな壕を掘って、その中に一度に何百と新らしく到着した死体を入れ、船の貨物のように幾段にも積み重ねて、一段ごとに僅かな土をその上からかぶせましたが、仕舞には壕も一ぱいに詰まってしまいました。

このあと、農村でも「道ばたで、耕地で、屋内で、昼となく、夜となく、人間というよりはむしろ獣のように斃れて」いく惨状を語り、さいごに「三月からその年の七月までの間に十万の生霊がフィレンツェの町の城壁内で失われた」と結んでいる。

この『デカメロン』を筆頭に、黒死病文献は東ローマ皇帝の『史書』、パリ大学医学部の報告など官撰のものから、ヨーロッパの医師、アラビアの医家、そのほか筆者不詳のものまで入れると、枚挙にいとまがない。それらのなかで、とくに科学的に信頼できるものの例として、ギ・ド・ショリアック(一二九六―一三六八)の記録を読んでおこう。彼は法王クレメント六世の侍医で、アンブロアーズ・パレ以前のもっとも高名な外科医であった。一三四八年、法王幽囚中のアヴィニョンに来襲したペストに遭遇し、その主著『大外科学』に、自ら罹患した体験をまじえ、腺ペストと肺ペストについて、つぎのように記している。(引用は村上陽一郎氏の前記論文所載の訳文に拠る。)

この大きな疫病がアヴィニョンに現れたのは、一三四八年一月のことであり、流行するペストには二種類あった。一方は始めの二箇月間続き、患者は高熱に苦しめられ、喀血し、多くは発病三日以内に死んだ。第二の種類のものは、その後ずっと引き続き当地に滞留し、やはり高熱と外部に腫脹が現れるのを特長とした。特に腋下と鼠蹊に腫脹が発生した。この種のペストに罹患した患者は、おおむね第五病日までに死の転帰をたどった。伝染力は極めて強く、とりわけ喀血が伴うので、単に患者と一緒にいるだけでなく、お互いに眼を見交すだけでさえ病気に罹った。その結果、病人は、看てくれる人もなく死んで行き、埋葬に立会う司祭さえいなかった。父親は子を訪れることもなく、子供はまた親を見捨てた。慈善は廃れ、希望は潰滅した。

私がこの疫病を大災害と呼ぶのは、この疫病が殆んど全世界に拡っていたからである。始め東方に発し、そこから悪魔の槍は四方世界に投ぜられ、やがてわれわれの西方世界にも達した。その勢いが余りに凄じかったので殆んど人口の四分の一ばかりしか生き残らなかったほどである。

星か、空気か、毒物か

この世界的な惨禍に直面して、人びとは当然、いかなる原因でこの疫病が発生したのかを考えざるを得なかった。この疫病が感染していく経過は万人がよく観察・理解していた。しかしその感染のもとはどうしておこったのか？

神罰説はともかく、まず第一に考えられた意見は、占星的原因説である。ボッカチオも「それは天体の影響に因るものか」と語っている。占星術におけるいわゆる大宇宙・小宇宙説によるものであり、天体のある現象が地上に働きかけてペストを起したという考えである。国王の命令によるパリ大学医学部の公式報告は、一三四五年に起った木星と火星の「合（ごう）」が地上に有害な蒸気を沸き立たせ、大量の死を招いた疫病を発生させた、ときわめて占星術的な説明を行なっている。

これとならんで当時信じられていた有力な説は大気汚染説である。動物の死体や地球自体から発するさまざまな腐敗した空気が大気中に充満して疫病が発生すると考える。また地震説もこれに加担する。つまり一三四七年の地震などにより、噴出した有害ガスが大気を腐敗させて疫病を流行させる、という。このほか季節の不順・不吉な風・異常な気温・

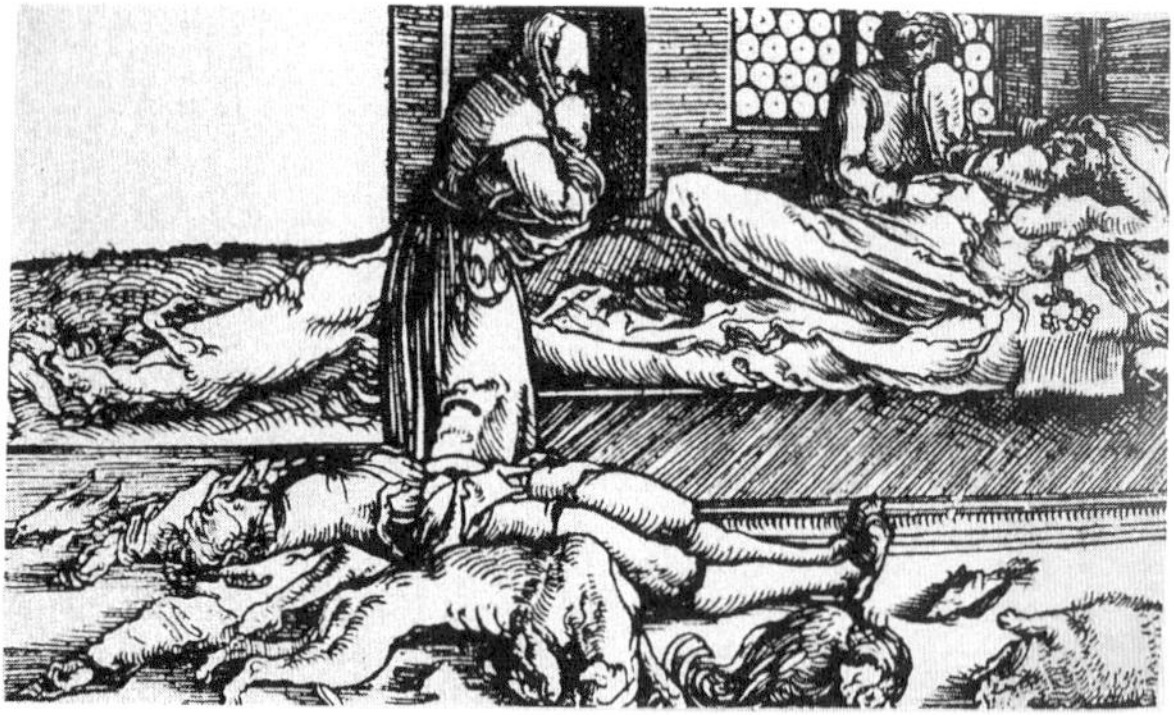

黒死病の惨状　14 世紀の木版画

降雨など、大気の異常現象が原因であると考える。ペスト流行期に、芳香を放つユリ科の薬草アロエを大量に燃やしたり、香りのよいミルラ(没薬)を飲んだりすることが、予防法や治療法としてはやったのは、この大気汚染説に由来する。

そしてさいごに、この不幸にさらに不幸をかさねることになったのが毒物説である。ヨーロッパの人びとはこの疫病が東方から襲ってきたことを知っている。キリスト教徒にはもともとこんな疫病はなかった。とすれば――キリスト教徒の敵が毒物をまいたにちがいない！　狂乱におちいった人びとがこうした妄想にかられたのも、あるいは止むを得ないことかもしれない。しかし、その毒物撒布者にまつりあげられた者、ユダヤ人こそまことに悲惨というほかない。さきにあげた外科医ショリアックはいう。「多くの人々が、この大疫病の原因について自分勝手な解釈を考え出した。ある地方では、ユダヤ人たちが世界に毒をまいているのだと考え、数多くのユダヤ人がそのために殺された。」このユダヤ人虐殺の問題についてはもう一度ふれよう。

当時のペスト病因説はこのように、当時の迷信・無知・狂信を裏書きする以外のなにものでもなかった。

クワランティン（四〇日間）

その病勢の熾烈（しれつ）さ、病因についての無知・俗信とから、黒死病にたいしては何人（なんびと）も手の施しようもなく、ただ狼狽・恐惶のまま病魔の過ぎゆくのをまつほかなかった。ときには姑息（こそく）な食餌法や燻蒸法がとられたこともあるが、もとよりなんの役にも立たなかった。

こうしたなかで、疫病が伝染するものであるということだけは、漠然とではあるがはやくから経験的に理解されていた。しかし、病原体という思想がない時代である以上、消毒はもとより隔離についてもなかなか積極的な対策がとられなかった。それがようやく人びとの関心となりはじめたのは、流行のアクメをすぎてからのことである。

隔離という衛生思想に最初に気がつき、その対策を実行したのは、東方貿易の門戸であり、それだけにペスト上陸地点でもあったヴェネチアの人びとであった。水の都ヴェネチアは、九〇〇年から一五〇〇年の六〇〇年間に、じつに六三回のペスト侵入を記録したと

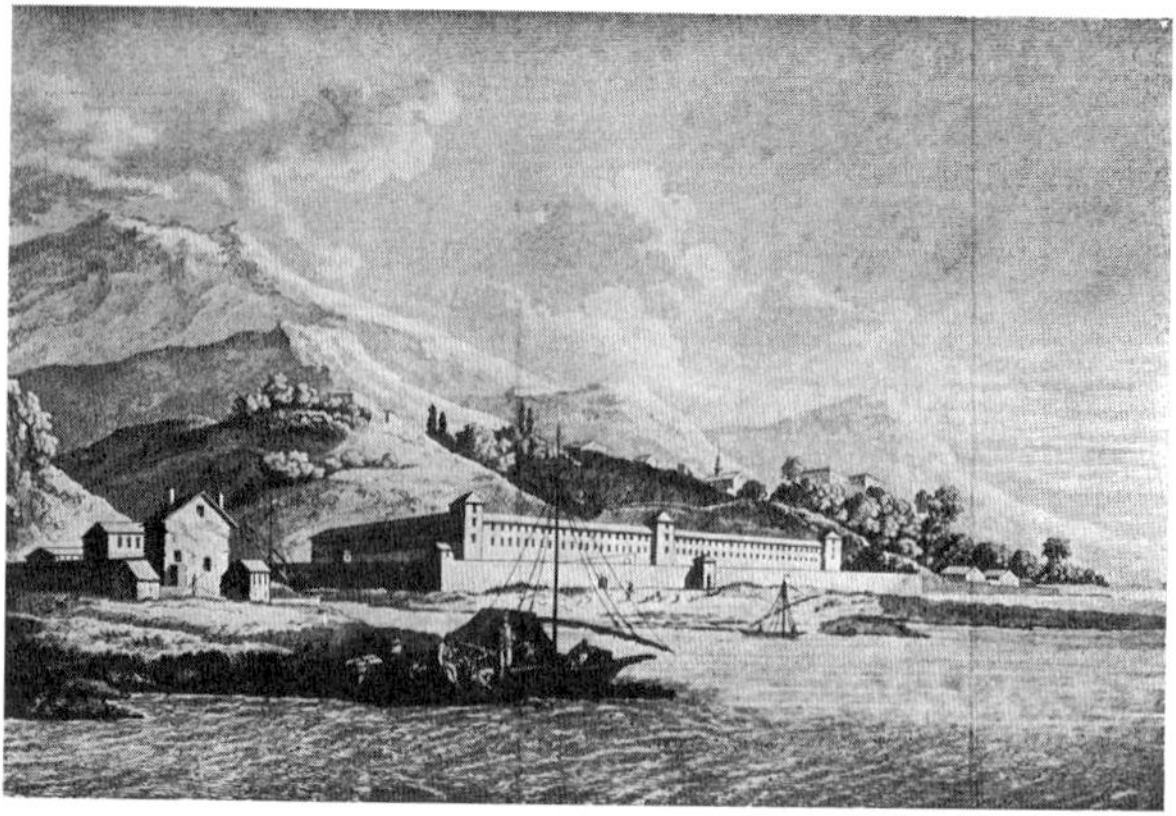

ジェノアの隔離病舎(Sigerist より)

いう。この苦い経験が彼らに隔離・検疫の知恵を育て、その必要性を痛感させたのであろう。ヴェネチアでは、黒死病発生の当初から、ペスト感染の船舶・物資・人間をひとつの島に隔離する手段が、役人によってとられていた。

また、ミラノ公ベルナボは、一三七四年公式命令としてペスト患者の届出・移動禁止、癩病者を町外れの一個所に集めて隔離することなどを公布している。そして違反者は財産没収あるいは死刑としている。こうして患者の隔離から、さらに患者の家屋の閉鎖・焼却などの方法にすすみ、これが各地で見られるようになった。しかしのちにダニエル・デフォーの名作『ペスト』で知られる一六六五年のロンドンのペストの場合のように、徹底した規制は、この黒死病の時期にはまだ行なわれなかった。

黒死病という高価な代償によって、当時の人びとが今日にのこる功績としてつかんだ唯一の疫病対策は、検疫制度であろう。ヴェネチアでは四〇日間の船舶隔離の風習はすでに一二世紀に記録されているといわれ、ダルマチア沿岸のラグーサでは一三七七年に、はじめ三〇日間のちに四〇日間の隔離が実施された。つづいて、マルセイユで一三八三年検疫のための四〇日間の船舶抑留を実施している。一四〇三年にはヴェネチアで市から二マイル離れた島の上に外部との連絡を遮断した隔離病棟が正式に建てられた。

検疫という英語のクワランティン quarantine はイタリア語 quarantenaria から出たもので、イタリア語の quaranta は四〇を意味する。隔離期間をなぜ四〇日間としたかについて、ヘッケルは一三―一四世紀にはふつう急性病が慢性病に分利する時期が四〇日目であると考えられていたからと推定している。またローゼンは、聖書において、たとえばノアの洪水が四〇日間であったなど、四〇日に特別な意味を与えていること、あるいは、錬金術では物質の変成に四〇日が必要であると信じられていたことなども当時の人びとが四〇日にこだわった理由としてあげている。

二人にひとり

疫病の大流行が、社会に直接に与える第一次的な影響は、いうまでもなく大量死亡による人口減少という事態である。ボッカチオも、一三四八年の三月から七月までの間に、フィレンツェで十万人が死亡した、とその死亡者数もあげている。では、この黒死病はなん万の死者を出し、そしてその死亡率はどのくらいであったのか？　この問いにたいし正確な数字をあげることは、黒死病の経路や症状を説明する以上にむずかしい。いうまでもなく、その当時はたよるべき人口統計もなく、いわんや死亡統計もない。一六六五年のロンドンのペストの時代には、デフォーも書いているように、「週間死亡表」があり、かなり正確な死亡者数と死亡率を算定することができる。これは近代国家にあっては、人民の統計的把握が国政の基本となっていたからである。しかし、黒死病以前の中世封建社会においては、土地はともかく、人口はまだ支配者にとってそれほど問題とはなっていなかった。したがってまず、当時のヨーロッパの総人口を推定することからして至難の問題である。そこで、

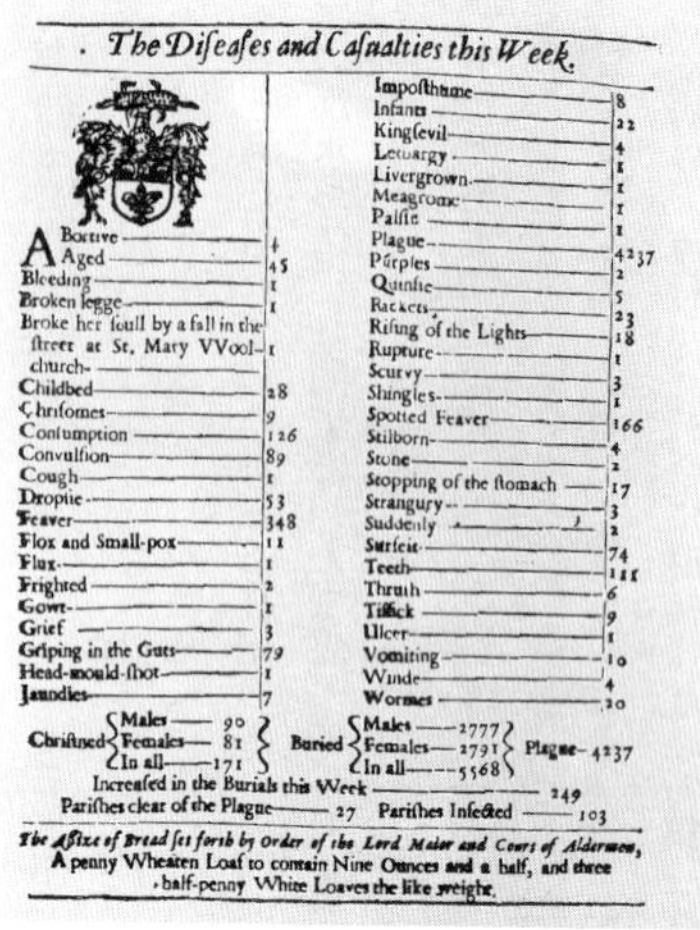
The Diſeaſes and Caſualties this Week.

Abortive	4	Impoſthume	8
Aged	45	Infants	22
Bleeding	1	Kingſevil	4
Broken legge	1	Lethargy	1
Broke her ſcull by a fall in the ſtreet at St. Mary VVoolchurch	1	Livergrown	1
Childbed	28	Meagrome	1
Chriſomes	9	Palſie	1
Conſumption	126	Plague	4237
Convulſion	89	Purples	2
Cough	1	Quinſie	5
Dropſie	53	Rickets	23
Feaver	348	Riſing of the Lights	18
Flox and Small-pox	11	Rupture	1
Flux	1	Scurvy	3
Frighted	2	Shingles	1
Gowt	1	Spotted Feaver	166
Grief	3	Stilborn	4
Griping in the Guts	79	Stone	2
Head-mould-ſhot	1	Stopping of the ſtomach	17
Jaundies	7	Strangury	3
		Suddenly	2
		Surfeit	74
		Teeth	111
		Thruſh	6
		Tiſſick	9
		Ulcer	1
		Vomiting	10
		Winde	4
		Wormes	20

Chriſtned: Males 90, Females 81, In all 171
Buried: Males 2777, Females 2791, In all 5568 — Plague 4237
Increaſed in the Burials this Week 249
Pariſhes clear of the Plague 27 — Pariſhes Infected 103

The Aſſize of Bread ſet forth by Order of the Lord Maior and Court of Aldermen,
A penny Wheaten Loaf to contain Nine Ounces and a half, and three half-penny White Loaves the like weight.

ロンドンのペスト流行当時(1665年)の「週間死亡表」

今日知られているもっとも古い人口統計から逆算し、黒死病当時のヨーロッパにはほぼ一億という住民がいただろうというきわめて大まかな数字で満足しておこう。

　さて、黒死病の死者数あるいは死亡率であるが、ボッカチオの語るフィレンツェの死者十万、ショリアックのいう生存率四分の一のほか、当時のペスト史料がさまざまな数字を伝える。パリでは一日に八〇〇人、アヴィニョンでは四〇〇人が死んだといい、カイロではじつに一日一万人の死亡者が出たという。死亡率についてみても、イタリア全土の死亡率が二分の一、地中海の島々では三分の二、あるいはヴェネチアでは四分の三、パドゥアでは三分の二、さらにフランス・イギリスについては生存者が一〇分の一、といったショッキングな数字まである。

　もとより、これらはそのまま信じがたいが、ペスト研究の古典ともいえる『中世の疫病』においてヘッケルは、ヨーロッパの有名都市の死亡者数をつぎのように算定している。

フィレンツェ	六万	パリ	五万
ヴェネチア	一〇万	アヴィニョン	六万
マルセイユ	七万	ロンドン	一〇万

　そして、当時のこれら各都市の総人口は、ほぼ一〇万―二〇万と推定されるから、都市での死亡率はすくなくとも二分の一（五〇パーセント）と推定される。つまり花の都フィレンツェでも水の都ヴェネチアでも二人に一人は死んだことになる。

これに農村を加算しなければならない。まず考えられるのは人口稠密な都市より密度の低い農村の方が、死亡率が低いという憶測であろう。しかし、村落は閉鎖的であるだけに一旦ペストの侵入を受けると、むしろ潰滅的な打撃を受ける場合も考えられる。一村全滅し、ゴースト・タウンになった、という記録も多くのこされている。それにしても、農村でのトータルな死亡率を都市にくらべて低く見積り、ほぼ五分の一と仮定しよう。これに当時の都市と農村との人口比を三対七ぐらいに仮定すると、全ヨーロッパの死亡率は四分の一強、したがってすくなくとも二千五百万という死者が算出される。これはヘッケル以来試算されてきた数字と一致するが、さいきんではこれはやや控え目であるとされ、三分の一の死亡率、死亡者数三千五百万といった説が主張されている。

これに、中国の一千三百万、中近東地方での二千四百万という黒死病死者の報告があり、いずれも憶測的な数字であるが、そうした史料的制約を承知のうえで、もう一歩算定を進めると一三四八年を中心とする黒死病という惨劇は、当時の全文明世界で、ざっと六千万から七千万の死者を算して幕を閉じたことになる。

裸体の行進

「この世には、戦争と同じくらいの数のペストがあった。しかも、ペストや戦争がやって来た時、人々はいつも同じくらい無用意な状態にあった。」(カミュ『ペスト』)このようななんの用意もない人びとが、この思いもおよばない惨劇を目の前にしたとき、いったいどんな反応をおこすだろうか。救いのない恐怖と不安につきおとされ、だれもが狂乱と頽廃におちいっていくことはもとより、そこには戦争のときとおなじように必然的に集団的な精神異常現象が惹きおこされる。黒死病のときに起ったそのひとつが「鞭打教徒」という奇妙な現象である。

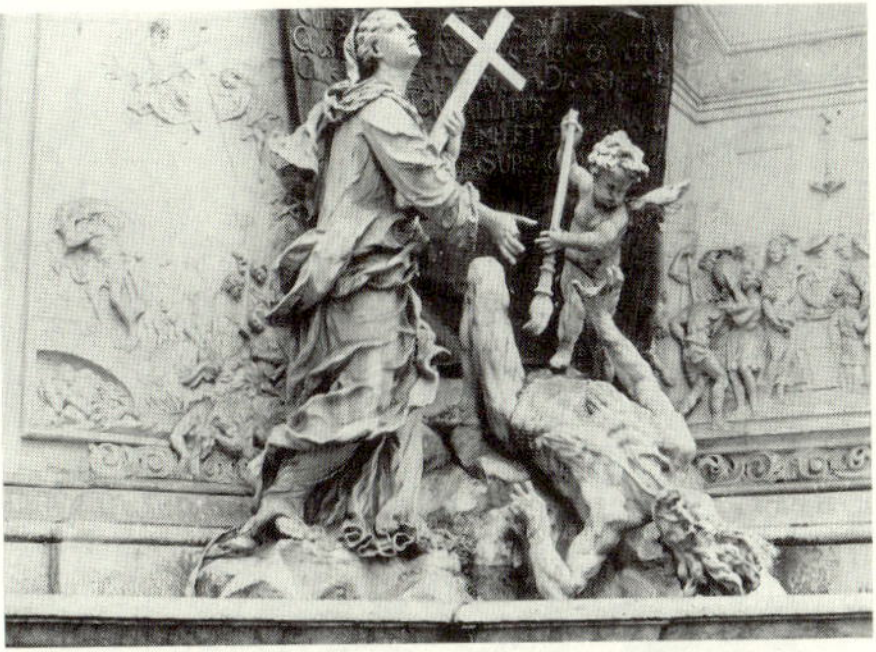

倒れるペスト患者　ウィーンのペスト塔の台座
(著者撮影)

全裸あるいは半裸の男女が、懺悔を声高く叫びながら、革紐でわれとわが身を鞭打ち、村から村へ、町から町へと群をなして行進する。革紐には固い結び目があり、そのなかには小さなとがった鉄が仕込まれている。皮膚はさけ、血はしたたり、倒れるまで一心不乱に歩きつづける——。彼らは、ペスト流行を神の怒りと考え、きびしい贖罪行為としてことさらこの苦行をえらび、ペストへの恐怖とたたかい、神に救いをもとめ、この災厄からのがれることを希求したのである。

贖罪の方法または病気の治療法として、鞭打ちを行う風習は、かなり古くから存在していた。そ

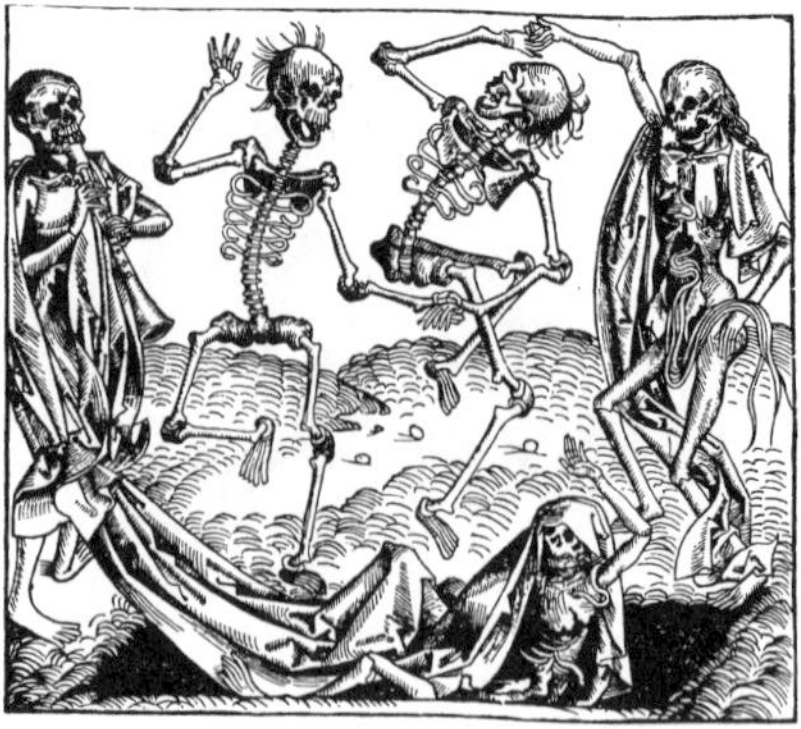

「死の舞踊」 15世紀の木版画

して群衆が鞭打ちながら行進するという運動は、中世的なファナティシズムの現象として、すでに黒死病以前の一三世紀に、法王禁止にもかかわらず散発的に出没していた。これが、黒死病が発生するや、まさに熱病が再発したかのように、再燃したのである。なによりも神への信仰が人間の理性に優先している時代のことである。彼らがひたすら救いを求め、このような集団ヒステリーともいえる狂信的行為にはしったことは、あるいは時代の必然性ともいえよう。

それはどこに始ったともわからないまま、一三四九年には南フランス・ボヘミア地方（チェコ）・オーストリア・ネーデルランド地方（オランダ）・イギリス・スウェーデン・ポーランド・デンマークなどにひろまっていった。とくにアルプスを越えてイタリアに入ると、この運動は急速に組織化された。教徒たちは白衣を着用、胸に赤い十字を着け、断食などの厳格な戒律もでき、「十字教団」とも呼ばれ、カトリック体制と対立する組織へと拡大する傾向をもち、二世紀後の宗教改革の先駆的な様相さえ示しはじめた。が、やがて法王の弾圧をうけ、同時に人心も離反し、音もなく消えていった。それはやはり、死の手から脱け出したいという空しいあがきの現われでしかなかった。

死の舞踏

この鞭打ちの行進に類似した現象として記憶されるのが、冒頭にもあげた「死の舞踏」である。ペスト来襲が伝えられるや、人びとは群をなし、ときには全村あげて、半狂乱になって踊り狂う。疫病からまぬがれるための祈禱舞踊のかたちをとった集団発作的な異常現象である。

「死の舞踏」という思想は原始時代からあった。死というものを踊る骸骨の姿で考え、死の恐怖からのがれるために、舞踊するのである。この俗信は、古代以来さまざまな変形をとりながら、絵画や彫刻となり、ホイジンガのいう「死のイメージ」にとらわれた中世人にとって、とりわけ「死の舞踏」は親しいものとなった。苦悶する病人、腐臭をはなつ遺骸、そのまわりを踊り狂う人びと――。それは地獄絵図さながらに、黒死病被災地に現出した異常な光景であった。

「死の舞踏」はとくに黒死病後期にあらわれた現象で、一五世紀に各地にひろがった。そのご、これがダンス・マカーブルと呼ばれるようになると、それは「死の舞踏」といいながらも、疫病とは関係なく、一種の社交あるいは娯楽を目的とする、まったく風俗的な現象として、姿をかえていった。

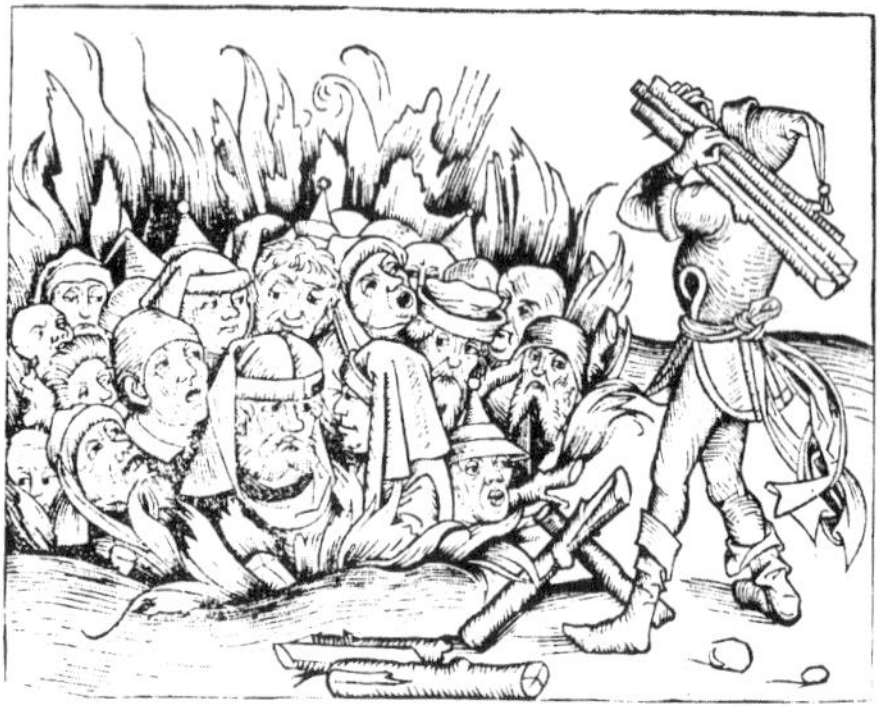
黒死病期のユダヤ人虐殺　15世紀の木版画

ユダヤ人虐殺

戦争や疫病のような社会不安のときは、きまって流言蜚語(りゅうげんひご)が乱れ飛ぶ。そして災厄からおこる民衆の不安・動揺の矛先は、なんの根拠もないまま、つくられた噂をもとに、不運な「身代り山羊」(スケイプ・ゴート)をでっちあげる。それはおおく、ふだんからひそかに反感・蔑視してきたものに向けられる。黒死病に襲われたキリスト教徒は、それを「キリスト教徒の敵」つまり異教徒であると考える。ここにさきにあげた毒物病因説が生まれる。そして日頃から宗教がちがい、商才にたけ、金儲けがうまいがゆえ、なにかと憎悪してきたユダヤ人を毒物撒布者にまつりあげる。ながいあいだの陰湿な反ユダヤ感情が、黒死病で理性を失った人びとのあいだで火を噴いた。誰かひとりが「ユダヤ人が井戸に毒を投げ込んだ」とひとこと叫べば、それですべてが決する。たちまちユダヤ人は捕えられ、拷問にかけられ、罪を告白され、その挙句焼き殺される。これでペストは退治されたとひとは考えた。

こうして黒死病期におけるユダヤ人の集団殺戮がはじまった。まず、スイスのジュネーヴで一三四八年九月に起り、翌年にはベルン・フライブルグに波及する。そしてドイツではライン河沿岸の諸都市、フランスでは南の諸都市、とりわけナルボンヌやカルカソンヌで激しかった。処刑された死体は空樽につめられ、ライン河に沈められ、一軒の家にとじこめられたユダヤ人が家ごと焚かれ、焼打ちをかけられたユダヤ人地区の財産は没収された。自白を強要されて自殺するユダヤ人、弁護に立ったため処刑されたキリスト教徒、……かずかずの悲劇が黒死病の恐怖がたかまるにつれて続発した。

ときあたかもヨーロッパには魔女旋風がふき荒れようとしている時代でもあった。ペストによる精神的パニックが、愛と寛容をとくキリスト教徒を、このようなファナティシズムにかりたてていかせた事実、そしてヨーロッパにおけるながいユダヤ人迫害の歴史のなかで、黒死病期のそれが二〇世紀ナチス政権下で行なわれた迫害に匹敵する規模のものであった事実を記憶し、疾病はときにこのような深刻・無惨な民族・宗教問題にまで立ち入っていくことのある事実を、確認しておかなければならない。恐しいのは異常な事態そのものよりも、異常な状況のなかで、ひとが異常な事態をも異常なこととは思わなくなってしまう状況である。

ポスト・ザ・ブラックデス

黒死病は、一三四八年を頂点とし、約半世紀のあいだ寄せてはかえしながら、数千万の命を奪い、国土を荒廃させ、もっとも激甚な六、七年間は、ヨーロッパ中で戦争すらハタとやんでしまった、という。この暴虐な荒波が引いていったあと、そこにはいったいなにがのこったか——。

名作『デカメロン』を生んだだけではもとよりない。あるいは黒死病後に生まれた人間の歯の数が、それまでの三二本から二二、三本に減った、という奇妙な現象だけでもない。ペストそのものは本来、ペスト菌という極微の微生物がもたらした生物学的現象にすぎない。それはしかし、人間の精神と社会にはかり知れない影響をのこしていった。

まず、道徳の崩壊、神への不信といった精神的な動揺があげられる。神の教えがこの疫病を救い得なかったという確かな事実を人びとははっきりとその目で見た。いち早く逃げたのは司教や枢機卿などの高級聖職者たちであった。鞭打教徒の運動も、こうした体制側の無力・動揺にたいする大衆的エネルギーの爆発とも考えられ、大きくは中世を支配していた宗教的権威が崩壊していく現象の一端ともいえる。

つぎに学問的権威の失墜——。黒死病まで、知識の世界で絶対的な権威として継承されてきたのはギリシア・ローマ古典の体系である。医学ではガレノスの生理学、ヒッポクラテスの臨床医学であった。それはじつに千年以上揺らぐことがなかった。しかし一旦黒死病に直面するや、彼らの体系はその無力さを露呈した。当時の医師たちにとって、これまで経典のように崇められていたこれらの権威は、なんの役にも立たなかった。自分の目で、自分の手で、ペストに対処するよりほかなかった。そこには当然、自分の目で見たもの以外のものは信頼しないという思想が生まれてくる。一三六五年頃、ブルゴーニュのジャンという医師が書いた『疫病論』に、つぎのような一節がある。（渡辺正雄氏の訳に拠る。）

ヒッポクラテス以降、医学者や権威者は数多くあったとはいえ、現在の世界各地にいる医師たちは、悪疫に対するその熟練においてすべての先人をしのいでいる。というのは、……以前には、誰一人として、これほど広まり、これほど長く続いた流行病を知らず、また長期の実験によってその成果を試みることもなかったからである。先人が流行病に関して論じたり行なったりしたことは、ヒッポクラテスの言葉から引き出されたものであった。そのようなわけで、今日の医師たちは、これらの病気についてすべての先人よりも多くの経験をもっている。知識は経験からくると言われていることは確かに真実である。

ルネサンスの解剖学は近代を規定するひとつの要素としてあげられるが、黒死病をその実証的精神の培地とみるのはいささか読み込みすぎであろうか。——

さいごに、黒死病が中世の社会構造そのものに与えた衝撃はどうか——。これほどの莫大な人命を失ったヨーロッパが、人口激減という事態によって直接どのような打撃をうけたか——。

当時のイギリス史をひもとくと、一三四九年「労働者規制法」、一三五一年「労働者勅命」と相次いで法令が発布・施行されている。農業労働力を保護するための立法措置である。いうまでもなく、黒死病による労働力の極端な不足を反映した政策にほかならない。

封建領主はもともと土地には関心をもっていたが、人間に対してはそれほどの関心を払っていなかった。ところが、黒死病はこの「土地の付属品」としてしか考えられていなかった人間(農奴)が、「生産の担い手」としてきわめて貴重なものであることを認識させた。支配者はもとより、農民自身が自己の人間的価値を認識していったのである。

黒死病以前からただでさえ人口の減少傾向をたどっていた荘園では、人口激減により農民の土地緊縛の力が急速に失効し、小作制が拡大し労働力が賃金化していく傾向を助長していった。これは荘園経済の崩壊であり、農奴制度の没落という現象のひとつにほかならない。

中世的世界・中世的秩序がどのように崩壊して近代を迎えたのか、という問いについて歴史家はさまざまな要因をあげる。しかし、黒死病がこの中世から近代へと大きく転換していく歴史の舞台で、いかなる役割を演じたかについてはもはやこれ以上問う必要はないだろう。それはたしかに夜明け前の印象的な一幕であったことにはまちがいない——。

ペストそのものはそのご、一五世紀に七回、一六世紀に七回、一七世紀に八回、と小流行をくりかえし、デフォーが『ペスト』を書いた一六六五年のロンドンの大流行をさいごに、一八世紀以後になるとヨーロッパではロシア・バルカン地方などにみられるが、かなり局地的・散発的となっていった。しかし一九世紀の終りに流行が再燃し、南アフリカ・南アメリカの各地、とくにトルコ・エジプト・ペルシア・香港に発生、これは日本にも飛火した。一九〇四年にインドでは百万人以上の死者を出したが、それ以来ペストの恐怖はうすらぎ、第二次世界大戦以後の世界ではペストはもはや公衆衛生の重要問題ではなくなってしまった。

六〇〇年前の黒死病の悪夢はもはや二度とわれわれ人間の前によみがえってはこないだろう。しかし——六〇〇年前のペスト菌がいつの日か姿をかえて、あるいはわれわれの文明の驕慢(ヒュブリス)におもわぬ仕返しをしないと誰が断言できよう。

カミュはその名作『ペスト』(宮崎嶺雄訳)のさいごを、ペストが去って歓喜している群集の声を聞きながら、主人公の医師リウが、つぎのようなおもいに耽るところで、その物語を結んでいる。

——ペスト菌は決して死ぬことも消滅することもないものであり、数十年の間、家具や下着類のなかに眠りつつ生存することができ、部屋や穴倉やトランクやハンケチや反古(ほご)のなかに辛抱強く待ち続けていて、そして恐らくはいつか、人間に不幸と教訓をもたらすために、ペストが再びその鼠どもを呼び覚し、何処かの幸福な都市に彼等を死なせに差し向ける日が来るであろうということを。

第四章　ルネサンスのあだ花——梅毒

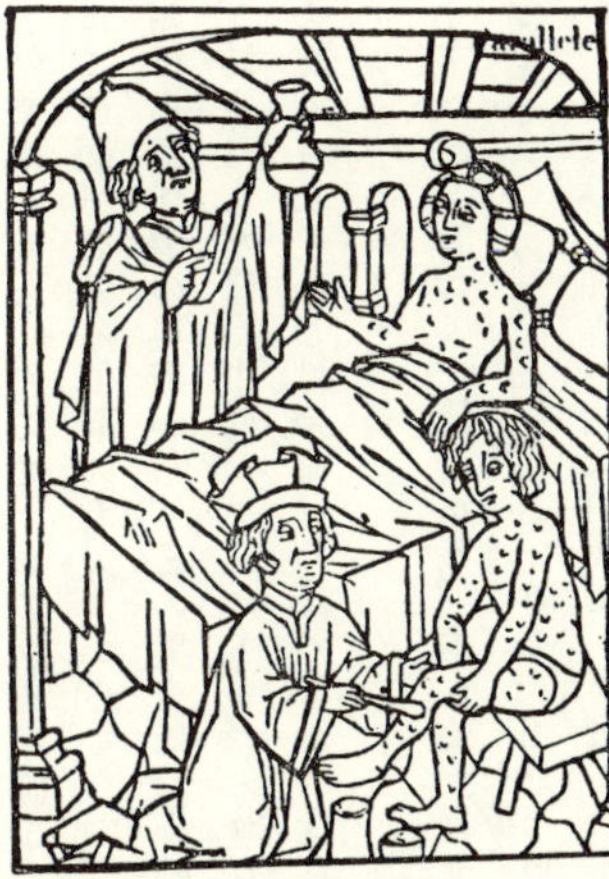

梅毒患者　15世紀

「天国の楽しみが地獄の責苦」

いやさ、カンディード、まあ、聞いてくれ。君はパケットを知っていようが。あの凛とした奥方のきりょうのよい腰元な、わしはあの娘の腕のなかで天国の楽しみを味わったが、そのためにもらったのが、ごらんのとおり、この身をさいなまれる地獄の責苦じゃ。あの子にも毒気がうつっていたのだから、大方もう死んでしまったことだろう。パケットはこのお土産をある善知識からもらったので、この坊主が源までさかのぼって究めたところによると、彼はこの病気をさる伯爵の老夫人からもらい、その奥さんはある騎兵大尉から、騎兵大尉はある侯爵の奥方から、その奥方はお小姓から、お小姓はジェズュイットの坊主から、坊主はまだ修行中に、クリストファ・コロンブスの仲間の一人から直々にもらったのだそうな。わしは余命いくばくもない身だから、もうたれにもうつしはせんが。(吉村正一郎訳〔岩波文庫〕)

これはヴォルテールの名作『カンディード』(一七五九)の一節である。主人公カンディードは放浪中、旧師の哲学者パングロスに邂逅する。みると旧師は、「からだじゅう吹出物だらけで、目には生気がなく、鼻先は崩れ、口はひん曲り、歯は真黒で、声はしゃがれ、ひどい咳に苦しんで、気張るたびに歯を一本ずつ吐き出さんばかり」の乞食姿であった。

カンディードは驚いてこんな哀れな病気になった理由をたずねる。それにたいしパングロスはまずこう答える。その病気の来歴を聞いて驚くカンディードに、旧師パングロスはさらにつづけてこう語る。

> この病気はこの最善の世界になくてはかなわぬもの、必然的な天の配剤であったのだ。その訳いかんとなれば、もしコロンブスがアメリカのある島で、この生殖の源を毒し、しばしば生殖を妨げさえもし、かつはまた明かに偉大なる天意に悖(もと)るこの病気をもらわなかったとしたならば、われらにはチョコレートもなければ洋紅(コシュニーユ)もないという始末になろう。してまた、今日までのところ、わが大陸では、この病気が争論とひとしく、われらに独特のものであるということにも着目すべきである。トルコ人も、インド人も、ペルシア人も、中国人も、シャム人も、日本人も、まだこの病気を知らずにいる。さりながら、ここ二、三世紀もすれば彼らにもお鉢がまわって、これを知るだけの充足理由がある。ともあれ、われらのあいだでは、この病気は驚くべき進歩を遂げた。そして、かの邦家の命運を決する精兵よりなる大部隊のなかにあっては、特にそうなのだ。三万の軍勢が同数の敵軍と対峙(たいじ)して決戦するとなれば、双方に約二万ずつの黴毒(ばいどく)患者がいると見て間違いない。

このむごい病気、つまり梅毒はコロンブスに由来すること、それ以来ヨーロッパで驚くべき進歩を遂げ、将兵のうち三人に二人は梅毒患者だということ、これはヴォルテールの

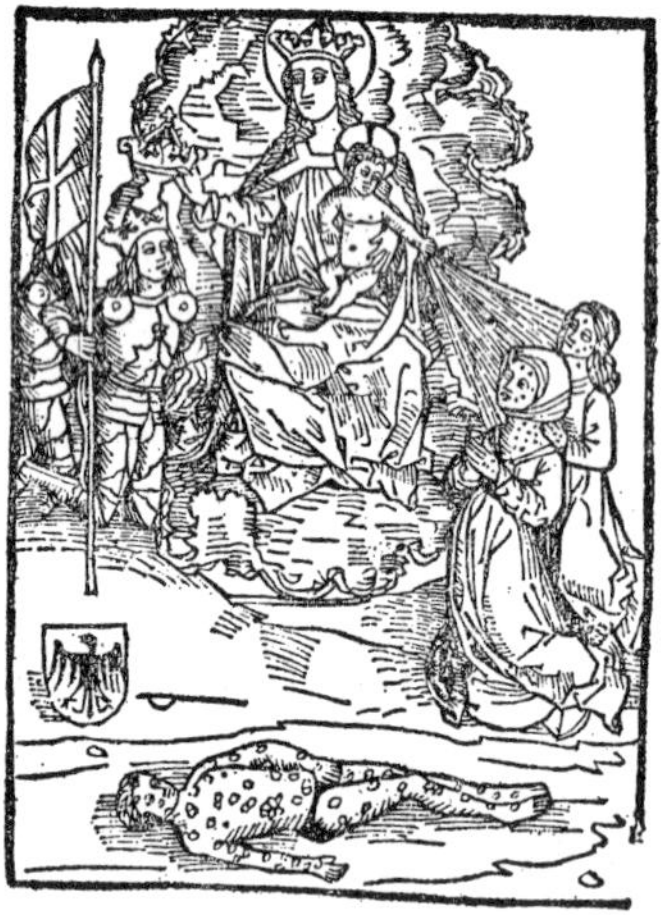

神が人類に梅毒を与えたことを寓意する木版画(1496年)

作り話ではなく、じつはこの作中人物パングロスのほぼことばどおりだったのである。

梅毒Syphilisはいうまでもなく性病Venereal diseaseと総称される病気のひとつである。この性病、つまり性交によって感染し、もっぱら性器が冒され、あるいは性器に初発症状が発現する伝染病には、梅毒のほか、淋病・軟性下疳・鼠蹊リンパ肉芽腫(第四性病)があり、このうち淋病(急性淋菌性前部尿道炎)と軟性下疳とは太古から知られた疾病で、旧約時代あるいはギリシア時代の古文書に記載がみられる。しかし、ヨーロッパ人にとってはすくなくとも一五世紀末までは梅毒という性病の蔓延はなく、その症状に該当する確実な記録は見当らない。

梅毒はスピロヘータ・パリダとよばれる病原体の感染によっておこる慢性伝染病で、通常つぎのような症状をたどる。感染後約三週間の潜伏期を経て初期硬結とリンパ腺の無痛性横痃(おうげん)ができ、これまでが第一期。感染後六週間でワッセルマン反応が陽性に転じるので、それ以前を血清陰性期、以後を血清陽性期という。感染約三カ月後、頭痛・微熱・倦怠感などを生じて第二期に入り、全身性の梅毒疹としてバラ疹・丘疹・膿疱ができ、口峡炎・虹彩炎・関節炎などが認められる。これらの病変はしだいに消褪し、多発性無痛性リンパ腺腫脹だけをのこし、潜伏梅毒となる。感染後三年を経てゴム腫形成を主症とする第三期に入る。全身のあらゆる器官を冒し、組織が欠損し、鼻などがつぶれる。一〇—一五年後、第四期（変性梅毒）に入り、脳や脊髄が冒されて麻痺性痴呆・脊髄癆（せきずいろう）となる。ときにはこうした時日を経ないで、いきなり急激な経過をたどる電撃性梅毒あるいは突発性梅毒もあり、またふつうの後天性梅毒とはべつに、経胎盤性感染の先天性梅毒もある。

　そしてこの梅毒は、一五世紀末ヨーロッパに突如侵襲し、これまでの性病にみられない兇悪な症状をもって多くの生命を奪い、疫病といわれる時期を脱したのちも、文明世界に広く深く淫侵盤踞（いんしんばんきょ）し、近代の社会・文化にはかり知れない影響を与えたのである。

フランス病かナポリ病か

一四九四年、ミラノではレオナルドが「最後の晩餐」の絵筆をとっていた。史家ギッチャルディーニはこの年をイタリアの「最も悲惨な時代の最初の年」といったが、この年の秋、シャルルマーニュの偉業を継ぐ妄想にかられた若きフランス王シャルル八世（一四七〇—九八）は、突如大軍を率いてイタリアに侵入した。フィレンツェを通過するこの大軍を二五歳のマキャヴェリ、一九歳のミケランジェロは息を殺して見つめていた。その年の最後の日、ローマに入城、掠奪ののち、翌一四九五年一月ローマを発ち、ナポリに向う。二月フランス軍は容易にナポリを征したが、このとき布陣する両軍のあいだに、これまでヨーロッパ人がまったく経験しなかった忌わしい疫病が暴発したのである。

三万といわれるシャルルの軍隊は、フランス・ドイツ・スイス・イギリス・ハンガリー・ポーランド・イタリアそしてスペインの軍隊によって編成されていた。いつの時代も戦争には「酒と女」がつきものであり、放縦な女性たちがこの混成部隊の大移動につれて流れてきた。この新しい病気は、軍隊に寄生するこれら女性を介して急速にひろがっていった。その光景について、解剖学者として名高いファロピウスの父親は、目撃した情景をこう語る。「ついに城砦の外の売春婦やほかの婦人たちを暴力で拉致し、そのなかでもっとも美しい女性にまず伝染病がうつった。この女性に接したフランス人に病気はたちまちとりついていった。」こうしてこの病気のため、ある部隊は全滅したほどであった。驚いたシャルルは急ぎ攻略を放棄し、ひじょうな困難のもとにイタリアを抜け、這這(ほうほう)の体(てい)でアルプスを越え、フランスに逃げ帰った。遠征軍が解散すると、フランス・スイス・ドイツ・ポーランドなどに帰還兵がちらばり、そのときこの新しい病気、梅毒がヨーロッパ全域にばらまかれたのである。大国の王としてはいささか不出来で醜男であったシャルル自身、この不名誉な病気で一四九八年二七歳で死亡した。

この新しい病気は、症状がきわめて醜悪で、また口にするのもいまいましい原因であるため、その罪をたがいに敵側になすりつけた。イタリア人は「フランス病」(Morbus gallicus)と呼び、フランス人は「ナポリ病」(Morbus neapolitanus)と呼んだ。じつは元兇はフランス人でもイタリア人でもなく、フランス軍のなかにいたスペイン兵であり、このスペイン人が故国からこの病気をかかえてきていたのである。

同時代のさまざまな記録が、この新しい病気、つまり梅毒の爆発的な流行をつたえる。パリでは住民の三分の一が感染したといわれる。フランス王フランソワ一世(一四九四―一五四七)は、レオナルドの肖像画によって知られるイタリア女性を手に入れたが、彼女から梅毒を移された。王に妻をとられた彼女の夫が感染していたのである。このほか多くの歴史的人物がこの病気に罹患した。イギリス王ヘンリ八世(一四九一―一五四七)も命とりとなった病気は梅毒であり、王妃の流産・死産もこの病気が原因であった。

この新しい病気は詩人たちによってもうたわれた。放浪の詩人フランソワ・ヴィヨン(一四三一―八九)にも「梅毒についてのバラード」(Ballade sur la grosse vérole)という詩があり、おどろくほど正確にこの病気について表現しているが、じつはヴィヨン自身梅毒に感染していたのである。また金彫家ベンベヌート・チェリーニ(一五〇〇―七一)もその名高い『自伝』で、フランス病がローマに疫病のように蔓延し、彼自身も一三、四歳の遊女から移され、死の苦しみを体験したことを記している。

こうして一四九五年は、梅毒という忌わしい病気を文明世界が背負わされた運命の年となったが、それはまたヨーロッパにルネサンスという妖気がたちこめる激動期の真只中(まっただなか)であった。

ルネサンス・売春・梅毒

ルネサンスという時代は、フックス(『風俗の歴史』)がいうように、「血管のなかに血潮がはげしくわきたち、老いも若きも熱い欲望にみたされたことを意識した」熾烈このうえもない時代であった。それはたとえばボッティチェリのヴィーナスの表情から想像される華麗・優雅・豪奢・陶酔の世界ばかりではない。生への激情があらゆる面に渦まき、陰謀・暗殺・略奪・暴行・剽盗(ひょうとう)・詐欺が日常茶飯事として横行する血腥(ちなまぐさ)い時代でもあった。都市や農村の民衆生活の水準は中世とあまり変りなく、社会不安のなかをただ無暗に人びとは激情に衝(つ)き動かされていた。

このいわば大人になって急に世間にふれたうぶな青年のようなルネサンス人の熱い欲望といえば、なによりもまず性への欲望であった。人間解放の歓声のなかに性的自由という社会通念がひろまり、売春という社会的はけ口が急速に繁栄する。

ルネサンスはまた戦乱に明け暮れた時代でもあった。戦争に売春はつきものである。戦争のたびごとに、敗者側の女性が勝者側の男たちの性の犠牲となる悲劇は、昔も今もかわらない。勝者の男たちは食には不自由しないが、性にはつねに飢えている。戦争はしたがって売春によって完了する。大小さまざまの戦争・内乱がたえまなく繰り返されるこの時代、性的解放の波にのって、売春が史上もっとも隆盛をきわめる。ルネサンス・戦乱・売春というおあつらえの道具立ての舞台に、梅毒という病魔がおどり出てくるのである。

人間の最初の職業は売春であった、といわれるほど売春の歴史はふるい。古代国家にあってはインドの舞姫(ナーチュエ)や日本の巫女(みこ)のような神殿売春がみられ、ギリシア・ローマ時代には売春奴隷のほか、アスパシアのような高級社交婦人があらわれ、一国の運命まで左右する。中世のキリスト教会は表向き売春を排撃していたが、一夫一婦制の社会習俗や聖職者の独身制がかえって売春を育成し、また売春税は国王・領主・教会・自治体の重要な収入源であった。十字軍遠征には売春婦の大部隊が編成され、宗教会議や国際的大市が開かれる都市は売春市場を形成し、戦乱・疫病・飢饉などの社会混乱が売春供給源となっていた。こうしてルネサンス時代、性の抑圧という中世的思想から解放され、売春は最盛期を迎える。

この時代、ヨーロッパのどんな小さな町にも公認の売春宿があり、宿屋や浴場はほとんど売春を兼業し、大きな都市では公娼(公認の娼婦)のために広い土地が与えられ、ローマでは一五世紀末公認の遊女だけでも六八〇〇人以上をかぞえたという。

春をひさぐ女巡礼、下女と淫売をかねる娘子軍(じょうしぐん)の大部隊をかかえる軍隊、売春課税で私腹を肥す君主・司教・市長たち、国際会議や祭礼、そして芸術の主役となる高級遊女たち

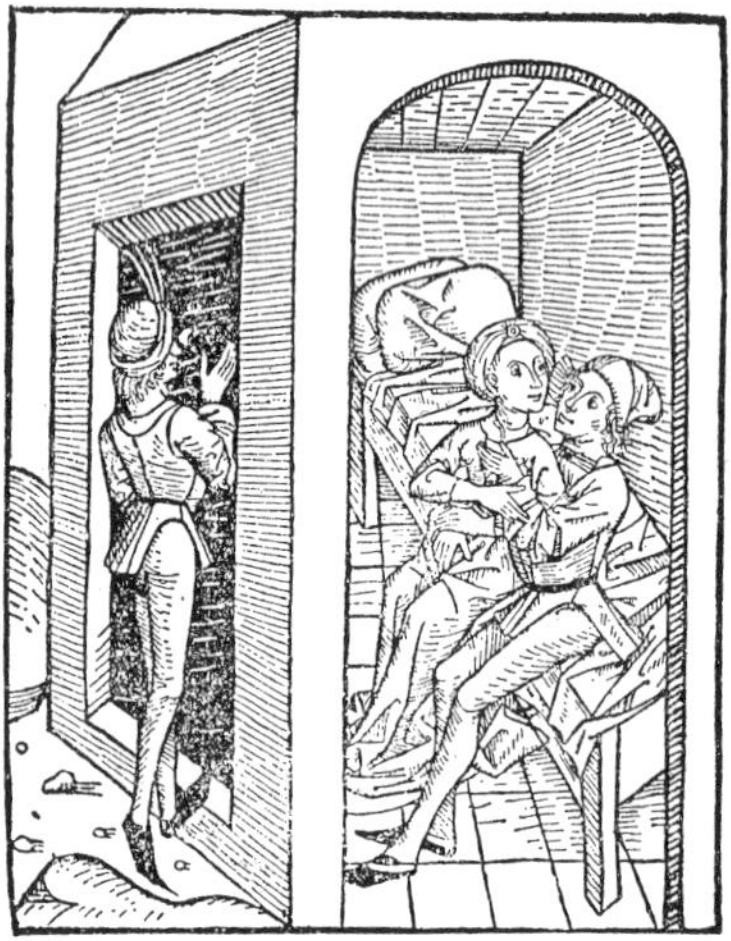

ルネサンス時代の娼家　15 世紀の木版画

——。モンテーニュによると、絢爛と豪華さにおいて王妃と張り合うことのできる一流遊女がヴェネチアだけでも一五〇人もいたという。年代記によると、一五〇九年にヴェネチアの人口は三〇万、その三〇分の一の一万一六五四人が売春婦であったという。商人や船乗りの集るヴェネチア市では、女のおよそ半数以上が性を商品として自活していたことになる。これがシェークスピアがえがいたヴェネチアの富の土台である。当局もそのため彼女たちを特別に保護していた。諷刺詩人として高名なアレティーノ(一四九二―一五五六)も、じつはヴェネチアの売春界に君臨する大ボスであった。ルネサンスというはなやかな社会と文化の底には、売春という悪の華が黒々と咲いていたのである。

このように、性的放縦と売春公認にうつつをぬかしていたヨーロッパに、突如として梅毒が侵入してきたのである。性愛というルネサンス人にとっていちばん高価なものに、梅毒というちばん恐ろしくまた穢らわしいものが絡みついてしまったのである。『カンディード』のなかの飄逸な哲学者パングロスなら、「この病気はこの最善の世界になくてかなわぬもの、必然的な天の配剤」とうそぶいてもいられようが、はじめてこの恐ろしい鞭が、からだ中を狂いまわっていることを知った人びとにとって、それはまさに青天の霹靂であった。

コロンブスの航海土産

すでにペスト・ハンセン病をはじめかなり多くの疫病を体験していたヨーロッパ人にとって、「天国の楽しみ」が「地獄の責苦」となるこの新しい病毒はどこからやってきたのか、という穿鑿は、その流行の当初からふかい関心事であった。ここに梅毒の起源をめぐって学者・詩人・市民のあらゆる階層の人たちによる激論がはじまる。

梅毒の起源については、周知のようにながいあいだヨーロッパ説とアメリカ説の二派に対立してきた。前者は、この病気が旧世界にふるくから存在していたと主張するが、その証拠として、たとえばナポリのヨアンナ女王の売春法令に一四九二年以前に梅毒の存在を裏書きする条項があり、ディジョンやウォルムスの布告に梅毒が中世にすでに知られていたことを示す条文があり、またデンマークから発見されたふるいイタリア語の資料にフランス病の処方がみられるという。しかしこれらはいずれもヨーロッパ説にとって決定的な証拠とはいえない。さらにヨーロッパでは梅毒の病変を示すふるい人骨の出土資料がいまのところない。エジプトのミイラのレントゲン写真にも梅毒はみられず、三〇年ほどまえフランスで石器時代の人骨に梅毒がみられたというニュースがあったが、それはまもなくべつの病変と診定された。コロンブス以前のヨーロッパに梅毒が存在していなかったと断言することはできないが、もし存在していたと仮定しても、梅毒は珍しい病気であり、一四九五年以後の流行で示したような激甚な症状をともなった病気ではなかったことだけはまちがいない。

とすれば、梅毒の出所はアメリカということになるのか。このアメリカ説が完全に実証されることは望めないにしても、梅毒が西半球に存在していたこと、初期の航海者が海岸に住む原住民と交渉をもったために梅毒の感染を受けたということは、おそらく真実に近い。三〇年ほどまえはアメリカ説にとって決定的な物証を欠いていた。しかしさいきんでは、オハイオ・ニューメキシコ・ペルーなど全米にわたって太古の原住民の人骨の古病理学的調査が行なわれ、梅毒の病変についての物証が得られた。

それにしてもなお最終的な結論をくだすわけにはいかない。コロンブス帰還の時期とナポリで梅毒が暴発した時期とがあまりにも短いという説明に苦しむ難点があり、あるフランス軍医の記録によれば、梅毒は内陸インディアンより海岸に住む種族に蔓延していたという。もしこれが事実なら感染源をきめるもうひとつの難点となる。またロシアの学者にいわせると、梅毒はシベリアの北東から侵入してきたといい、それはベーリング海峡をこえて種族の混合があったためと推定する。しかしいまのところ諸説を総合すると、アメリカ起源説にいささかの歩があることは否定できない。

コロンブスの新大陸発見は、ヨーロッパにはかり知れない富をもたらした。黄金のみでなく、タバコ・ジャガイモ・ココアなど新しい物資を人びとは知った。しかしそれにもまして近代文明に大きな影をおとしたコロンブスの航海土産は、梅毒スピロヘータであった。

梅毒伝来記

その起源がいずれであれ、梅毒は一五世紀末からその文献と物証がはっきりとしてくる。それらによって、コロンブスがパロス港に上陸した直後スペインに感染した最初の一撃からその進撃のコースを着実にたどることができるのである。

梅毒が文明世界にはじめて登場したときの光景は、たとえばスペインの床屋医者ディアス・デ・イスラが書きのこしたという手写本によると、こうである。

この病気は、コロンブス一行が第一回の航海のさい、イスパニョーラ島(ハイティ島)からもち帰ったものである。この島のインディアンのあいだでは昔からこの病気があり、コロンブス一行の船員が上陸したとき、この風土病にかかり、病気をもったまま帰航した。一四九三年コロンブスが晴れの凱旋をして、バルセロナで保護者のイサベラ女王と謁見し、

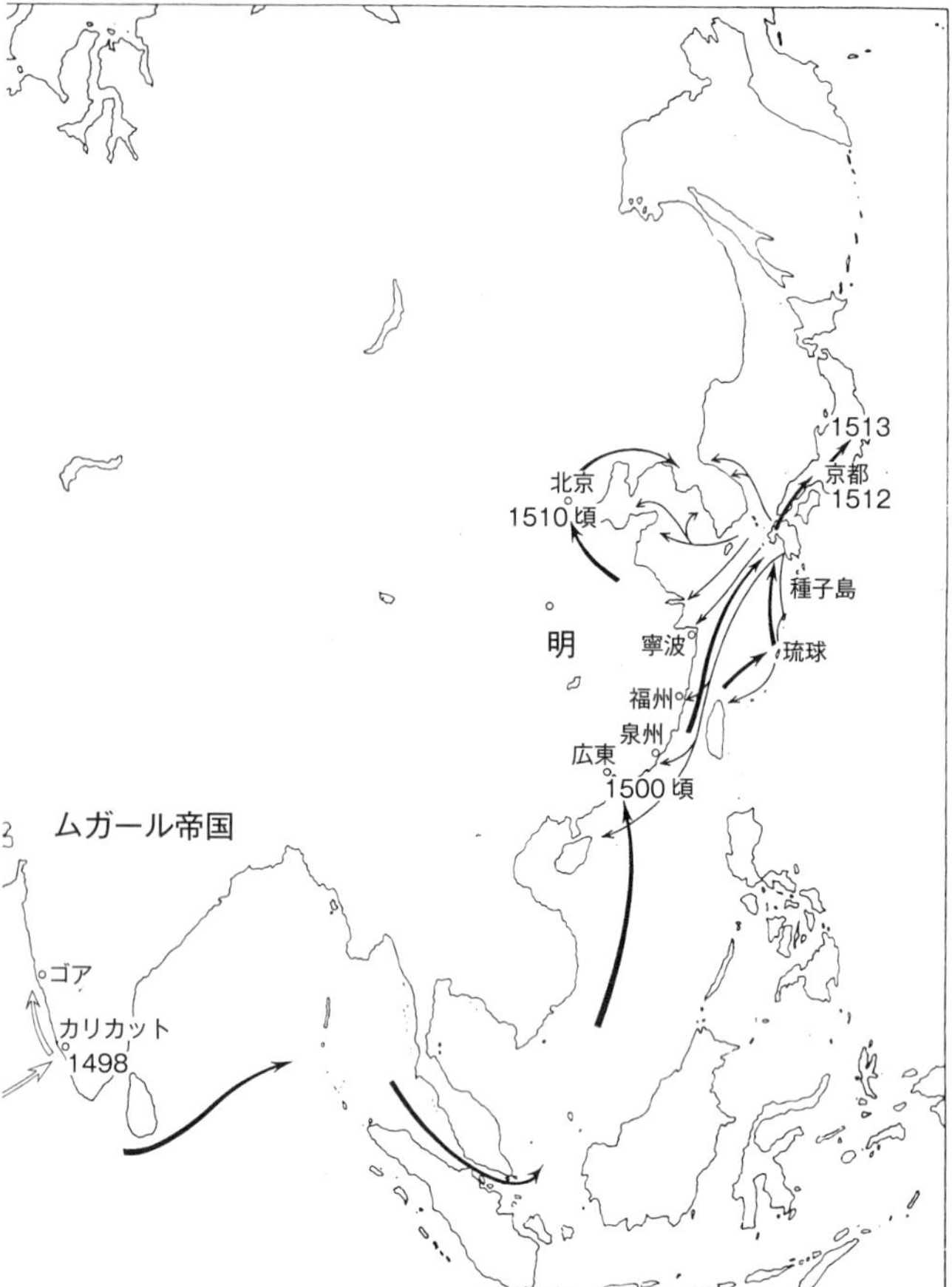
1513
京都
1512
北京
1510 頃
種子島
明
寧波
琉球
福州
泉州
広東
1500 頃
ムガール帝国
ゴア
カリカット
1498

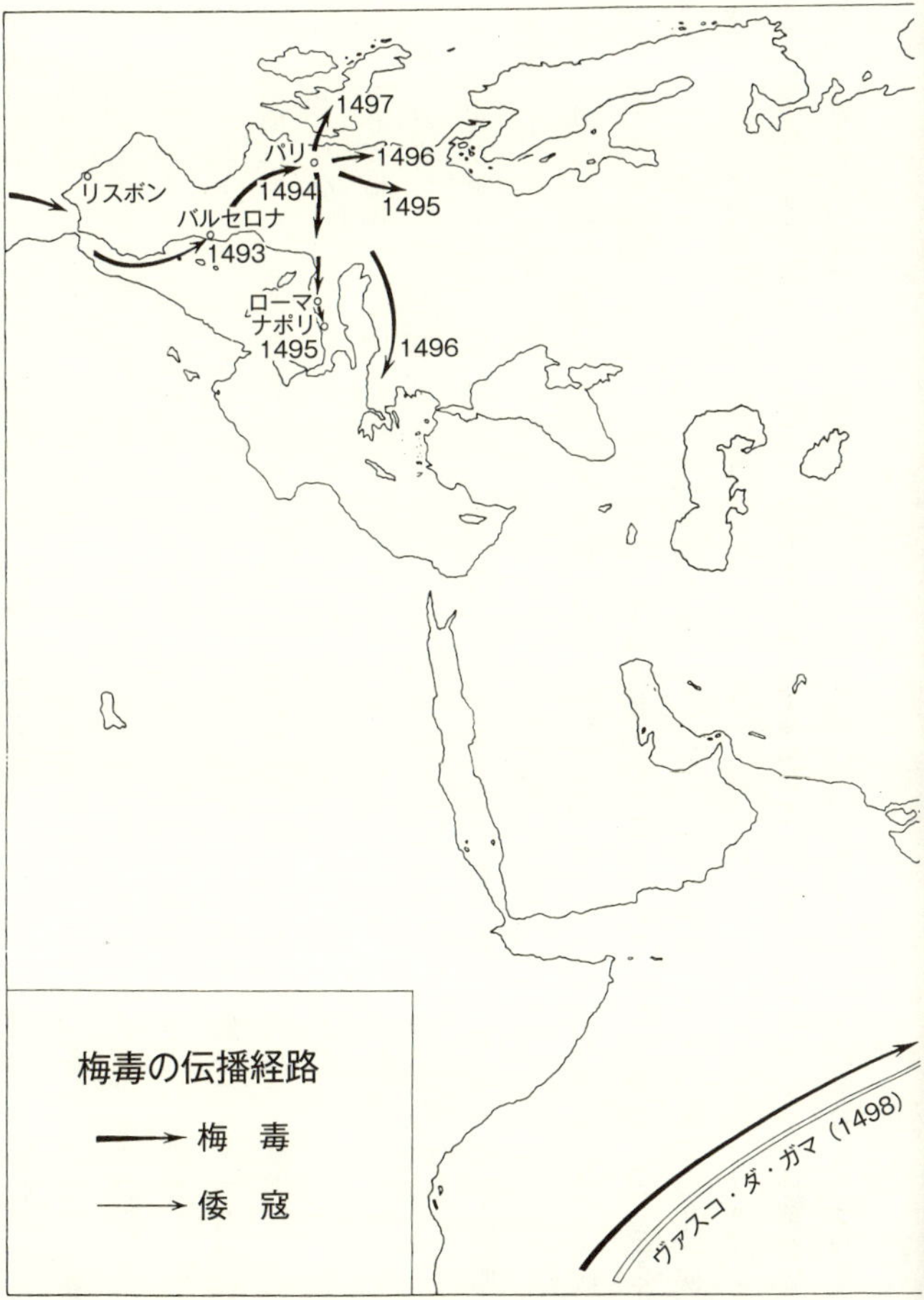
1497
パリ
1496
リスボン
1494
1495
バルセロナ
1493
ローマ
ナポリ
1495
1496
梅毒の伝播経路
梅　毒
倭　寇
ヴァスコ・ダ・ガマ（1498）

航海の成功を報告している最中、この奇病ははやくもバルセロナ全市に流行してしまった。翌一四九四年、フランス王シャルルがイタリア遠征軍を編成したとき、各国から傭兵を募ったが、このなかにこの病気を貰ったスペイン人がたくさんまじっていた。その結果、フランス軍がイタリアに進駐しているあいだに、イタリアでこの病気が疫病的に暴発し、またたくまにヨーロッパ全土にひろがってしまった、というのである。民衆のなかで梅毒患者の治療にあたっていた身分の低い床屋医者の語っていることは、それだけに真実性があるかもしれない。

こうして梅毒は、一四九五年ドイツ・フランス・スイスに出現し、一四九六年にはオランダ・ギリシアに、一四九七年にはイングランドとスコットランド、一四九九年ハンガリーに、またポーランド経由でロシアに波及した。またコンキスタドレス(スペイン人征服者)がそれまで感染していなかったアメリカに梅毒をはこんだ。

この新しい病気にはいろいろの名前がつけられたが、イタリア人がつけたフランス病が一時ひろく用いられた。またイギリスでは痘瘡の Smallpox にたいして梅毒を Greatpox とよび、フランス語でもおなじ意味の la grosse vérole と呼んだ。しかし一五三〇年、医者で詩人のフラカストロ(一四七八―一五五三)がラテン語の詩『シフィリスまたはフランス病』(Syphilis sive morbus gallicus)をヴェロナで出版してからは、このギリシア神話の牧童の名前シフィリスという呼名がもっともひろく用いられるようになった。牧童シフィルス Syphilus は眉目秀麗な青年であったが、あるとき日の神を呪ったため罰せられ、悪疫を神罰として受けた。これを忌わしい梅毒の症状にかけて、フラカストロは一篇の医学詩も書いたのである。

梅毒は、ヨーロッパ内陸に急速にひろがったように、大航海時代の波にのり、海をこえて東方にもひじょうな速度で波及していく。まず、インド航路発見者のヴァスコ・ダ・ガマの隊員がカリカットに上陸した一四九八年前後インドにはこばれた。またポルトガル人がインドのゴアに通商を求めたのは一四九六年のことで、これいらいヨーロッパとアジアとの交通がはじまり、梅毒もまずインドに輸入され、つづいてマレー半島に波及、一六世紀のはじめ中国の広東に達し、港をつたって北上し、中国全土にひろがる。中国ではこれを広東瘡(カントンそう)あるいは揚梅瘡(ようばいそう)と呼んだ。

このころ明と交通していた日本に、やがて梅毒が伝来する。それは永正九年(一五一二)のことで、はじめ関西におこり、翌一〇年には関東に及んだ。これは竹田秀慶の書いた、『月海録』に、唐瘡あるいは琉球瘡という新しい病気がこの年に流行した、という記録によるわけで、その記載からみてあきらかに梅毒と診定される。この呼名からおして、梅毒は中国あるいは琉球を経て伝来したことが推測される。

梅毒が日本にはじめて侵襲したときの様相は諸書にのべられているが、それによると梅毒はたちまち全国にひろがり、上下貴賤をとわず激甚な症状におかされた。ときあたかも戦乱の世で、戦国の武将には、結城秀康や大谷吉隆のように、梅毒にたおれた勇将が多かった。

ところで、日本にヨーロッパ人がはじめて上陸したのは、いうまでもなくポルトガル人の種子島漂着、つまり鉄砲伝来の年であるが、それは天文一二年(一五四三)。梅毒の伝来はそれより三〇年もはやい! おそらく倭寇とよばれる日本人かあるいは中国の船員たちが、インド・中国の港々の女たちを経由してこのスピロヘータ・パリダを日本にまたたくまに運んだのであろう。じつにコロンブス帰航後二〇年たらず、ヴァスコ・ダ・ガマのインド上陸よりわずか四年のことである。『カンディード』の作者は、「二、三世紀もすれば」中国人や日本人にも「お鉢がまわってくる」といっていたが、事実は詩人の想像力をこえてまことに超スピードであった。極東の日本に西方の文物としてはじめて伝来したのは鉄砲であり、西方の思想としてはじめて伝来したのはキリスト教であることはまちがいないが、それにさきがけ西方の文化のひとつともいえる梅毒がいちはやく伝来されていたのである。

「鼻先は崩れ、口はひん曲り」

一四九五年、ナポリを占領したフランス軍にこの病気が暴発したとき、今日の梅毒にはみられない兇悪な急性症状をしめした。当時の記録によると、この病気にかかると、まず

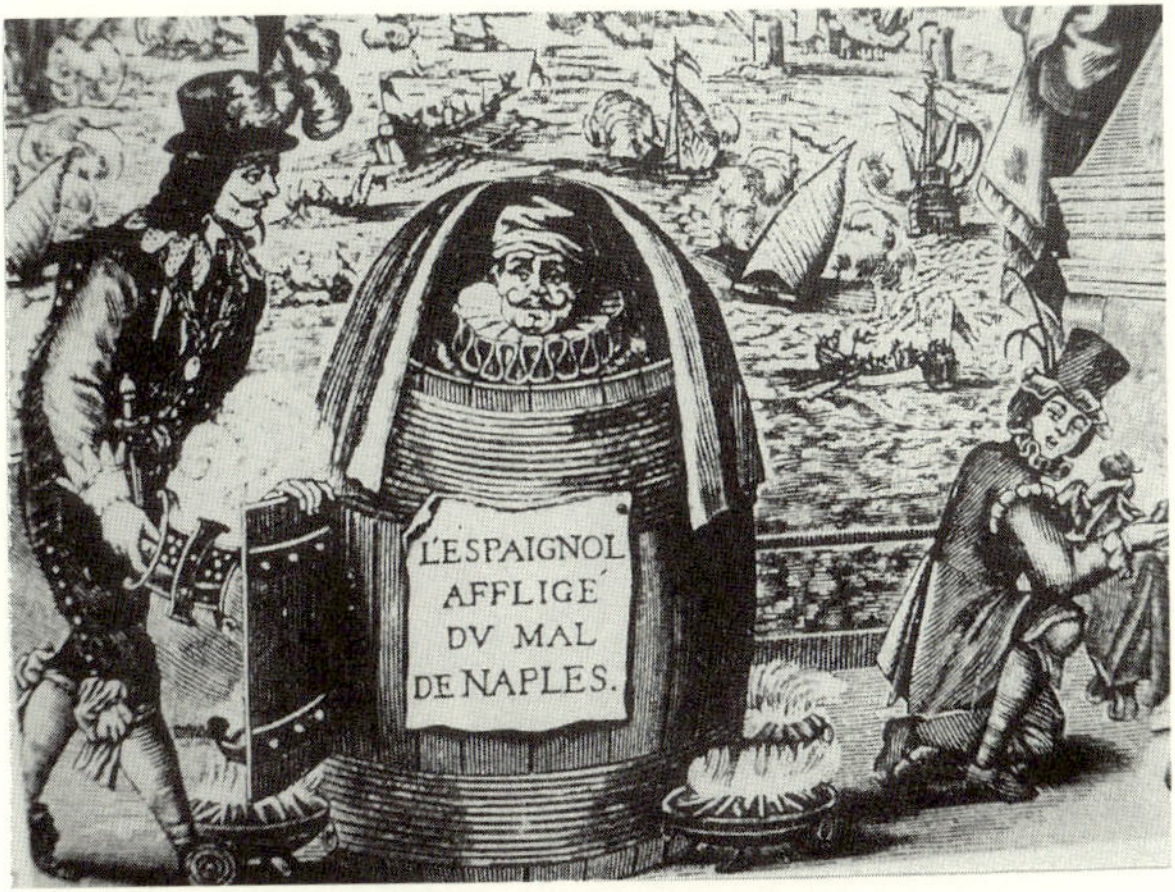

梅毒の水銀療法　17世紀の版画

潰瘍をともなう膿疱状、あるいは小疱状の発疹ができ、これが体表全体にひろがり、痂皮ができる。皮膚の症状につづいて、鼻・咽喉・口の組織に欠損があらわれ、つづいて骨に痛みをともなう腫瘤ができる。こうなると、ヴォルテールが『カンディード』で「鼻先は崩れ、口はひん曲り」と記したように、病人は恐ろしい形相となり、家族にも見放されるようになる。こうしてこの病気が原因で、またときには併発症のため、多くの者が死に至った。余命をたもった者も、憔悴と衰弱がながいあいだつづいた。はじめ彼らは、ラザレット(ハンセン病病舎)に送られたが、ハンセン病者すら彼らと一緒にされるのを拒んだ。多くの土地で、とくべつの梅毒病舎をつくらざるを得な

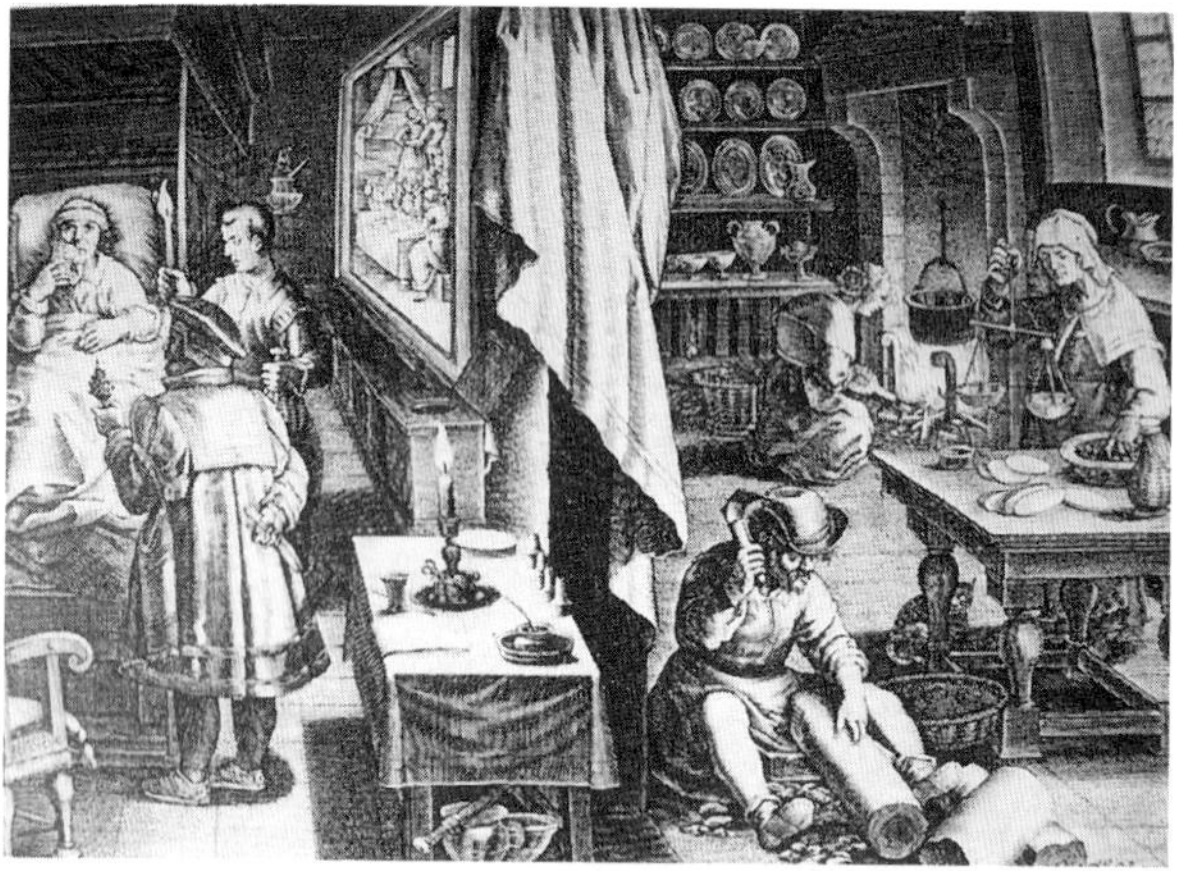

癒瘡木による梅毒の治療

かった。

梅毒がはじめて大流行をみせてしばらくの間というものは、性交との関連が正確に理解されず、また梅毒のいわゆる第三期症状と初期発疹とがおなじ病気であるということもはっきりとつかめなかった。そこに当時の病気にたいする宗教的観念がくわわり、この穢らわしい病気は神によって下された天罰であると神学者たちは論じた。梅毒病者は、聖ディオニュソスと聖ミヌスを保護聖者とし、当時その社祠に巡礼することがはやった。

大学出身の医者は、この新しい病気にたいして手を下すことを拒み、この病人を下級の床屋医者や湯屋医者におしつけた。彼らは疥癬にたいするふるい療法であった水銀から得た膏薬で首尾よく処置していた。ドイツの人文主義者でルターの協力者であったウルリッヒ・フォン・フッテン(一四八八―一五二三)は、燻蒸(くんじょう)式の水銀療法をうけているあいだの苦痛について身ぶるいするような描写をのこしている。「生きることは喜びかな」と謳った放浪の桂冠詩人も梅毒というルネサンスの深い痛手をうけていたのである。そして多くの者がこの療法中に水銀中毒で死んでいった。

一方、より効力のある療法としてはやったのが癒瘡木(ゆそうぼく)(聖なるインドの樹)の処方であった。これが大量に新世界から輸入された。この取引で貿易業者は大儲けしたが、とくにフッガー家のアウグスブルグの金融会社はこの取引をめぐって繁栄した。その財力によって一六世紀に法王をも支配するまでにのしあがったドイツの財閥フッガー家の富の一部は、梅毒によってきずかれたものであった。

ヴェロナの医師フラカストロ、ルアンの医師ジャン・ド・ベタンクールたちが、この病気が性病 Morbus venerus であることを指摘し、性交によって伝染する感染症であることがはっきりとしてきた一六世紀なかばになると、この梅毒病者は世人から罪人視されるようになった。そして、その療法としての断食・瀉下(しゃか)、それに水銀療法によるはげしい発汗作用は、それにふさわしい罰と考えられた。

しかしやがて、貴族のあいだで、とりわけフランス・イギリス・スペイン宮廷の司祭階級に蔓延がはじまると、梅毒病者がきびしく非難されることもなく、むしろこの新しいギャラントな病気にかからないのは、教養が足りない証拠と考えられるようにさえなった。エラスムスは、この病気のない貴族は「下等で田舎臭い奴」といっている。梅毒は、この時代の恋愛冒険を貴しとする騎士的風潮にふさわしい象徴となったのである。そして、ロココ時代は、この病気は秘密にされるようなことはなく、「キュピットの矢」による中毒と考えられ、ヴォルテール(一六九四—一七七八)は、フランソワ一世の梅毒をたたえる詩を書き、その梅毒性発疹を「性愛の花環」(corona veneris)と謳い、またこの病気にかかったひとりの美しい女優にも、一篇の詩を献呈した。

梅毒は性愛とむすびついているだけに、近代の思想・文化に深刻な影響を与えつづけていったが、また人間生活のさまざまな面にその影響をおよぼしていった。たとえば、この頃から男性の服飾の一部としてかつらがひろく用いられるようになるが、これは梅毒病者が毛髪が抜けることが多かったことから生まれた風俗といわれる。(かつらについては一説に発疹チフスを伝播するシラミの予防策ともいわれる。)またローマ時代以来ヨーロッパの民衆の社会風俗のひとつであった公衆浴場が急速にすたれていったのは、ここが梅毒の伝染源とみられるようになったからである。

「文明は梅毒なり」

梅毒の病因がおもに性交による接触感染であることが医学的に認識されたのは、一五三〇年頃からであったが、この恐怖に日夜さらされていた民衆は、いちはやくこの事実を体験的に感知していた。梅毒にたいする敵意は、こうした経験的知識から、まず感染源と考えられた売春婦に向けられた。

一四九六年はやくもボローニア・フェララなどの都市から売春婦が追放された。ファエンツァの法令では売春婦は検診をうけ、フランス病のある者は営業できないことを規定している。この病気をもっていて住居不定の者は追放され、またその流入が禁止されるようになった。一四九六年ブザンソンとチューリッヒでは売春婦とナポリ病にかかっている外国人を追放し、ニュールンベルグでは一四九七年にこれが実施された。一四九六年ローマの床屋は重症の梅毒病者の出入を禁止し、翌一四九七年バンベルグは梅毒病者が酒屋と教会に出入して健康者と接触することを禁じた。はやくから梅毒病者のための特別の病舎がつくられたが、それはまず一四九六年ヴュルツブルグ、つづいて翌年フライブルグ、一五〇五年ハンブルグにそれぞれつくられた。フェララでは一五〇五年に梅毒病院が設立され、ヴェネチアの法令は一五五二年にフランス病の者はすべて病院に入ることを規定している。

こうした手段と、また水銀療法などの精力的な処置によって、一七、八世紀には梅毒はしだいにその脅威をやわらげていった。しかし、梅毒にたいする恐怖は、それが性という陰湿なものにむすびついているだけに、潜在的な恐怖となって人びとの脳裡から離れがたいものとなった。D・H・ロレンスによれば、シェークスピアの悲劇にみられる恐怖と絶望とは、彼が梅毒を意識した衝撃から生まれたものという。また人間本能の深奥にふみこんできたこの恐怖感は、ピューリタンの興隆のひとつの要因であったともいわれる。それなら、アメリカからおくられた梅毒への返礼として、このピューリタンによるアメリカ植民が達成されたということは、いかにも出来すぎた歴史の逆転劇といえる。

フランス革命とともに新しい市民階級の思想が支配的となるが、そこにはもとより前代のような梅毒にたいするおごった観念は消滅し、社会意識の進歩から、梅毒への個人的恐怖感にさらに社会的責任感がくわわってくる。ここにたとえば、イプセンなどにみられるように、社会悪のひとつとして梅毒が深刻なテーマとしてとりあげられ、一九世紀文芸をかざる。一方、梅毒が国家社会の問題として真剣に論ぜられ、検梅法・駆梅法が公衆衛生の重要な課題として、文明諸国でとり組まれる。

近代ヨーロッパにおいても梅毒に悩んだ知名人は多い。例を音楽家にとると、たとえばフランツ・シューベルトがいる。彼が三一歳で若死にしたのは、ひとつには梅毒に原因がある。あの有名な「未完成交響曲」を書きはじめた二五歳のとき、その徴候があらわれ、翌年病状が悪化し、ウィーンの市民病院に入院、水銀療法をうけた。この失意と苦痛にさいなまれた入院中に、「美しき水車小屋の乙女」の第一曲を作っている。吹出物のため頭髪をきりおとし、かつらをつけ、左腕が痛むためピアノも弾けなかった。そのご、シューベルトはこの病毒からくる烈しい頭痛に悩まされつづけ、肉体の抵抗力を急速に失っていった。

さて今日、梅毒はペニシリンなどの化学療法によって撲滅されつつあることは、周知の事実である。しかし、その驚異的な卓効がかえって梅毒を軽視する傾向を招いており、また売春が絶対的には防止できないという動かしがたい事実も忘れることはできない。むしろ交通接触の拡大にともない、「文明は梅毒なり」(Civilization is Syphilization)という警句がなおささやかれているという現状である。

かつての中世は、シゲリストにいわせると、集団主義的時代であり、その時代の支配的な疾病もしたがってハンセン病・ペスト・舞踏病など集団的疾病であったという。とすれば、すぐれて個性的なルネサンスの時代には、個人的行為によって得られる疾病、たとえば性交によって感染するこの梅毒が典型的な疾病として登場してきたということは、疾病のもつひとつの歴史的法則ともいえよう。

そしてこの梅毒が、ルネサンス運動の一環をなす新大陸発見の賜物であったとするなら、その新大陸に進出し、黄金を搾取し、原住民を殺戮し、その富める大地を略取したヨーロッパ人は、その代価として、その血液のなかにスピロヘータという消しがたい業火をそそがれたことになる。人間が文明に傲慢となるとき、文明自身それにふさわしい仕返しをすることをつねに忘れない。

第五章　産業革命と結核

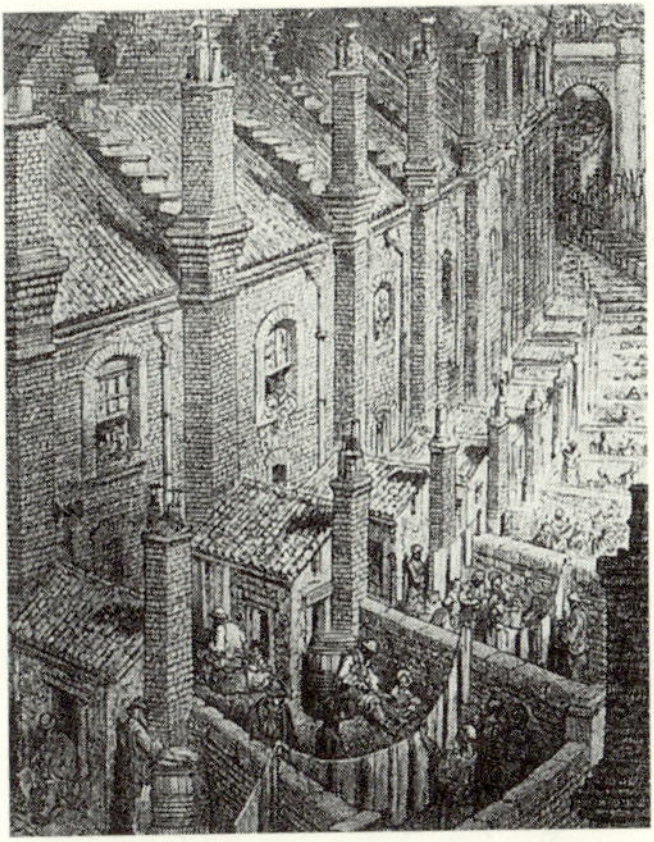
産業革命期のスラム　ドレ画

テームズ河畔の若きエンゲルス

「わたしは、海からロンドン橋にむかってさかのぼってゆくさいにテームズ川がくりひろげる光景よりも感銘をあたえる眺めを知らない。」

と、二〇歳をこえたばかりのひとりの外国青年が、一九世紀はじめのイギリスの都ロンドンについて溜息まじりに語りはじめる。ときに、バッキンガム宮殿では若きヴィクトリア女王が起居し、ロンドンの人気作家チャールス・ディケンスは『クリスマス・キャロル』を書き、ドイツの作曲家メンデルスゾーンがこの都で「スコットランド交響曲」を初演した頃のことである。

……多くの家々、両側とくにウールウィッチよりもかみてにある幾多の造船所、両岸にそって浮んでいる数かぎりない船舶、これらの船舶はさかのぼるにつれていよいよその数をまし、ついには川のまんなかに狭い通路だけを残し、そこを幾百という汽船が舷を接して航行するようになる、これらすべての眺めは規模も量も大きいので、みるひとはまったくわれを忘れ、まだイギリスの地をふまないさきにイギリスの偉大さに圧倒されてしまうほどである。

この青年はしかし、たんなる旅行者ではない。若き日のフリードリッヒ・エンゲルス

（一八二〇—九五）であった。すでに革命思想家への道を歩みはじめていた彼が、テームズ河畔に立ったとき、産業革命によって世界の工場になりあがった「イギリスの偉大さに圧倒されてしまう」だけでは、当然なかった。こうした繁栄の背景にどのような犠牲が、どこにかくされているか、青年エンゲルスの犀利な目が、そこに光らないはずはない。

> もしわれわれが数日のあいだ目抜きの通りの舗道の上をあるきまわり、人のうずやはてしない馬車や荷車の列を苦労してとおりぬけてみれば、そしてこの世界都市の「貧民地区」を訪れてみれば、そのときわれわれは、ロンドン市民がこの都にみちみちている文明のあらゆる奇跡を実現するために、かれらの人間性の最良の部分を犠牲にせざるをえなかったこと、また少数のものの力が十分な発達をとげ、他の人々の力とあいまって何倍かになりうるためには、ロンドン市民のなかにまどろんでいた幾百かの力が動きだすこともないままにおしひしがれなければならなかったことに、はじめて気づくであろう。

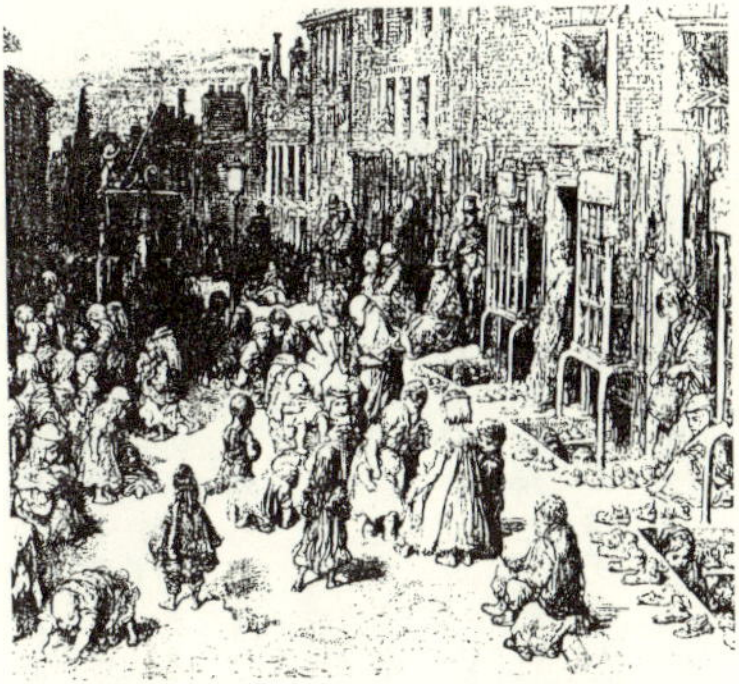

産業革命期のロンドンの貧民地区

若々しい情熱に溢れたこの文章は、イギリスにおける産業革命の進行を目のあたりに見聞し、二一カ月の旅行をおえ、パリでマルクスと再会した一八四四年に執筆、翌年夏に公刊されたエンゲルス二四歳の労作『イギリスにおける労働階級の状態』の一節である。

社会思想史の上で占める本書の意義については問うまでもないが、産業革命がもっとも典型的に発展したイギリスにおける資本主義の必然的結果としての社会的矛盾についての具体的な実態調査を内容とする本書はまた、当時の社会を知る歴史資料としても古典的な価値をもつ。そして幸いにも、産業革命と疾病というすぐれてポレミークな問題を、エンゲルスのこの書物のなかに、われわれは読みとっていくことができるのである。(以下の引用でとくに人名のないものはすべてエンゲルスの本書からの抜萃であり、訳文は新潮社版「マルクス・エンゲルス選集」第二巻の武田隆夫訳に拠る。)

破壊なき破壊的革命

いま、われわれの住む社会が資本主義社会であり、われわれのもつ文明が機械文明であることを疑う者はいない。そして、それがともに産業革命の生んだ産物であるということも、多くの者が熟知している。この産業革命はしかし、一発の銃声も一滴の流血もなく起った革命である。ところが、この破壊なき革命は、すべての破壊的な革命より、より根本的な変革を人間の歴史のうえに惹き起したのである。

イギリスで産業革命が進行しているとき、大陸ではフランス革命が起った。それは勃発と同時に、同時代人のすべてを震撼させずにはおかなかった。暴動・虐殺・処刑と、続発する血腥い事件に、人びとはそれがまさに革命であることを身をもって実感した。しかし、おなじその時、マンチェスターの裏町の工場で、自動紡績機が動きはじめても、そこに世界史の転換を感じとったひとは、もとよりいなかった。ところが、政府を顚覆し国王を断頭台に送ったいかなる革命よりも、この一台の機械のうなりは、かつてない大きな社会革命をひそかに、しかし着実に惹き起したのである。

産業革命はまず、なによりもこの機械を出発点とする。機械は、人間とちがって、疲労を知らない。作業時間を延長することによって能率を低下することもない。昼でも夜でも、ただ際限なく働く。ここに「機械が人間に従属するよりも、逆に人間が機械に従属せしめられ」、「工場では労働者が機械に奉仕し」、さらに「機械は労働者を労働から解放するのでなく、労働からその内容さえも奪う」（マルクス『資本論』）ことになる。ここに、エンゲルスが嘆じたように、「かれらの人間性の最良の部分を犠牲」にされたなん万という工場労働者が現出し、大都市のスラムに沈澱していく。産業革命と疾病との因果は、いうまでもなく、この労働問題と三角関係をなしている。

産業革命当初、疲れを知らない機械のもとに無制限労働の時代が続き、エンゲルスが本書を書いた当時、イギリスでは表向き労働時間一二時間であり、それが一〇時間にまで短縮されたのは一八四七年のことである。さらに、夜寝る必要のない機械のために、夜間労働という新しい制度が強いられていった。

「かわいそうなジャック」

しかし、労働時間の問題よりも、より深刻なのは幼年労働と婦人労働の問題であった。

「機械装置が筋力を不要なものとする限りでは、それは、筋力のない労働者、または肉体の発達が未熟ではあるが四肢の柔軟性に富む労働者を使用するための手段となる。婦人労働と児童労働とは、機械装置の資本主義的使用の最初の言葉だった！」(マルクス)

子供が監督どもに寝床から裸のままつれて行かれ、腕に着物をかかえたまま打たれたり蹴られたりしながら工場へ追立てられ……眠りこけた子供を棒で叩き起し……それでもまだ子供たちは作業しながら眠り込んでしまった。……あるかわいそうな子供は眠ってしまい、機械がとまったあとで監督の叫び声で飛びおき、目をつぶったまま作業の操作をやってのけ……帰る力もないほどつかれた子供たちが乾燥室で羊毛の下にもぐりこんでそこで眠ろうとし、革ベルトで叩いてようやく工場から追い出すことができ……幾百人の子供が毎晩つかれ切って家へ帰るので、眠気と食欲不振のため夕食がとれなかったり、ベッドの前にひざまずいてお祈りの途中でねむりこんでいるのを両親が見つけたりした……

機械が成年男子労働者を駆逐し、女子供が工場に奪われ、男女の関係が転倒し、家庭が崩壊していくありさまを、ヨークシャ出身のある労働者のたどたどしい手紙は、つぎのように訴えている。

……やつのバラックに出かけたんですが、どうだったかかんがえてもごらんなさい。つまりがしめったひくい地下置場でした。――古いいすが二つ、三本足の丸テーブルが一つ、はこが一つ、ベッドなんぞありゃしないですが、へやのすみにはふるいわらが一かたまりあって、二、三まいのうすぎたないシーツがかかってました。それにだんろの上にはまきが二本ほどです。……かわいそうなジャックはまきにすわって火のそばにいました。いったいやつがなにしてたとおもいなさるかね。やつはすわりこんで、やつのかかあのくつ下をとめばりでかがっていたんで。……かわいそうなジャックのやつ、すっかりはじかいてしまって、こういうんです。いや、おれだってこれがおれのしごとでねえていうぐらいはしっているが、おれのかわいそうなかかあはこうばにでかけるんだ。あさの五時はんにゃ出て、ばんの八時まではたらかなきゃならねえ。それであいつはすっかりつかれてしまって、うちにかえったらなにもできやしねえ、だからあいつにかわっておれのできることあなんでもしてやらなきゃあならんのだ。ていうのもおれにはしごとがないし、三ねんいじょうというもの一もんのかせぎもねえからなんだ。おれあもうじぶんじゃ食っていけないんだよ。といってそいつは

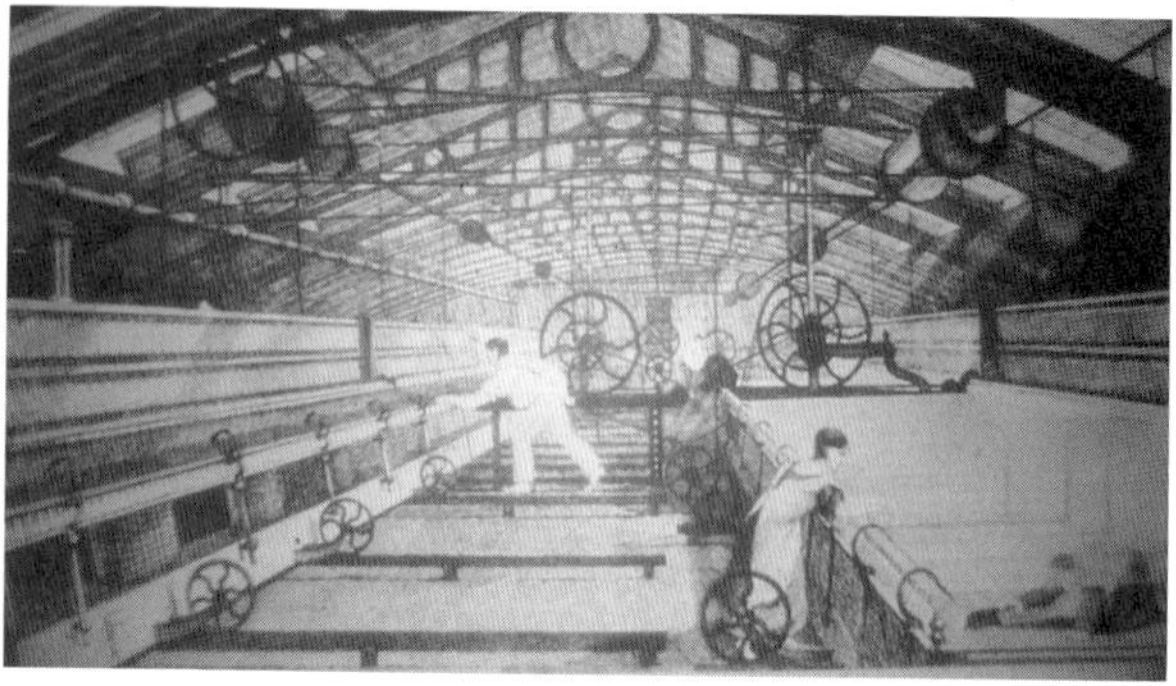

アークライトが建設した紡績工場

ぼろぼろなきやがったんです。

産業革命以前、つまり「機械が採用される以前には、原料を紡いだり織ったりすることは労働者の家庭でおこなわれていた。妻や娘らは糸を紡ぎ、夫はその撚糸（よりいと）を織った、あるいは、もしこの家長がみずから手をくだして撚糸を加工しないばあいには、かれらはそれをそのままで販売した。こうした織匠の家族らはたいてい都市近在の農村にすんでいて、その賃金でまったくらくにやってゆけた。」前世紀の労働による物質的利益と健康的な田園生活とが結合したこの黄金時代――「ふるきたのしきイギリス」(Old merry England)――は、すでに遠い昔の夢となった。

手工業時代の牧歌的な風景とことなり、機械がうなりをあげる工場の労働環境が、いかに悪条件であるかは想像するまでもない。

工場の空気は、ふつう、湿っぽくてあたたかである。たいていは必要以上にむしあつい。しかも、換気があまりよくはないので、ひどく濁っており、むしむしして、酸素に乏しく、塵や機械油の臭気にみちみちている。機械油はほとんど至るところ床をよごし、床にしみこんで悪臭を発している。

こうした工場のなかで、少年工や婦人工は、機械の轟音に神経を摩滅させながら、一日の大半を単調な肉体労働に従事する。そして一日の労働が終って彼らを待っているものは、工場以上に不衛生なスラム生活であった。

「腐りかけた小屋のなか」

産業革命は、年齢と性とを問わずあらゆるプロレタリアートを駆り立てていく黒煙（ブラック）地帯（カンツリー）を現出するとともに、彼らが住むことを強いられるスラムを生む。つまり、機械労働は急激な人口分布の変化、人口の急激な都市集中という現象を惹き起したが、この人口の都市集中は、必然的に都市の施設を追いこし、産業革命とともに発生した大量の都市プロレタリアートは住むに家なき状況を強いられ、ここにスラムという新しい人間環境を現出した。そしてここが疾病の温床となったことを、エンゲルスは指弾するわけであるが、それに先立ってこのスラムの実状を、熱っぽい口調で告発していく。数多くの報告のなかから、その惨状の一端として、マンチェスターのスラム街を覗いてみよう。

……四方が高い工場、高い人造岸、または堤防でとりかこまれているかなり低い窪地

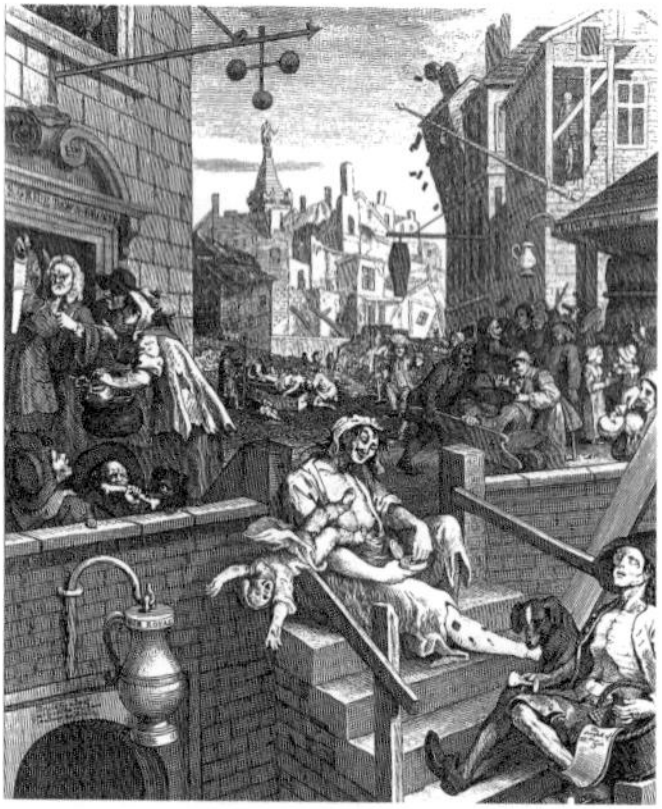

ロンドンのスラム街　ジン小路　ウィリアム・ホガースの銅版画(1751年)

には、およそ二〇〇戸の小屋が二群になって並んでいる。小屋の大部分は二戸ずつ共通の後壁をもち、そこに合計して四〇〇〇の人々……が住んでいる。小屋は古くてきたなく、きわめて小さい。街路は平坦でなくデコボコで、……排水溝も欠いている。無数のごみや屑物、吐き気をもよおす糞尿が、水たまりのあいだにちらばっていたるところにある。大気はこれらの汚物が発散するガスによって毒され、一ダースほどの工場の煙突からの煤煙によって黒ずみ、重くたれさがっている――ぼろを身に纏ったたくさんの子供や婦人がここを歩きまわっている。そのきたないことは、まるでごみの山や水たまりのなかでのうのうとしている豚のようである――この腐りかけている小屋のなかで、われて油布の貼られた窓や、裂け目のはいった扉や腐りかけている柱のうしろで、あるいは暗くじめじめした地下置場のなかで、……このうえもないきたなさと悪臭のあいだで生活している……だが、これらの小屋は、いずれもせいぜい、二部屋と屋根裏部屋、それにおそらくは地下置場一室しかもっていないのに、そこには平均して二〇人の人々が住んでいる……この全地区にはおよそ一二〇人にたいして一つの――もちろん大部分はそばにもよれないような――厠しかない……

こうしたスラムに住む人間が、どんな衣服をまとい、どんな食物を口にしているかは、さらに問うまでもない。襤褸切(ぼろぎ)れをまとい、裸足(はだし)で歩き、家具はもとより、寝具も満足にない家族さえ多い。食料は飢えをしのぐにすぎず、なかには直接飢えのために死ぬ者もいるが、大半の人びとが間接に餓死している。それは「十分な食糧がとれないために、死病におちいって、その犠牲となるという形でおこっている」のである。そして――。

死んだばあいも生きているときとおなじである。貧民は、斃死した獣と同様、このうえもなく無慈悲な方法で埋葬される。ロンドンの聖ブライズの貧民墓地は……累々たる白骨でいっぱいになっているむきだしの泥沼である。死んだ窮民は、水曜日ごとに深さ一四フィートの穴になげこまれる。坊主は最大速力で読経をすまし、穴はいいかげんにうめられる。それは、つぎの水曜日にまたひらいて、もうはいる余地のないまでに死体をつめこむためである。そこから発する腐臭はあたり一面を毒気でみたしている。

「うつろな目の幽霊たち」

ひとたび回転しはじめた機械は、もはや停止することを知らず、その非情なうなりのもとに、このように無数の人びとを容赦なくおしひしいでいった。この産業革命の帰結として現出した大都市居住者、とりわけスラムの工業労働者、彼らが「こういう事情のもとで、健康で長生きできるということが、どうしてありえようか？ 過度の死亡率、たえざる疫病の存在、着々歩を進める労働世代の肉体的衰弱、これ以外の何が期待できようか？」

ここでいよいよエンゲルスは、機械が、工場が、つまり産業革命というひとつの文明が、いかにして疾病をつくっていったか、ということを的確に糾弾していく。

いみじくも、彼は、今日的問題ともいえる環境汚染を、まず最初に指摘する。

ロンドンの大気が、田園地方のそれのように、清純で酸素分を多くふくんでいることはありえない。二五〇万の肺と二五万の灯火が三ないし四平方マイルの地に集まっているのであるから、莫大な量の酸素が必要とされる。……住民の肺は十分な量の酸素をえていない。その結果は身心の虚脱と生命力の低下である。この理由から、大都市の住民は、なるほど戸外の正常な大気のなかに生活している地方住民にくらべて、急性の、特に炎症的な病気にさらされることははるかに少ないにしても、その代りにはそれだけ多く慢性の疾患に悩まされるのである。そして、……大気を汚しうるあらゆるものが結集している労働者区域では、この変調な大気の有害な影響は、必ずや大き

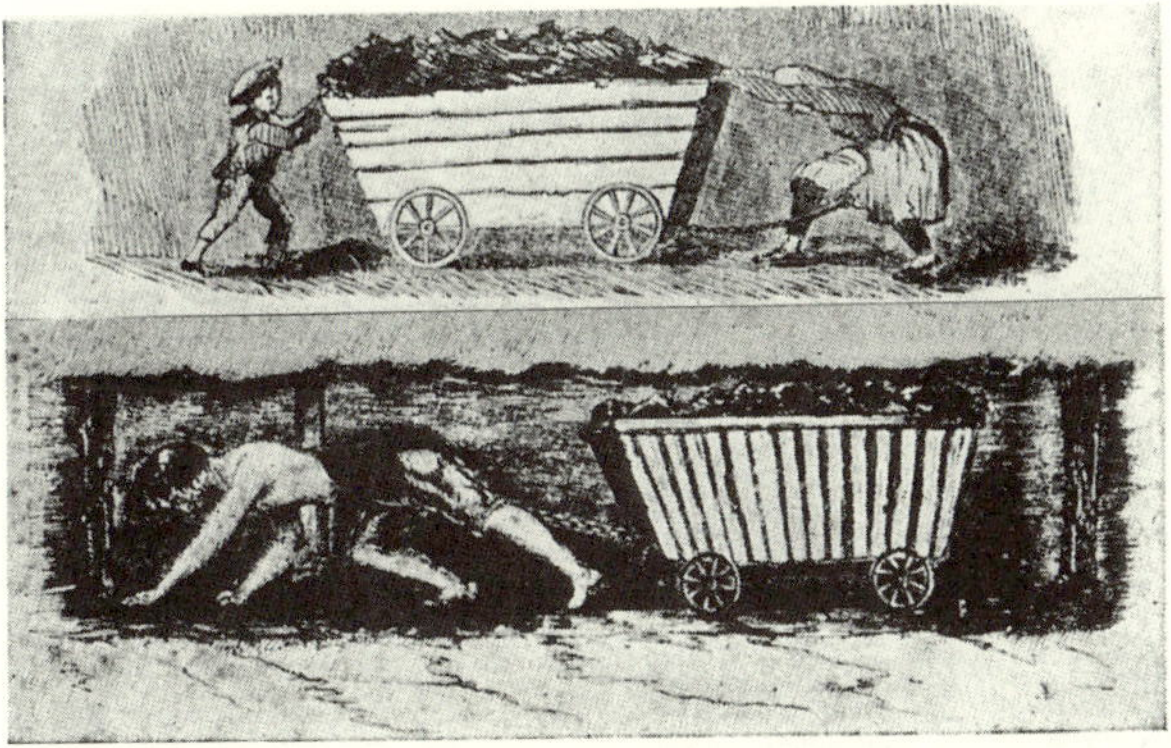

産業革命期の炭坑の児童労働　上図は満載した石炭をトロッコで運ぶ子供，下図は腰に鉄の鎖をつけ 100 キロの重さの石炭を運ぶ少女．

いにちがいない。……大都市の労働者地区にある汚物と水溜りは、なによりも、病気を引き起すようなガスを生み出すということで、公衆衛生上最悪の結果をもたらすのである。不潔な水流の発散物も同様である。……彼らは大都市につれてこられて、自分の田舎の故郷よりも悪い空気を吸いこむ。彼らは建築様式上他のどこよりも通気の悪い区域に住まわせられる。彼らは清潔のためのあらゆる手段を奪い去られる。彼らは水を奪い去られる。というのは金を払わなければ水道はひかれないし、しかも掘割はひどく濁っているので、そんなものはもはや清潔の目的には役立たないからである。彼らは、すべての屑やごみ、すべての汚水、それどころかしばしば嘔吐をもよおすような汚物や糞便を街路にまき散らすことをよぎなくされる。というのは、彼らは他にそれを片づける方法をすべてとりあげられているからである。彼らはそれによって自らの区域を病毒で充たすことを、強いられているのである。

汚れた空気、不衛生な衣食住が、慢性疾患の条件となることを示したあと、いかなる病気よりもいちはやく挙げているのが結核である。

ロンドンの、しかもとくに労働者地区の悪い大気が、結核の発生にきわめて好都合であることは、街頭で出会う多くの人々の消耗性の顔つきを見ればわかる。朝早く皆が働きに出る時分にすこし通りをぶらついてみると、人は出会う人々のなかに、半ばまたは全く結核にかかっているようにみえるものが大勢いるのに一驚するであろう。

……一歩ごとにすれ違うこれらの青白いヒョロリとした、胸囲のせまい、うつろな目の幽霊たち、これらのしまりのない、力のぬけた、すべてのエネルギーのぬけた顔、わたしがこれらのものをこれほど大勢見かけたのは、ロンドンだけである。

結核についてはさらにふれるとして、この結核と競うものとして、他の肺疾患や猩紅熱（しょうこうねつ）以外では、とりわけ恐るべき被害をもたらす病気として、チフスを挙げ、急性伝染病だけに統計的数字も示される。

……通気の悪い囲い地や、下水のない袋小路は、ただ一つあっても、特に住民がこみあって住んでおり、また、有機物が近くで分解するようなばあいには、熱病を発生させうるし、またほとんどいつも発生させているのである。この熱病は、ほとんどいたるところで同一の性格をもち、ほとんどあらゆるばあいに真性チフスに発展する。……この熱病がもっともひろがるのは不良地区である。……エディンバラでは、一八一七年の疫病流行期に約六〇〇〇人が、一八三七年の時には約一万人の人々が熱病にかかったが、疫病が新たに流行をくりかえすごとに病人の数だけでなく、病気の激しさも死亡率も増大した。しかし一八四三年の恐慌後……スコットランド中の全貧民の六分の一が熱病にとりつかれ、その悪疫は、放浪する乞食によってあっというまに一つの土地から他の土地へとはこばれていった。しかしそれは社会の中流ないし上流の階級には及ばなかった。──二カ月のあいだに、従来の一二年間よりも多くの熱病患者が出た。グラスゴーでは一八四三年に人口の一二パーセント、すなわち、三万二〇〇〇人が熱病にかかり、そのうち三二パーセントが死んだ。

破壊される労働者の心身

これら伝染病の蔓延のほか、過重労働と劣悪な生活環境から、彼らのあいだには「多種多様の消化器病が発生し、……ほとんどすべての労働者は多かれ少なかれ胃弱」であり、このため虚弱で腺病質な子供が生まれ、さらに「発育期に肉体の栄養が不十分であることの第二の結果」として「佝僂(くる)病（イギリス〔特有〕の病気で、関節の結節状の瘤腫）」が労働者の子供たちにしばしば見出される。また長時間労働ともあいまって、「骨格一般の形成が阻害」され、「両脚や背骨の彎曲」などの奇形が多発する。「マンチェスターの町を通りぬけるごとに……脊椎や両脚の湾曲している三人や四人の奇形者に出会わないということはめったに」なく、「ひどい奇形に育ったために、階段を一歩ものぼれない少年」さえいる。幸いにこれほど悪化しない場合でも「少なくとも背や腰や脚に疼痛があったり、関節が腫れあがったり、静脈瘤になったり、腿や腓に大きく頑固な潰瘍が生じたりするのである。このような疾患は労働者ならばほとんどだれにでもみられる。」

「長時間労働の結果である奇形は、婦人の場合にははるかに深刻なものとなる。」骨盤の奇形などから流産や難産、萎黄病(青春期女子の貧血症)や子宮機能の障害などの婦人病の訴えが、ほとんどの婦人労働者にある。しかも、彼女らは分娩まぎわまで工場で働き、「前の晩まで働いていた婦人が翌朝分娩するということは、非常によくあることである。いやそれどころか、彼女らが工場そのもののなかで、機械のあいだで分娩することも、けっして珍しいことではない。」

このようなあらゆる病気と奇形のほかに、労働者は機械によって五体そのものを損傷される。手足の一部、あるいは全部を機械に奪われ、しばしばそのあと破傷風にかかって死を招いていく。

マンチェスターでは、多くの奇形者のほかにまたたくさんの身体毀損者が歩きまわっ

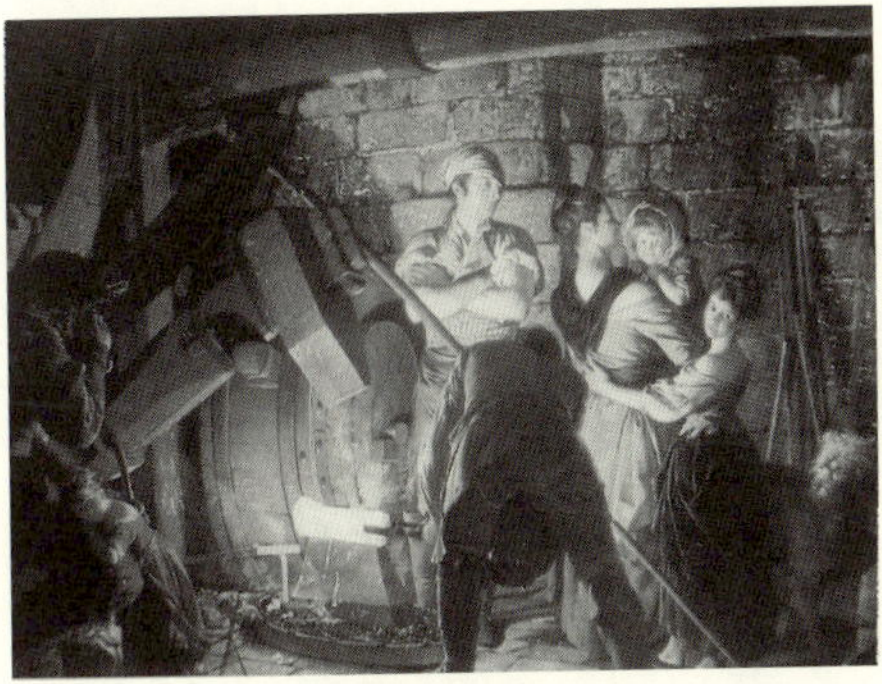

18世紀末のイギリスの鉄工場　ダービー画
家族が労働にまきこまれている

ているが、あるものは腕が全部または半分なく、あるものは足首が、またあるものは足が半分ない。まるで戦場から帰還してきたばかりの軍隊のなかで暮しているように思われるほどである。

鉱山労働者のまわりにはさらに、特有の心臓病・喘息、あるいは炭塵による黒唖病などの職業病、それに坑内爆発・落盤などの災害による肉体的危険がとりまいている。

機械労働によってつくられた病気は、こうした目につく病気ばかりではない。ミュール紡績機は視力の衰弱をひきおこし、そのために職を追われていく。さらに、機械は労働者の「多面的な働きを抑圧し、すべての自由な心身の活動を奪い」、精神的ストレスをひきおこす。

工場に生埋めにされ、疲れをしらぬ機械をたえず監視せよというこの宣告は、労働者にはきわめて苛酷な拷問と感じられている。しかもまたこの宣告は、労働者の肉体をも精神をも最高度ににぶらせる作用をする。

ここに、いままで労働者が知らなかった神経系疾患があらわれ、「都市における神経系統の病気が農村の五倍にも達している」のである。

平均寿命一五歳

もとより貧困につきものの無知・非行・犯罪、それに性的放縦や売春などの道徳的頽廃などが一方に蔓延し、こうした社会的病気と肉体的病気との相互関係も無視できない。さらに正当な医療を受けられない貧民が安直に服用する有害な売薬によって、身体を損なっている事実さえあらわれている。そして、とりわけ労働者の健康を悪化させる重要な条件として、飲酒癖がある。一八五〇年、マンチェスターには四〇万の住民にたいし、一六〇〇軒の酒場があったという。

……労働者の大多数が飲酒に陥るのと同一の必然性をもって、飲酒はその犠牲者の身心に破壊的な作用をあらわす。労働者の生活環境から生ずるすべての病気の要因はそれによって促進され、肺および胃腸疾患の発展もチフスの発生と蔓延も、それによって最高度に助長されるのである。

労働者の虚弱化し衰弱した肉体は当然ながら病気にたいして抵抗力がない。彼らはあらゆる機会に罹病し、したがって早老であり早死である。

マンチェスターとリヴァプールにおける伝染病は一般に農村地区のそれの三倍も死亡

者を出しており、都市における神経系統の病気は五倍にも達し、胃病は二倍以上になり、また都市における肺病のための死亡数と、田園のそれとの比は二・五対一の割合である。都市では、天然痘、麻疹、百日咳、および猩紅熱による子供の死亡数は四倍になり、また脳水腫によるそれは三倍、痙攣によるそれは一〇倍になっている。

このような労働者の高率の罹病率は、さらに戦慄すべき平均寿命の数字を伝える。リヴァプールでは、一八四〇年には上流階級(紳士階級、自由職業者等)の平均寿命は三五歳、商人と上層手工業者のそれは二二歳、労働者、日雇労働者および僕婢階級一般はわずかに一五歳にすぎなかった。

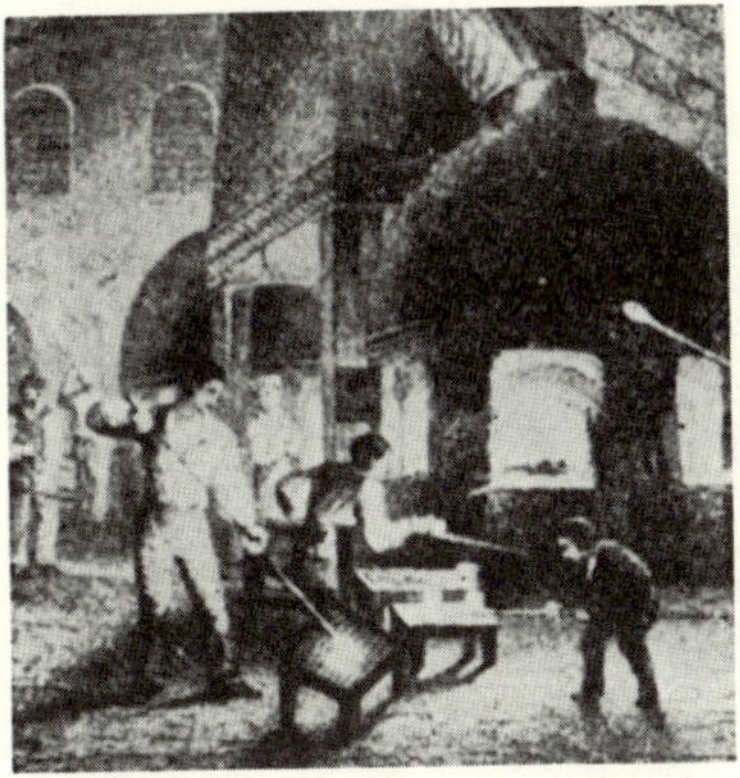

産業革命期のガラス工場　子供が働いている

この平均寿命一五歳という数字は、主として労働者の子女の死亡率の高さに起因している。五歳以下の幼児死亡率を比較すると、「上流階級の子供たちは、わずかにその二〇パーセント、田園地方の全階級の平均では……全部の三二パーセント弱が死亡しているのにすぎない」のに、マンチェスターでは「労働者の子供の五七パーセント以上が五歳未満で死亡している」のである。生まれながらの虚弱な体質、劣悪な生活環境、家族の過重な工場労働、これが都市労働者のあいだに生まれた幼い命を容赦なく奪っていき、その結果が平均寿命一五歳という恐るべき数字となってあらわれたのである。

結核の歴史

産業革命は人間の歴史にかつてない大きな変革をもたらし、ひとはそれを文明の勝利とみたが、圧倒的多数をしめる階層の人びとに、ことを疾病にかぎってみても、このようにかつてない大きな惨禍をもたらした。そして産業革命ゆえの疾病のなかで、とくにその典型として位置づけられるものこそ、結核である。

結核 Tuberculosis はいうまでもなく、結核菌 Mycobacterium tuberculosis の感染によっておこる慢性伝染病の総称である。地上に存在している何百万種の生物のうち、もっとも多く書かれたものを二つ挙げるとすれば、それは人間自身と結核菌とであるともいわれるだけあって、それはまた、ふるい歴史をもつ病気でもある。

前五〇〇〇年頃の先史時代人の人骨に結核の痕跡が認められ、エジプト第二一王朝(前一〇〇〇頃)のミイラに脊椎カリエスが発見されている。したがって肺結核なども太古から存在していたとおもわれるが、病巣の組織が遺存しないので立証はできない。インドでは前一〇〇〇年以前のヴェーダ時代に結核についての記録があり、中国では隋代の医書に肺結核と推定される記事がある。このように、結核はかなり古くから世界的なひろがりで人間を冒していたことは、たしかな事実といえる。

ギリシア・ローマの医師たちは肺結核を知っていたとおもわれ、多くはこれを遺伝病と考えていた。ヒポクラテスの『流行病』にしばしば出てくる肺癆 *φθινώδης* は肺結核とされている。アリストテレスは結核の空気伝染説をはじめて唱え、ローマのウィトルウィウスも肺結核 Phthisis について記載している。ローマ皇帝ハドリアヌスは一三八年結核にかかり心不全で死んだという。

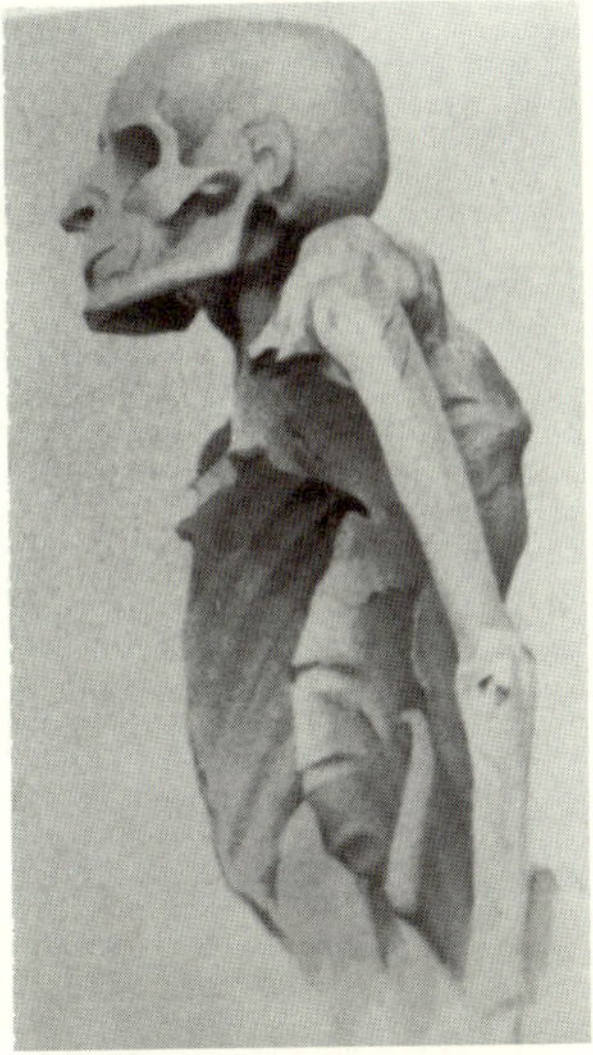

脊椎カリエスを示す古代エジプトのミイラ　第21王朝
前1000年頃

また内陸ヨーロッパでも結核が古くから分布していたことは明白である。いちはやく都市化したルネサンス時代のイタリアでは、結核はありふれた病気であった。ロレンツォ・デ・メディチが讃美したフィレンツェの美女シモネッタ・ヴェ

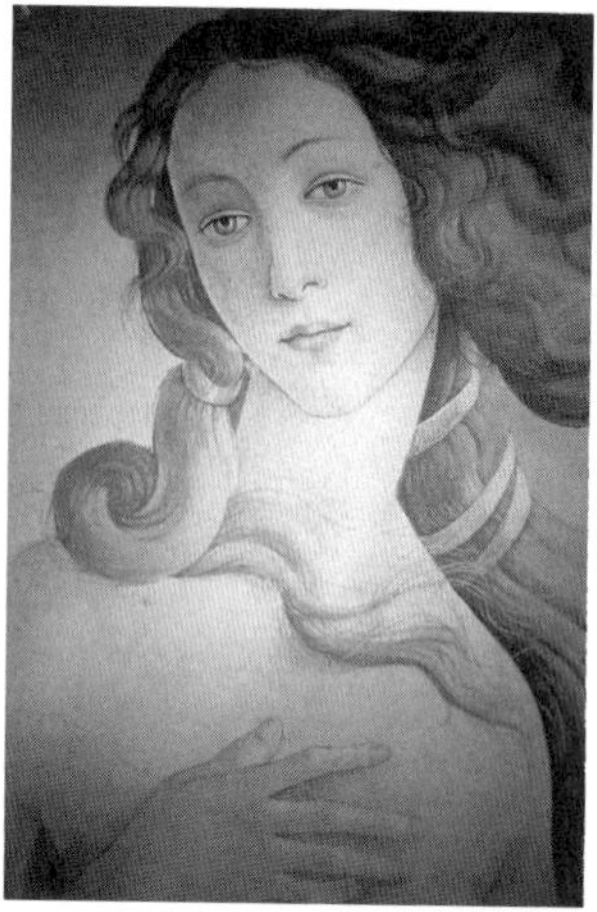

ボッティチェリの「ヴィーナスの誕生」の部分．モデルとなったシモネッタの肺結核の徴候がみられる．

スプッチが結核のため落命したのはわずか一六歳であったというが、ボッティチェリがしばしば「ヴィーナス」のモデルとして描いた彼女の容姿をみると、ひどいなで肩、細長い首、くぼんだ頬に、あきらかに肺結核の徴候が認められる。またシェークスピアの作品にはあきらかに肺結核と認められる描写が多くみられる。近世初期、絶対君主たちの行なった迷信的医療行為として名高い「ロイヤルタッチ」(Royal touch 王の触手療法)の対象となった疾病は、主として瘰癧(るいれき)(結核性頸部リンパ節炎)であり、これはまた「王の病い」(King's Evil)とも呼ばれた。イギリス・チューダー朝のエドワード六世は一五五三年一五歳のとき結核症で死んだ。ルイ一五世に寵愛されたポンパドール夫人、またナポレオンの息子ライヒシュタット公も結核で死亡。それにナポレオン自身、左肺に空洞があったことが、セントヘレナにおける検屍で判明している。

　このように、近世ヨーロッパでは国王・王族・貴族たちがまず結核に冒されたことが知られる。これは、空気感染の結核が、閉鎖的な城内や宮廷、あるいはサロンなどにおける集団的な社交生活を強いられていた上流社会の人びとの間に、まず蔓延したという事実を物語っている。

ちなみに、一八世紀末までの知名人のなかで結核で死亡した人物をあげると、たとえばフランスの科学者デカルト、啓蒙思想家ヴォルテールにルソー、古典劇のモリエール、ドイツの詩人シラー、哲学者ではスピノザ、ロック、カント、フランスの画家ワトーにイギリスの作家スターン、おなじくイギリスの科学者でプリーストリにブラックたちがいる。

白いペスト

ここまではしかし、結核のいわば前史である。結核が恐怖の対象として「白いペスト」と呼ばれ、大きな社会問題として歴史の表面におどり出てくるのは、一九世紀の西欧社会においてであり、それはいうまでもなく、産業革命の進行と軌を一にしている。

これまでの前史をみてもわかるように、結核は都市化・集団化した階層の間に蔓延していた。しかし、結核の流行が社会史の反映であり、経済構造の変動・生活様式の変化に即応しているその法則性を、もっともはっきりと明示してくれるのは、産業革命下の貧民階級を激しく襲った結核の様相である。

産業革命の開始とともに、大量の人口が農村地帯から産業地帯へ移動した。雨後の筍の

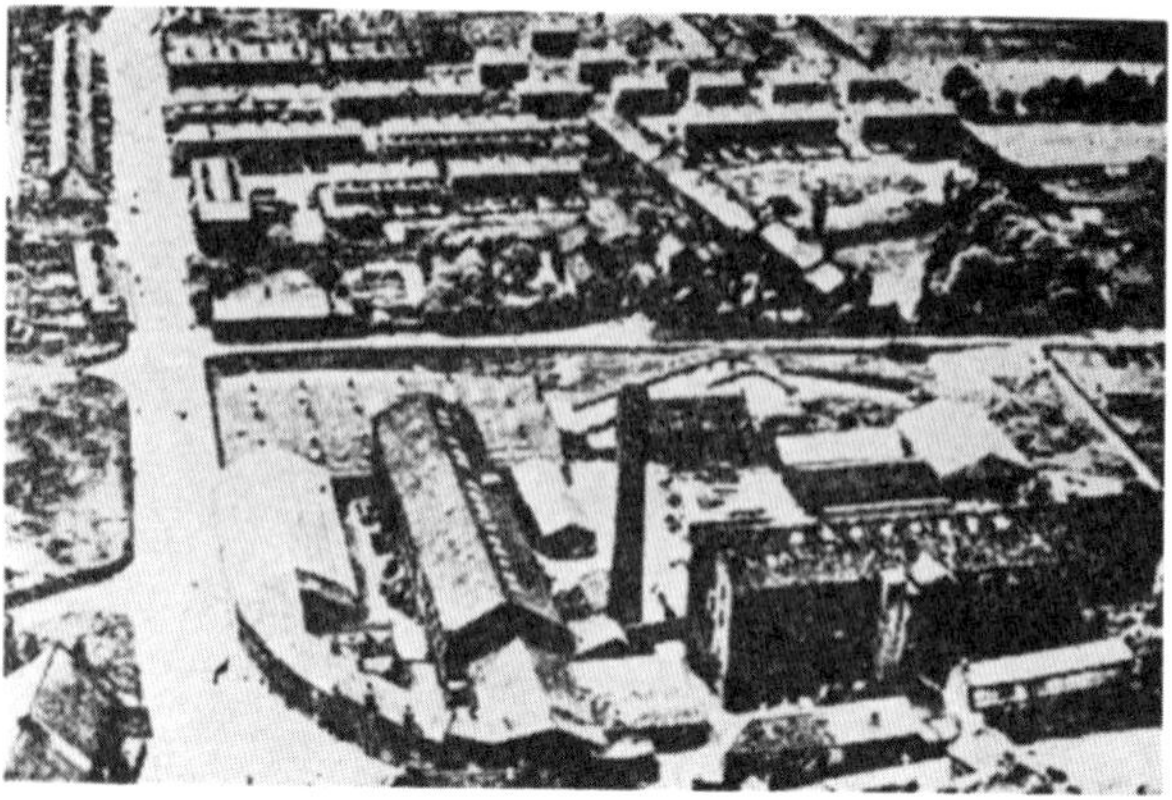

19世紀イギリスの黒煙地帯

ように簇生(そうせい)した都市で、彼らは恐るべき労働条件と生活条件のなかに突然投げ出された。窒息するような工場、湿潤な仕事場のなかで苛酷な労働に心身をさいなまれ、不衛生な住居で栄養不良におちいり、生活の悲惨は飲酒と非行にはしるほかなかった。工場から吐き出される煤煙が立ちこめていくに比例して、黒煙地帯(ブラックカンツリー)に住む人間の肺に結核菌が蔓延していくことは、まさに火をみるよりも明らかなことであった。

結核流行の条件となった産業社会の欠陥は、過重な労働・不潔な住居・不適な食物だけではなかった。かつての田園生活において、それで安らいでいた価値観と満足感とを、数百万の人間から無惨にも奪いさってしまった。もともと都市労働者は、みな農村生活の貧しさを知っていた。しかし、その貧しい社会条件に、ある程度の生理的・心理的適応を達成していた。太陽を、小鳥を、花々を楽しみ、鈍重な生活をときには晴れやかな祭日の花輪と音楽で飾るすべを知っていた。「規則ただしく教会にかよい、政治を論ぜず、徒党をくまず、身体の鍛練をたのしみ、聖書の朗読には親からうけついだあの敬虔の念をもって耳をかたむけ」、「平穏無事な生活を快適とこころえていた。」産業革命さえなかったなら、「こうした、たしかにはなはだロマンチックで心やすい」生活をつづけていたにちがいない。ところが、機械がうなり黒煙が立ちのぼる産業地帯に、繁栄と安逸を求めて移住してきたとき、そこには、安らぎや楽しみのひとかけらもなく、労苦と不潔と絶望が絶え間なくおそってくる陰惨な産業都市を見いだしたにすぎなかった。そして、事態の進行の急速さゆえに、新しい試練に自らを適応させていく機会を見失っていくうちに、これら田園からの移住者は、心身に突然のストレスをうけたまま、昔から結核がはやっていた都市住民たちと接触した。結核にたいして処女地である彼らの肉体のまわりには、感染が急速にひろがるためのあらゆる条件がそなわっていたし、生理的・心理的なストレスがこの陰湿な慢性疾患の進行に加担した。

「伝染病が流行するには、病原微生物をもってきただけではたりない。流行はみな、なんらかの社会的状況で条件づけられている。」(デュボス『健康という幻想』) 産業革命の成長期あるいは資本主義の青年期に遭遇した労働階級に、結核が爆発的にひろがったのは、こうした条件の配置による。そして、この厖大な病巣源から、社会の都市化・産業化にともなう避けがたい接触をとおして、結核菌はあらゆる社会へとその触角をのばしていき、一九世紀西欧社会で病気と死亡の唯一最大のものとなったのである。

蝕まれゆく労働者の肺

この新しい事態の重大さに気づいたのは、もとよりエンゲルスひとりではなかった。医学の関心が、個人から社会へと見かたを変えていく動きは、産業革命によって現出した集団的な病気の増発にうながされて必然的におこってきた。そして公衆衛生ということばが政治と医学のなかで論じられはじめた。当のイギリスでは、公衆衛生の開拓者として知られるエドウィン・チャドウィック(一八〇〇—九〇)がいる。彼も『イギリスにおける労働者の衛生状態』(一八四二)という書物で、労働者の窮乏化と病弱化との因果関係に論及している。しかし、その立場はイギリスの功利主義に根ざし、目前の資本主義の合理的育成に奉仕するものであった。エンゲルスはこれにたいし、あくまでも被害者つまり病者の立場からこの事態を把握していく。

すでにみてきたように、労働者を蚕食していく病気のなかで、エンゲルスが筆頭に挙げた病名はいみじくも結核であった。そして、この恐るべき病巣源を形成していく実態を、ときに医師たちの報告を引用しながら、克明に摘発していく。労働者たちの肺が結核菌に喰いあらされていく過程(プロセス)は、たとえばこうである。

木綿や亜麻の紡績工場の多くの部屋には、糸屑のごみがたくさんとびちっている。そしてそれは、とくに刷梳室や梳麻室では、胸部疾患をもたらす。体質によってそれにたえることのできるものと、できないものがある。だが労働者は選択することができない。彼の胸が強かろうと弱かろうと、彼は、仕事を見つけた作業場に入らなければならない。こうして吸いこまれた塵から生ずるきわめて普通の結果は、喀血、呼吸の困難、胸部のいたみ、咳、不眠症、要するに喘息のすべての徴候であって、最悪の場合には肺病となってしまう。……とくに不健康なのは、少女や子供によってなされる亜麻糸の湿式紡績である。水が紡錘からからだにとびちるので、着物のまえはたえず肌までずぶぬれになり、また水はしょっちゅう床のうえにたまっている。これほどではないが、これと同じようなことが、木綿工場の撚糸室でも起る。そして、その結果、たえず感冒や呼吸器病にかかることになる。かすれただみ声は、工場労働者のすべてに共通であるが、とりわけ湿式紡績工と撚糸工にははなはだしい。

繊維工業以外でも事情はおなじである。シェフィールドの金属工場では、とくに日夜、体を不自然に圧迫し、鋼鉄の塵を吸いこむ研磨工に肺結核の多発がみられる。

彼らの顔色は黄土色になり、彼らの表情は苦悶をあらわし、彼らは胸苦しさを訴える。彼らの声は太く、しわがれてくる。彼らは、木管に風がふきこまれたときのように、はげしくせきこむ。ときどき彼らは、痰といっしょに、あるいは痰のうすい表皮につつまれた球状ないし円筒形のかたまりとして、多量のごみをはきだす。肺結核のあらゆる通常の症状とともに、喀血、横臥不能、ねあせ、水のような下痢便、異常なやせかたが、彼らを、数カ月も、いやしばしば数カ年間も、自分や家族をはたらいてやしなうことのできないほどくるしめたのちに、ついに彼らの生命をうばいとってしまう。

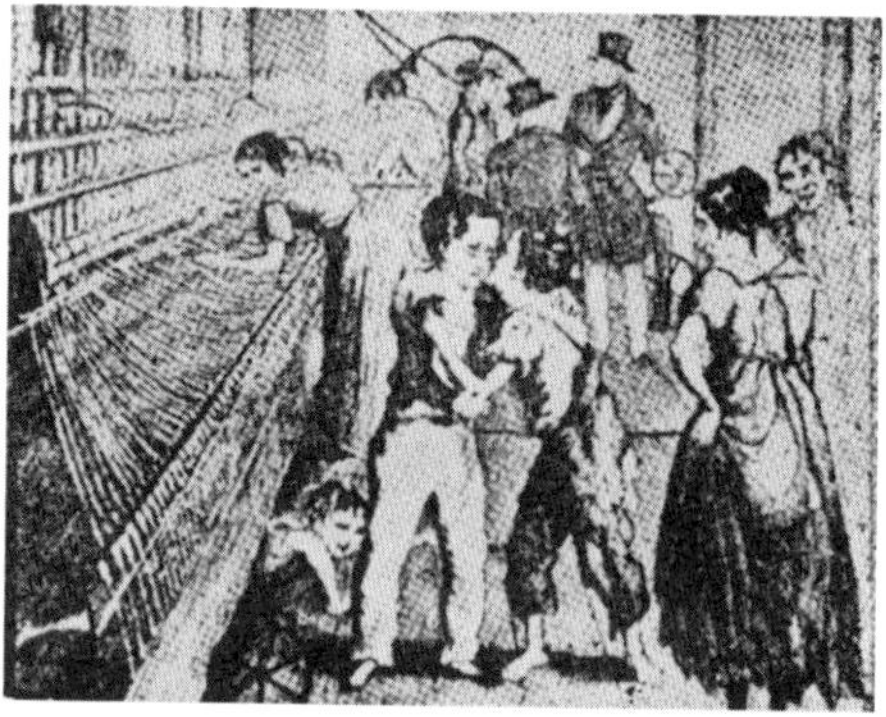

紡績工場で働く子供たち　当時の本の挿画

製陶業の労働者もまた、こまかい硅石の塵を吸いこみ、息ぎれをおこし、「きずついた咽喉やはげしい咳のためにくるしみ……みな肺病で死亡する。」ガラス吹工も胸部疾患のために早死し、鉱山労働者も、「若いとき奔馬性の肺病でたおれ、たいていのものも、はたらきざかりに慢性の肺病で」死ぬ。医師たちの証言によれば、「大多数のものが四〇歳から五〇歳の寿命で死亡する。……七九人の坑夫は、その平均寿命は四五歳であったが、そのうち、三七人は肺病、六人は喘息で死んでいる。」

レースを編む少女たちの場合

機械生産による資本主義経営の急速な進行にまきこまれていく零細な手工業の労働者は、より悲惨な状況にあった。たとえば、貴婦人が身にまとう美しいレースを編む少女たちの場合は、こうである。

子供たちは、小さな、風とおしのわるい、じめじめした部屋で、いつもすわって、レース編み台の上にかがみこみながらはたらいている。少女たちは、こういったはりつめた姿勢に体をささえておくために、木製の枠をはったコルセットをつけているが、この木の枠は、大部分の少女たちが骨のまだたいへんやわらかい、傷つきやすい年頃であり、またかがんだ姿勢がつづけられているので、胸骨や肋骨をすっかりずらしてしまい、総じて息ぎれをひきおこす。大部分の少女は、坐業とわるい空気とのために、しばらくのあいだ、このうえなくひどい消化不良の作用にくるしんだあげく、肺結核で死んでしまう。

また、ロンドンの高級店のウインドーを飾る装身具をつくるために働かされている少女たち――「九日間もつづけて着物もぬがず、ただ機会をみてときどき一枚の敷ぶとんのうえでほんのちょっとのあいだしか休息できないような事態、できるだけみじかい時間内にのみこめるようにと、食物をこまかくきざんであたえられる……これらの不幸な少女たち」の場合は――。

仕事部屋や寝室のしめった空気、前かがみの姿勢、しばしば粗悪で、消化のわるい食事――これらすべてが、しかしなによりも長時間の労働と戸外の空気からへだてられていることが、少女たちの健康にとってもっともいたましい結果をもたらす。疲労と衰弱、やつれ、食欲不振、肩、背、腰の痛み、とくに頭痛がすぐさまおこってくる。つづいて、背骨の彎曲、でっぱった奇形の肩、やせおとろえ、じきに近視になる、はれあがって、涙がでて、いたむ目、咳、息ぎれ、呼吸困難、そして発育不全からくるあらゆる婦人の病気。目は多くのばあいひどくいためられるので、不治の盲目、目の組織の全体的破壊がおこる。そして、あいかわらず仕事をつづけるにたりるぐらい視力がのこっているばあいでも、ふつう肺病が、これら装身具女工のあわれなはかない一生をおえさせるのである。

伝染病といっても、ペスト・コレラなどの急性伝染病とちがって、結核やハンセン病のような慢性伝染病は、本来その流行の原発地を指摘することは、疫学的にはできない。しかし、社会医学的にいうなら、一九世紀西欧社会に激甚な被害を与えた結核の場合は、産業革命によって簇生した黒煙地帯＝都市スラムこそ、その原発地といっていいのではないか。労働者たちを倒した結核は、そのあと農村へ、また一般社会へとその感染の触手をのばしていった。

血を吐く詩人たち

一九世紀の西欧社会を結核がいかに広く深く侵していたかを知る正確な統計的数字は得られないが、結核で死んだ文芸史上の人物をあげてみるのも、当時の状況を知るひとつの手がかりといえよう。

たとえば、イギリスの詩人キーツは母と弟を肺結核で失ったが、彼自身もその病気で死亡、またその小説や詩のヒロインに二四歳で結核で死んだ美しい妻をモデルにしたエドガー・アラン・ポー、彼も結核の犠牲となる。舞台の上では「椿姫」のヴィオレッタ、「ラ・ボエーム」のミミが結核で死んでいくが、それぞれには実在のモデルがいた。原作者アレクサンドル・デュマはその回想録のなかで、「一八二三年頃は、肺病が流行だった。みな、とくに詩人は肺病だった。ひどく感動するたびに血を吐き、三〇歳前に死んでいった」と書きのこしている。肺結核が多くの青年男女の命を奪い、それがかえって、日常体験に絶望感をいだかせることになり、ロマン的な時代の憂鬱な風潮をかりたてていた。

音楽では、ピアノの詩人ショパンが宿痾の肺結核との闘病のはて、三九歳でパリに客死。同時代のヴァイオリンの鬼才パガニーニも結核で死亡している。

とりわけ、その小説よりも痛ましく悲しいのは、『ジェーン・エア』のシャーロット、『嵐が丘』のエミリ、『アグネス・グレイ』のアン、このブロンテ三姉妹の物語である。一八四七年、それぞれの作品を出版、無名であった姉妹が世間を驚かしたのも束の間、翌年末まずエミリの肺結核が悪化、三〇歳で落命。つづいて末妹アンが発病、翌一八四九年五月二九歳で姉とおなじ悲運をたどり、ひとり牧師館にのこったシャーロットもこの業病からのがれるすべもなく、六年後の一八五五年三月三八歳で妹たちのあとを追った。ブロンテ姉妹の作品にただよう悲劇的雰囲気は、彼女たちを育んだ荒涼たるヨークシァの景観もさることながら、彼女たちを蝕んでいた結核という病魔も、けっして無縁とはいえないだろう。

結核をえがいた作品は、自身イギリスの貧民階級出身のチャールス・ディケンスをはじめ、当時の作家には数多くあるが、このほか結核で死亡した作家たちをあげると、たとえば、フランスではバルザックにメリメ、アメリカでは詩人ホイットマン、イギリスでは『宝島』のスティヴンソン、ロシアではドストエフスキーにマリ・バシュキルツェフ、おくれてチェホフなどがいる。

なお結核が伝染病であることが科学的にはじめて立証されたのは一八六五年のことで、フランスの外科医ウイユマンがヒトの結核をウサギに移した実験であり、コッホの結核菌発見より一七年さかのぼる。

結核にみる歴史的法則性

さて、エンゲルスがここでえがいたのは、一八三〇―四〇年代のイギリスの状況であり、それは「資本主義的搾取の青年期」の時代であった。このような社会悪が、そのごとりのぞかれ、あるいは目立たなくなっていったことは、いうまでもない。救貧法の改正、労働法・工場法・公衆衛生法などの立法措置が行なわれ、一方下水道が新設され、街路が整備され、スラムはしだいに消滅していった。それは、さきにあげたチャドウィックらの改革に負うところであり、また労働者自身のはげしい闘いによってかちとった成果である。

ところがエンゲルスは本書の一八九二年の序文で、五〇年前に「ほとんど牧歌的であった地方が、いまでは都市の膨脹につれて、おなじ腐朽した、すみにくい、悲惨な状態におちこんでいる」ことを指摘する。とすれば、過去においてロンドン・マンチェスターなどが陥ったと同じ病気に、他の地方が罹患していく。さらに、イギリスについで産業革命の洗礼をつぎつぎにうけていくドイツ・フランス・アメリカなどの諸国も、同じ危険にさらされることになる。じじつ、結核はそのごヨーロッパ諸国、アメリカ、ロシアをつぎつぎと襲っていった。

そして、結核の悲劇から最初に回復したのはイギリスであり、ついでいち早く産業化に成功したアメリカであった。すなわち一八五〇年をさかいに、これらの国では結核による死亡率は減りはじめていた。いかなる国においても、結核が急増するのは、社会経済が農村型から産業型に移行していく転換期であり、そのピークをすぎ、繁栄がひろまるにつれ、その死亡率は低下する。コッホが結核菌を発見したのは一八八二年、その化学療法が開発されたのは近々一九四三年以後のことであり、このような治療技術が結核撲滅の最終的なきめ手となったことは否定できないが、しかしこうした医学的成果とは無関係に、またそれらが導入されるずっと以前に、じつは社会的な力によって結核は衰退しつつあったのである。

おもえば、明治大正の産業革命期の日本が結核に浸潤されていた。そして今日ようやく産業革命の段階に入ったラテン・アメリカとアジア、それにアフリカの諸国が、いずれも結核の猛威をうけている最中である。こうした事実は、まさに疾病の歴史的法則性を立証するものといえよう。

結核はいま文明国からしめ出されつつある。それはしかし、地上から消えたのではない。地上のほかの地域におしこめられているにすぎないのである。

第六章　近代文明の谷間——ガン

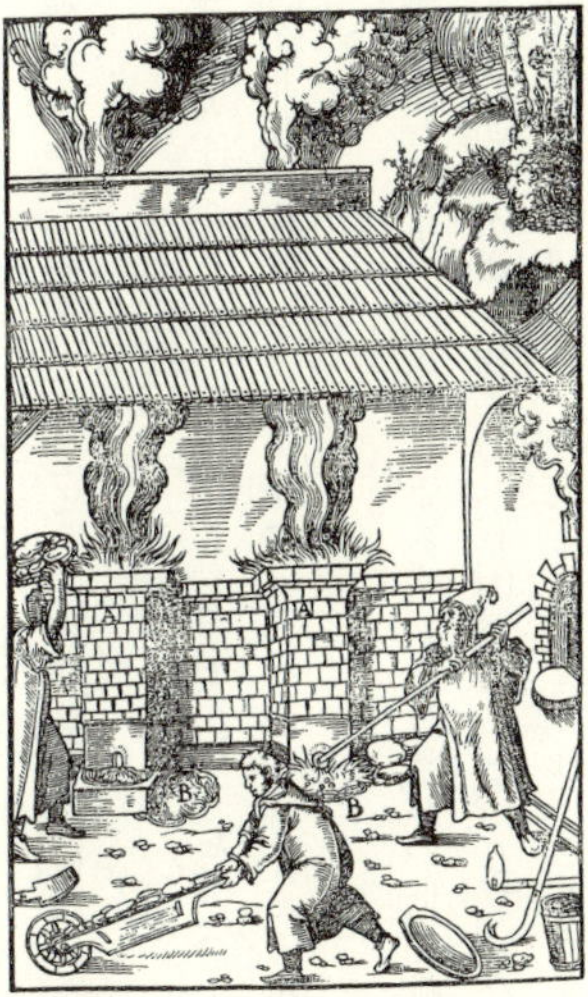

公害病の原点・鉱山　アグリコラより

弾丸と病原菌

……その警察医は、他殺事件の被害者を剖検し、心臓内に弾丸が入っているのを発見し、この事件の原因は弾丸であると断定した。そのご、彼は戦場におもむき、戦争は大規模な殺人と考え、多くの戦死体に弾丸を発見し、これが戦争の原因と信じた。やがて毒ガスが殺人の原因であることを知り、彼は弾丸と毒ガスが戦争の原因であると考え、戦争を防ぐには、ばくぜんとした人種的・経済的・政治的条件ではなく、ともかく、原因中の原因である弾丸と毒ガスを何とかする方法を発見しなければならないという研究に熱中した。

これは、アメリカの社会医学者ガルドストンが、その著『社会医学の意味』(一九五四、中川米造訳)のなかに引用した、二〇世紀初頭のひとりの医者にまつわる興味ある寓話である。

一九世紀末に細菌学の勝利が確認され、単一因果律による病原論医学が一世を風靡する。当のパストゥールやコッホは伝染病の病因が微生物にのみ原因があると信じていたのではなかったが、連戦連勝の細菌学の戦果に、専門家も一般人も目を奪われざるをえなかった。

一九世紀には、さきに産業革命と疾病との関連においてエンゲルスの場合にみてきたように、疾病はむしろ社会的因子から生ずるという考えがいきわたっていた。貧困・無知・頽廃などさまざまな社会的因子が、病気の原因とされた。イギリスのチャドウィック、ドイツのウィルヒョーは、その路線に沿って衛生改革・医学革命を遂行しようと意図し、のちにペッテンコーフェルがその陣営で奮闘した。しかし、国家主義の権化ビスマルクの登場とともにウィルヒョーも転向し、コッホに対抗してみずからコレラ菌嚥下の実験を敢行したペッテンコーフェルも孤立無援のなかで意気沮喪し、ピストル自殺して果てた。ここに、「病気はそこに病原菌があるから起る」という単一因果律を金科玉条とする細菌学的医学の独走時代にはいる。

たしかに、結核菌は文明国の人びとも発展途上国の人びとをも区別しないし、新薬は高級邸宅の令嬢にもスラム街の労働者にも同じように有効である。細菌学的医学が強力な発言権をもつ一面の理由をだれしも否定しない。しかしペッテンコーフェルがコレラ菌を大量に嚥下してもコレラに罹患しなかったように、急性伝染病ですら病原菌だけに起因するのではない。いわんや、ほかの大小さまざまな疾病は、特定単一の原因によるものではなく、さまざまな原因や条件が複合して疾病となるのである。

疾病には特定単一の原因だけがあるという思想は、さきの警察医のように、戦争の原因が弾丸や毒ガスだけにあるという、滑稽な誤診をおかしてしまうにいたるのである。

二〇世紀の疫病――インフルエンザ

細菌学的医学が勝利の行進をつづけているとき、その熱狂に冷水をあびせたのは、第一次世界大戦末期に発生して全世界を震撼させたインフルエンザ(流行性感冒)のパンデミーである。

流感はヒポクラテス時代から知られた伝染病であり、多くの人びとがこれにかかった経験をもち、しかもその十中八、九が軽症ですんでいる。ところが、「スペインかぜ」として知られる一九一八―一九年の大流行は、かつての黒死病の惨禍を想起させるような大きな災厄をもたらした。

初発患者は一九一八年四月、第一次世界大戦のフランス戦線に発生した。この流行の第一波はたちまち連合軍の間にひろがり、軍隊の移動にともない、アメリカ・イギリス・ドイツ・イタリアへ伝染した。同じ時期に、インド・ニュージーランド・南アフリカにも流行がみられた。そのご二カ月の合間をおいて、流行の第二波が到来し、それは世界中の軍隊や市民を襲い、地球上の住民の約半数が罹患したという。さいごの第三波は翌年の冬におこり、これまで免れていた地域を襲い、多くの人命を奪った。その伝染力はきわめて強く、潜伏期もひじょうに短く、ある日たった一人の患者しかいなかった連隊で、翌日は数百人の患者が発生するというほどであった。とくに二〇―四〇歳代の働きざかりの人びとに重症者が多く、肺炎の合併症が死亡のおもな原因であった。

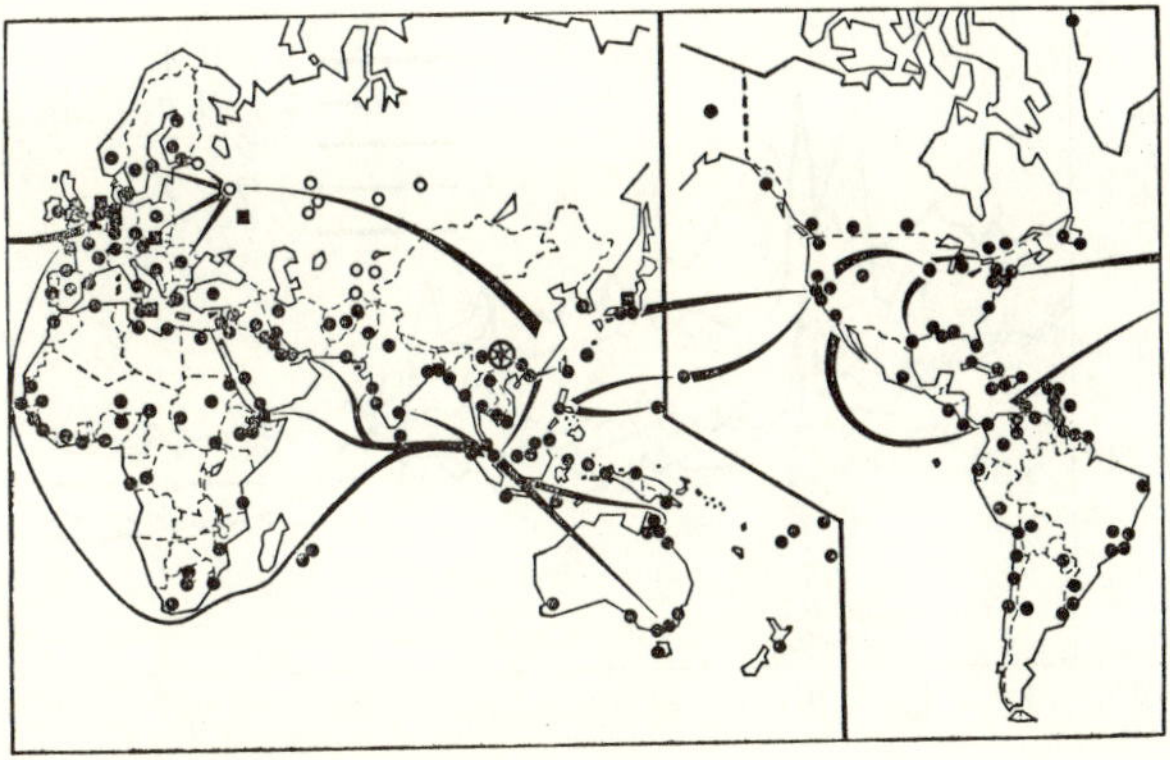

「アジアかぜ」の伝播経路　1957年2月-1958年1月
(Henschenによる)

全世界でこの「スペインかぜ」によって二五〇〇万―五〇〇〇万の死者を算したという(バーネット)。日本でも罹患者二三〇〇万、死者三八万余という、これまでにない惨禍をもたらした。このとき作家バーナード・ショウもこれに罹患し、ある手紙で、「私も人並に流感にやられ、全く自殺してしまいたい」とその苦痛を語っている。大戦の死者をはるかにしのぐ伝染病の猛威をまえに、「疫病の時代は未だ去っていない」と疫学者をして嘆じさせた。

つづいて記憶に新しいのは、一九五七―五八年の「アジアかぜ」のパンデミーである。中国に原発したそれは、地球上の全域を侵し、日本でも人口の半数が罹患したといわれるが、幸いにも多数の人命を奪うということはなかった。しかしこの「アジアかぜ」の伝播速度

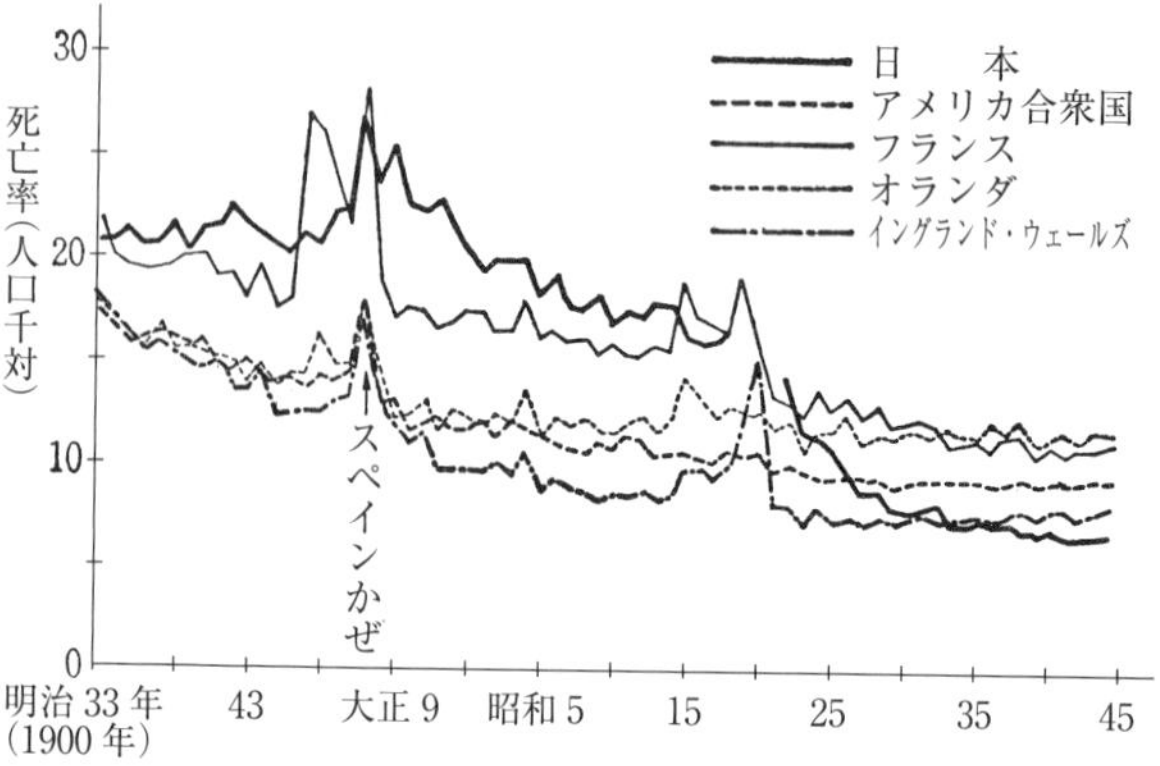

世界各国における死亡率の年次推移(厚生省「人口動態統計」)

は、「スペインかぜ」のそれよりはるかに速かった。「アジアかぜ」ウイルスは、一九五七年二月から一一月までの一〇カ月で世界を一周した(一六三ページ図)。それはいうまでもなく現代人の移動の頻繁さと迅速さに起因している。密集した集団生活、満員の交通機関、迅速な航空輸送、こうした現代の社会環境が、世界中の人びとをほとんど同時に侵襲するインフルエンザの爆発的な性格をつくる。

細菌学の尖兵は、もとよりこのインフルエンザにも果敢に立ち向っていったが、これまでのような完全な勝利は得られなかった。今日ではウイルス病として新しい立場から解明が地道につづけられているが、このインフルエンザのパンデミーは、流行病も、これまでの病原論的思想をこえ、社会医学的立場から再検討してみなければならない問題をふくんでいることを教えた。死亡率の統計をみると(前ページ図)、インフルエンザがその攪乱因子であることがはっきりとわかる。このインフルエンザの病因はなにか？　あるいはガルドストンのいうように、「病原体は疾患を原因づける原因ではなく」、「流行病の最も決定的な因子は流行病的素地であり、多くの先行的・現在的因子を宿主と病原体との上に考えなければならない」のかもしれない。そして、近代医学の勝利といわれる今日においても、「疫病の時代は未だ去っていない」という嘆きは、いったいどこにその原因づける原因があるのか、社会あるいは文明というひろがりのなかでそれを考えなおしてみなければならないのかもしれない。

生命統計は何を語るか

文明社会は過去百年間、いたるところで死亡率は低下し(前ページ図)、平均寿命がひどくのびてきた。たとえばアメリカでは、一七八九年には平均寿命は三五歳であったが、一八四〇年には四〇歳、一九〇〇年には四七歳、一九二〇年には五五歳、そして今日では七一歳(一九六七年に男六七・八歳、女七五・一歳)に達した。これが健康の一般的進歩を示す客観的証拠としてよく引き合いに出される。しかしこの死亡率の低下・平均寿命の伸長は、成年の健康が改善されたのではなく、乳幼児の死亡率がほとんど消滅するまでに低下した結果によるものであることは、注意しなければならない。しかもその原因にしたところで、

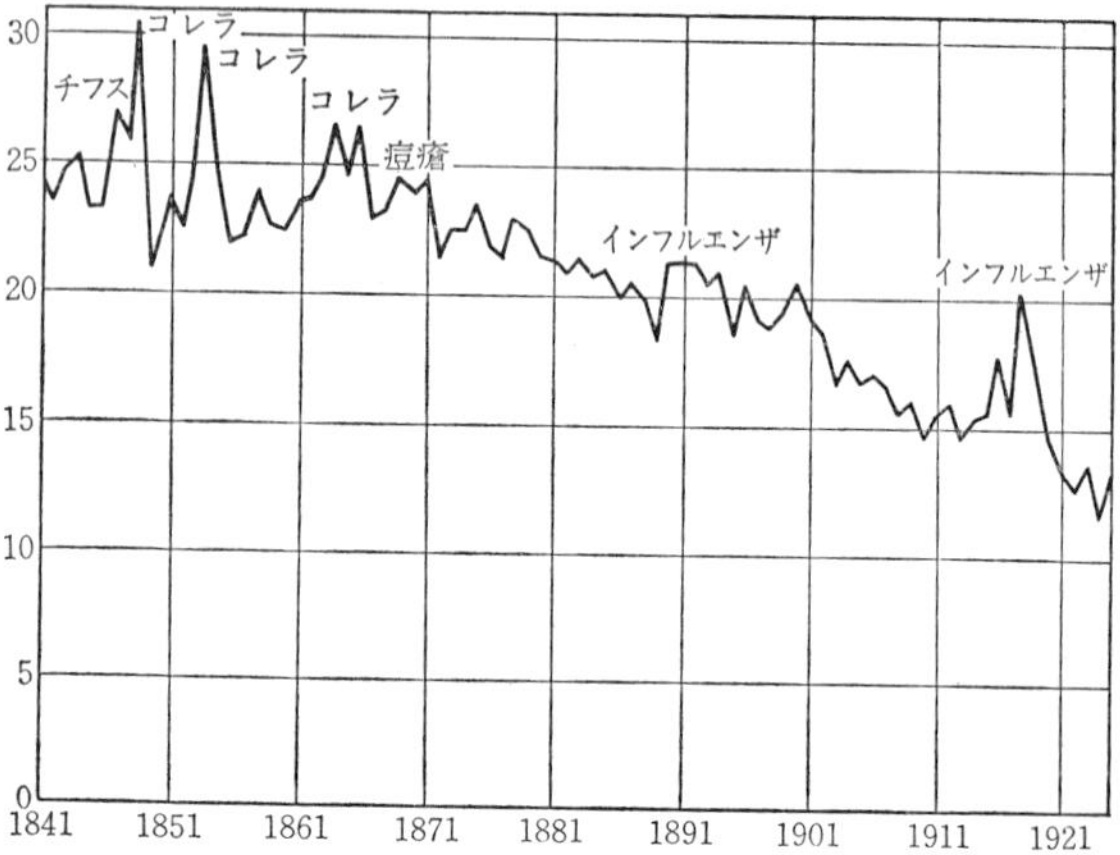

ロンドンの1841–1921年の死亡率(人口千人対)の推移
(Singerによる)

医学や薬学の進歩というより、生活環境の向上の結果に、その主たる原因がある。

これにたいし、成年層と老年層についての死亡率の変化はごくわずかなものであり、アメリカで六五歳の平均余命は、一九〇〇年の一二年から一九六三年の一四―一五年に上昇したにすぎない。しかも老年層における平均余命の伸びは、「病気を撃退して得られた健康な年月というよりは、たんに手がこんでいて出費のかさむ医療の手段によって、生存が延長されたことを表わしているだけである。」(デュボス『人間と適応』)

たしかにこの百年間、人間社会を集団的に襲う伝染病は、急速に減少していった。たとえばロンドンにおける一八四一―一九二一年間の死亡率の統計をみると、インフルエンザをのぞいて、チフス・コレラ・痘瘡などの急性伝染病がすでに今から百年前、死因病の上位の座から消えていったことを、はっきりと知ることができる(前ページ図)。また、西欧諸国では結核の死亡率は一八五〇年には一〇万人中五〇〇人以上であったが、そのご減少しはじめ、二回の世界大戦で中断された以外は下降線をたどり、一九四七年にそれは一〇万人あたり四〇人以下と、一世紀の間に一〇分の一に低下した。そしてこうした伝染病の減退現象は、すでにみてきたように、細菌学以前にはじまっている。

一世紀前に人びとの恐怖となっていた伝染病がまったく消滅したわけではないし、とくに内因性の感染症は危険な病気であるし、また細菌やウイルスを病原とする呼吸器・消化器疾患は今日なお人びとの社会生活を攪乱するもっとも頻度の高い病気となっている。しかし今日、文明国ではどこもおなじように、職場や家庭で話題となる病名といえば、ガン・心臓発作・卒中・ノイローゼ・自動車事故・気管支喘息など、いわゆる成人病・文明病といわれる病気なのである。

この病像の時代的変化は、さまざまな生命統計がはっきりと裏書きする。伝染病の死亡率の急速な低下と対照的に、文明国では一般的にいって、死亡原因の第一位はガンとなり、第二位が心臓病、第三位が中枢神経系の血管障害(脳卒中)、第四位が事故となっている。

ここで、世界最高の生活水準を誇っているといわれるニューヨーク市民の生命統計をみてみよう。一九〇〇年、ニューヨークの人口はほぼ三五〇万で死亡率は千人あたり二〇・

六であった。それが一九四〇年には人口八〇〇万と二倍になり、死亡率は千人あたり一〇・一と半減した。この減少は死因病の変化によって説明される。つまり一九〇〇年には、死因順位の第一位は肺炎、第二位結核、第三位下痢および腸炎であり、この三大病で全死亡の三分の一以上(三六・五パーセント)を占めていた。このとき心臓病は第五位で全死亡の六・二パーセント、ガンは第八位で三・二パーセントを占めていたにすぎない。これが一九五〇年になると、かつて第一位の肺炎が六位に落ち、全死亡の三・二パーセントとなり、結核は二位から七位に落ち、全死亡の二・九パーセントになっている。下痢および腸炎は主要死因には入っていない。そして一九五〇年に主要死因として進出してくるのが心臓病とガンである。一九〇〇年には全死亡の一〇分の一以下であったこの二つが、全死亡の三分の二を占めるにいたるのである(ガルドストン)。

このように、慢性で変質性の病気が都市化され工業化された社会集団にますます拡大しつつあることは、誰しも認めるところであるが、ではその原因はいったいどこに求められるのか。――もとより決定的なことはいえないが、心臓血管の病気とガンの発生に環境要因が影響をおよぼしていることは、今日二、三の疫学的事実から証明されている。

たとえば、南アフリカのヨハネスブルグでは、心筋梗塞は原住民にはきわめて稀少であるのに、この都市の白人には冠動脈性の心臓病にたいする死亡率がきわめて高い。これは人種的差違によるものでなく、経済的地位によって決定されるという。つまり食事中の飽和脂肪酸とコレステロールの摂取量、それに肉体的運動・精神状態などが原因として目立ったものという(デュボス『人間と適応』)。とすれば、心臓血管の病気も、あきらかに文明がつくる社会的因子を重要な病因として考えなければならない。

しかし、心臓血管の病気以上に、今日われわれが環境要因を強く関係づけて考える病気といえば、いうまでもなくガンである。では、このガンという現代科学の最大の課題ともいわれる病気は、いったい人間のつくった文明とどのようにかかわりあってきたのであろうか——。

職業ガン患者第一号

『デ・レ・メタリカ』(一五五六)といえば、アグリコラ(一四九四—一五五五)の書いた鉱山学の書物で、近代技術の夜明けをつげる画期的な古典である。ゲーテをして「全人類への美しい贈物」と絶讃させたこの技術全書の第六巻で、彼は鉱夫の病気にふれているが、そのなかにつぎのような記述がある。

……作業中に生じ、空中に飛散する塵(ちり)が気管および肺に達して、呼吸困難、つまりギリシア人がアストマと呼んだ病気を発生させる。この病気が破壊力を得てくると肺は化膿し、体内に肺癆を発生させる。カルパチアの鉱山にはこのおそろしい肺癆に残らず次つぎと倒れた夫を七人も持ったという婦人たちがいる。

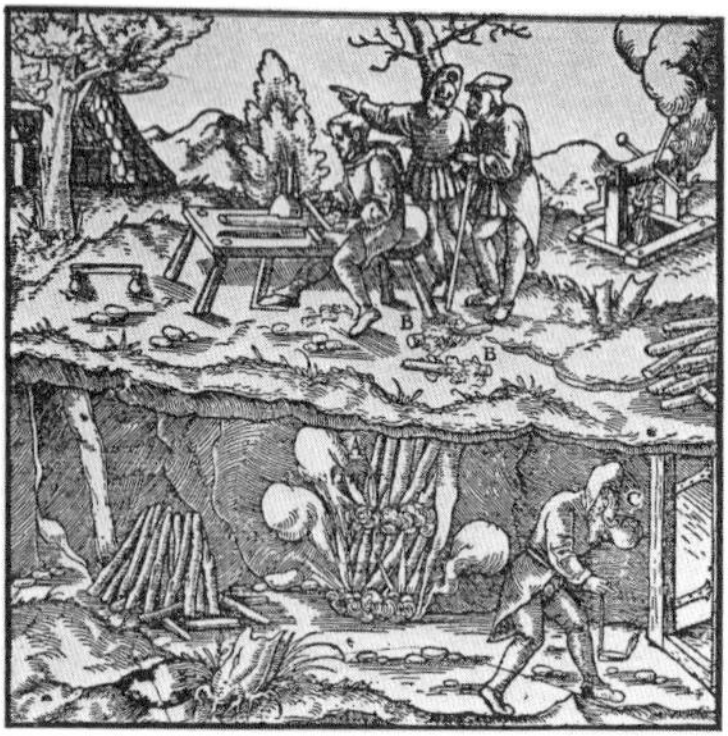

アグリコラ『デ・レ・メタリカ』(1556)
坑内の有毒物の発生を示す

マイセン地方のアルテンベルクには坑内に黒い有毒物 pompholyx があり、これは傷口をあけ、腫瘍となって骨の髄までも冒す。これは鉄をも侵すので、家屋の釘は残らず木釘である。

アグリコラはもともと医者であり、故郷のザクセン(東ドイツ)のエルツ山地の鉱山町ヨアヒムスタールで医療に従事しながら、この大著の筆をとっていた。それだけに鉱夫の疾病についての記述はかなり的確といえる。

ところで、七人もの夫をつぎつぎと同じ病気で失った婦人がいたという肺の病気は、おそらく喘息(アストマ)をともなう塵肺症の一種であったろう。では、つぎに述べているアルテンベルグ鉱山の有毒物による腫瘍となって骨髄まで冒す病気はいったいなにか。これについては、放浪の医師で医化学の祖といわれる同時代のパラケルスス(一四九三—一五四一)も、その著『鉱夫病について』(一五六七)のなかで、ザクセンのエルツ山地に働く鉱夫の肺の異常にふれて、同じような記述をのこしている。

じつは、アグリコラ・パラケルススから三百余年たった一八七九年、ヘルトゥングとヘッセという二人の医学者が、これが肺ガンであるということをつきとめたのである。彼らは、この地方で働く鉱夫の死因の七五パーセントが肺ガンであることを観察している。さらに一九三九年にペラーは、過去七〇年間にエルツ山地の鉱山町シュネーベルグの鉱夫で、この肺ガンによる死亡者が四〇〇人以上に達し、この地域の鉱夫の半数に肺ガンが発見されることを報告している。

これは「シュネーベルグ肺ガン」と呼ばれてひろく知られたが、このシュネーベルグの鉱石はニッケルとコバルトとの硫化鉱および砒素鉱石で、肺ガンはこの砒素を含む塵に起因すると考えられた。一方、おなじような現象がラジウム鉱山であるヨアヒムスタールでもみられるので、原因は放射能であるという可能性も考えられる(ヘンシェン)。しかしなお、砒素が発ガン因子であることはほかにも例があるので、砒素鉱石が肺ガンの原因であることを否定するわけにはいかない。

また、おなじ、エルツ山地のライヘンシュタインは、慢性砒素中毒による悪性腫瘍(ガン)をおこす風土病になん百年も悩まされ、「ライヘンシュタイン病」という名前までできている(カーソン)。ここもふるくから金銀山として栄え、アグリコラのころから砒素鉱石が採掘されてきた。砒素を含んだ廃棄物はなん百年ものあいだ鉱山の近くに蓄積され、山から流れる水のなかに侵入し、地下水を汚染し、飲料水に砒素が入り、住民はながいあいだ原因不明のこの恐ろしい風土病に悩まされていたのである。

職業病と公害病の原点は、鉱山にあった。採鉱冶金は人類最初の専門業であり、それはまた人間がはじめて有害物質をつくり出した現場でもあった。

たとえば、ふるくから銀は鉛の硫化鉱である方鉛鉱 Galena PbS を精錬して得られてきたが、古代ギリシアのラウレイオン銀山では、この方鉛鉱を処理する炉は、熔錬中に発生する二酸化硫黄のガス(亜硫酸ガス)の害毒をふせぐため、煙道を高く築いていた。前一世紀の史家ストラボンもその『地誌』のなかで、スペインの銀山の熔鉱炉に高い煙突がつけられていることをのべ、「それは重くて有害な鉱石からできたガスを空高くあげるためである」と語っている。このように、古代人ですらすでに鉱毒や水銀中毒については観察していた。しかし砒素や放射能などによる汚染までを認識することはできず、またアグリコラのように、たとえ観察できたとしても、それが人体に及ぼす病理学的な認識にまではまだ到達できなかった。したがって、正確な記録をまとめることは無理であるが、近代文明の夜明けをつげる鉱山業がヨーロッパに勃興した時点において、その鉱山で働く鉱夫たちのあいだに、原因が砒素であれ放射能であれ、肺ガンが発生したということはたしかな事実である。

彼ら鉱夫こそ、今日問題となっている職業ガン患者第一号であったのである。

ガンの歴史

腫瘍 Tumor は生命の歴史とともにふるい。人間のガン Carcinoma, Cancer つまり悪性腫瘍——ガン腫と肉腫——も、その病理学的性質からいって、人間の歴史とともにふるく、人種・地域のいかんにかかわらず、全地球的(グローバル)に存在していたにちがいない。あたかもそれは、ガンが人体の全身にわたって発生するのとおなじように——。

古病理学的調査は、各地の出土人骨にガンの病変が存在していることを報告している。たとえば、古代エジプトでは大腿骨と骨盤の骨肉腫、また頭蓋骨に転移したガン腫をもつ出土人骨が知られている。古代ギリシアでは、おそらく医神アスクレピオスへの奉納品とおもわれる彫刻に、乳ガンを示すものがある。エジプトでは砒素と酢でつくった軟膏で皮膚ガンを治療していたし、インドの「ラーマヤナ」(前二〇〇〇頃)には、灼熱した鉄で腫瘍を処置していたことが記されており、またヘロドトスは、ペルシア宮廷で乳ガンとおもわれる病気の治療が行われたことを記している。旧約聖書の『歴代志 下』(二一章一八—一九章)の「主は彼を撃って臓腑に癒(い)えざる疾(やまい)を生ぜしめ給いければ月日を送り二年を経るにおよびその臓腑疾のため墜(お)ち重き病苦によりて死ねり」というところは、ある研究者によると腸ガンであると推定している。

今日のガンという用語 Cancer, Krebs(カニ)は、ヒポクラテスがもちいたカルキノス *καρκίνος*(karkinos)、カルキノーマ *καρκίνωμα*(karkinōma)にはじまるが、彼が今日いうと

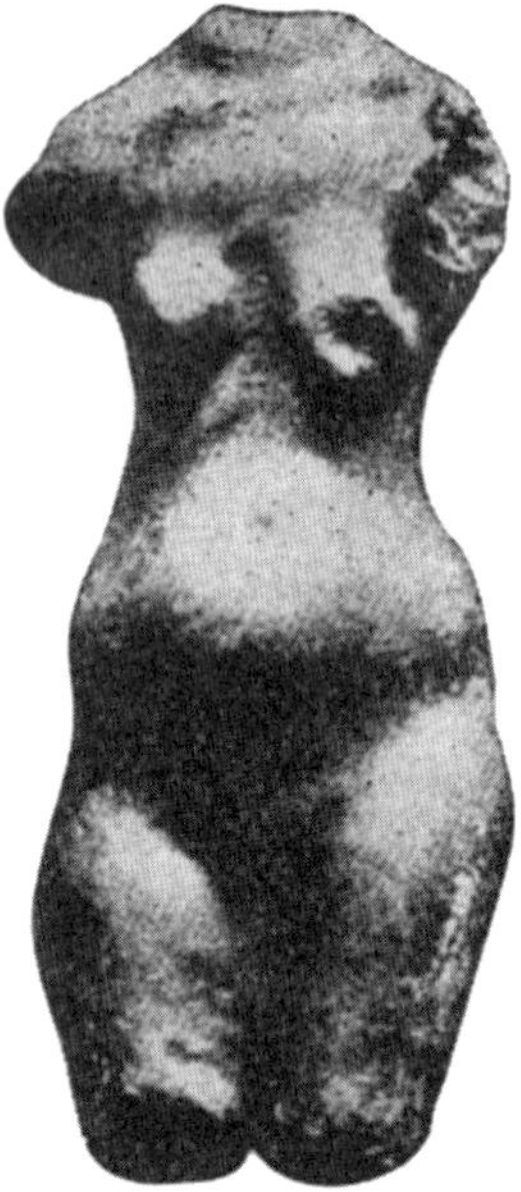

左胸に乳ガンのあるトルソ
古代ギリシアの神殿奉納品

ころのガン（悪性腫瘍）と良性腫瘍とを正確に区別していたかどうかは疑わしい。ローマの外科医アルキゲネスとレオニデスは、外科用具を使用して子宮ガンと乳ガンの手術をしたといわれる。そしてガレノスはその四体液説——血液・粘液・黄胆汁・黒胆汁——にもとづいて、ガンは黒胆汁が過剰になった結果に起因するという説をたて、この学説が中世ながく支配して一七世紀頃まで行なわれた。

中世にはガンについての記録はほとんど見当らない。ハンセン病・ペストなどの疫病が吹き荒れた中世には、ガンのような隠微な慢性疾患にまで人びとの観察が向けられる余裕がなかったともいえる。また、たとえガンで死んだとしても、医学水準からいって、衰弱死としか診断できなかった場合がほとんどであったとおもわれる。

ルネサンスとともに、近代医学の道がひらかれ、顕微鏡が発明され、実験的方法が確立されるとともに、ガンについてもガレノスのふるい学説がしりぞけられ、まずガンのリンパ説が生まれる。一七七三年フランスのリオンの学士院は、「ガンとは何か」という懸賞問題を出している。その当選論文はベルナール・ペイリルであったが、それはデカルト学派のリンパ説をまとめたものであった。しかし、ガンの病理がどうやら解明されてくるのは、細胞学説が確立された一九世紀後半のことで、ウィルヒョーの細胞病理学以後の話となる。そして今日なお、ガンの病理については完全には解明されていないというのが現状である。

人間モルモット——煙突掃除人

働らく者は、生活の糧を得んとして行なっている仕事のため、病気に罹ることが稀れではないが、私の考えでは、その多くは二つの主な原因に基づいている。第一の最も主要な原因は、使用されるものの有害な性質であって、それは有害なガスを出し、有毒な微粒子を発散させ、人体の器官に特別の病気を起すのである。第二の原因は体にむりな、乱暴な、有害な動作から、人間という機械の自然の構造が受ける力であって、これが長く続くと、重い病気を起すことがある。（松藤元訳）

これは、労働医学の祖といわれるイタリアの医師ベルナルヂノ・ラマッチニ（一六三三—一七一七）の『働く人々の病気』（一七〇〇）の冒頭のことばである。このころ、ヨーロッパは工場制手工業いわゆるマニュファクチュアの発達により、職業病の問題がようやく表面化し、ラマッチニをしてこの名著を書かせることになったのである。彼は、鉱夫・鍍金屋・

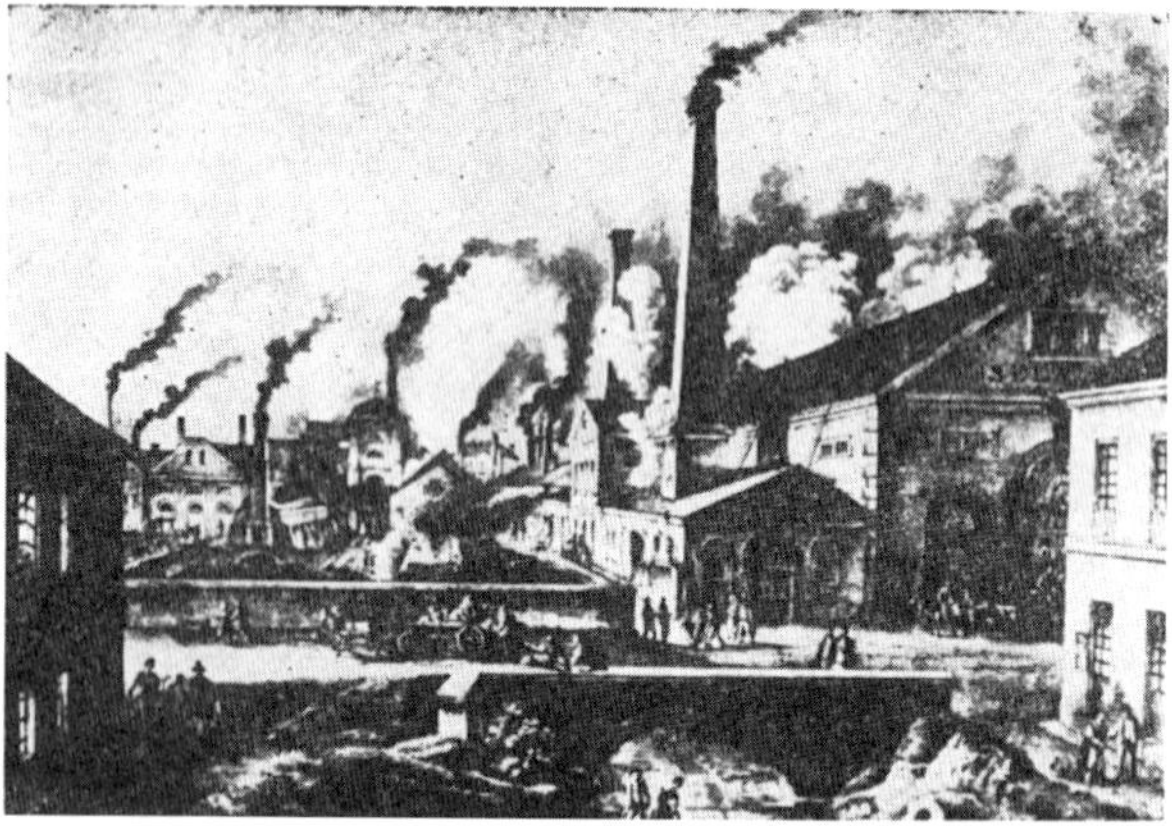

1850年頃のイギリスの工場

化学者・陶器師・鍛冶屋・薬剤師・染物屋・油製造人・石屋・塩製造人・織匠・窯業者・井戸掘人など、五十余の職種について、その労働環境に起因する疾病を詳細に記述し、のちにマルクスが『資本論』に引用したほど、職業病の古典としてながく読みつがれた。

環境要因による疾病について、一部ではあるにしろ、こうした認識・関心がたかまってきた一八世紀の時代的背景のなかで、ラマッチニからおくれて七五年、いまから二〇〇年前――、今日環境ガンあるいは職業ガンと呼んでいるガンについて、その発ガンの経緯を正確につきとめたひとりの医師があらわれた。

ロンドンのセントバーソロミュー病院のパーシバル・ポット(一七一四―一八八)とい

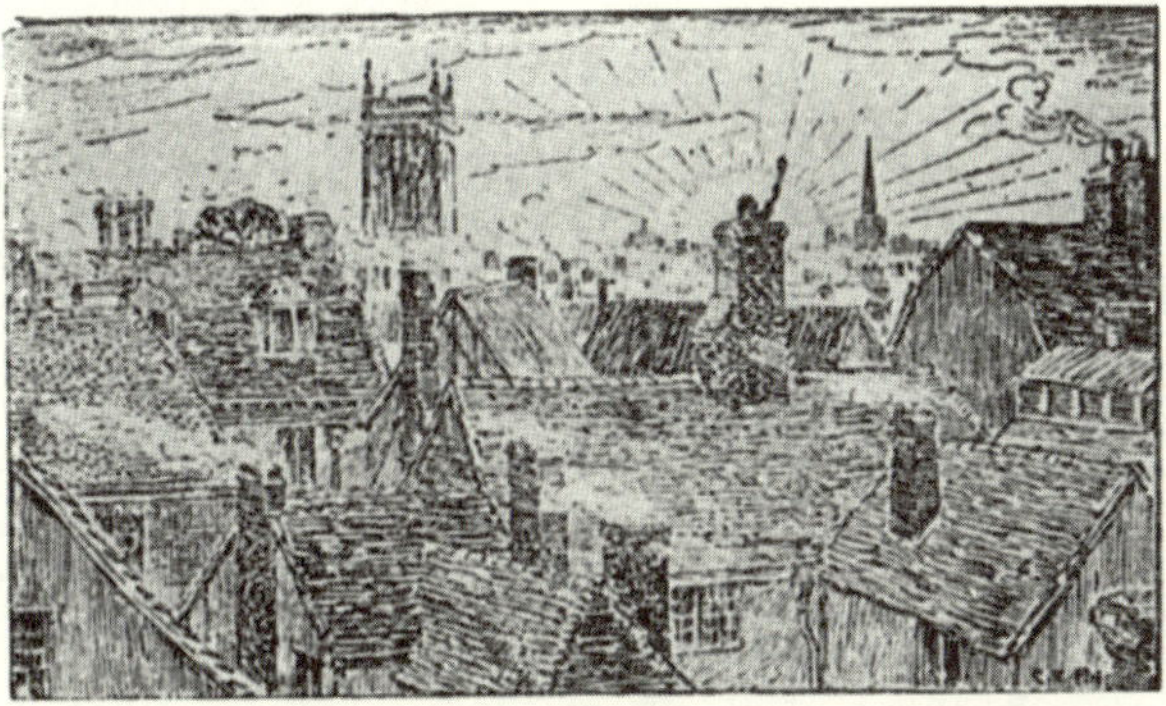
煙突掃除人　ラム『エリア随筆』(1823年)の挿画

う外科医である。一七七五年、彼は当時の外科学雑誌に、「或る特定の人たちにのみ起る従来注目されなかった病気、すなわち煙突掃除人のガン」と題する論文を発表した。

……それはつねに陰囊の下部にあらわれる。疼痛をともない、固い隆起した潰瘍となり、職人たちはススイボといっている。彼らの運命はまったく悲惨である。小さいときから煙突のなかにもぐりこまされ、全身ススだらけになり、焼けどをしながら、ススを掃除する。そして青年期になると、しばしばこのもっとも悲惨な死病にとりつかれる。ほかの職業にたずさわる人たちには見当らない。これは陰囊の皮膚のシワの間にススが入り込んで、その刺激から起るものと思われる。

このようにポットは、煙突掃除人の職業病といえる陰囊ガンが、ススに原因があること、約一〇年の潜伏期があること、早期手術をする以外に治療法がないことなどを、正確な観察をもとに論じた。しかし、このポットの先駆的業績は、当時かえりみる人もなく、一世紀以上も日の目をみることなく過ぎ、ガン研究がさかんになった最近、ようやくその真価が認められるようになった。

この当時のイギリスの煙突掃除というと、ブラシを煙突にさしこんでススを落すのではなく、ポットも書いているように、大きな煙突のなかに、「のぼり屋」と呼ばれる生きた人間の子供がはいりこみ、煙突のなかの段をのぼりながら、ススを掃きおとす苛酷な作業であった。一八世紀以降イギリスでは鉱工業がさかんになり、また都市施設や住宅も燃料の消費が増大し、それにつれ煙突掃除は当時の主要な職業となっていた。そしてこの危険で苛酷な労働は、貧民の男の子に課せられていた。一九世紀の作家チャールス・キングスリは、この煙突掃除の男の子を主人公に物語『水の子』(一八六三)を書いたが、それは児童労働を保護する立法措置のきっかけとなった。またチャールス・ラムは有名な『エリア随筆』(一八二三)に、こう書いている。

私は煙突掃除人に行き遇うのが好きだ、――勘違いしないでくれ給え――大人になった掃除人ではない――あのまだ年齢の行かない新米者で、始めて黒くなった顔には桜色がほのみえ、母親の拭ってくれた跡が頰にまだ残っているという――若い雀のぴいぴいと言ったような可愛らしいその職業上の声を立てて、夜のひきあけか或はも少し早くかにやって来るそうしたもの、或はそれよりも、大抵は日の出の前駆をして空高くかけ昇る朝の雲雀に似ていると言いたい位なもの——それを私は言うのである。私はこうした薄黒い点——気の毒な汚れのようなもの——罪のない黒いもの——に対して親しみある切な情を抱いているものである。(戸川秋骨訳)

石炭・木炭・油などの不完全燃焼によってつくられるスス(カーボン・ブラック)は、コールタールなどのグループとして、有力な発ガン物質 carcinogens であることは、一九二二年パセイによる実験によって科学的に証明された。

「始めて黒くなった顔には桜色がほのみえ、母親の拭ってくれた跡が頬にまだ残っている」可愛らしい煙突掃除の男の子は、この発ガン物質の巣窟のなかに一日中もぐりこみ、真黒になって働く生活をなん年もつづける。そして青年になるころ、彼らは兇悪なガンにとりつかれ、頬の桜色も消えうせ、無惨にも命をちぢめていく。この不幸な煙突掃除人は、知らなかったこととはいえ、いわば人間モルモットとして、環境ガンをつくる人体実験をやらされていたといえるのではないか——。

発ガン因子としての文明

パーシバル・ポットが煙突掃除人のススによる環境ガンを指摘してから、百年が空しくすぎた。この間に近代工業は急速に成長し、とりわけ化学工業の発展はおびただしい化学物質を人間社会にもたらした。この新しい文明の恩恵は、じつは抱合せで人間にさまざまの病気をおくりこんできたのである。環境ガンあるいは職業ガンについても、もはや見過されるような事態ではなくなった。それは、文明の新物質がひとつおくられるたびに、悪性新生物――ガンをつくる物質がひとつ創(つく)られるといえるほど、つぎつぎと数えあげられていった。

ポットからほぼ百年、まず一八二二年エアトンが砒素含有物による皮膚ガンを報告する。つづいて、一八七五年フォルクマンがタール・パラフィンを分離する工員に陰嚢ガンを発見、翌一八七六年マヌエリによりコールタールが発ガン因子として指摘された。一八七九年さきのエルツ山地の鉱夫の肺ガンが診定され、同年ハーティングとヒーンは粗製石油の一部蒸溜成分による皮膚ガンを報告、一八八七年ランカシァ地方の綿紡績工場の職工に皮膚腫瘍を発見、これは機械の鉱物油に長期間接触する結果とされ、「精紡工ガン」と呼ばれた。一八九三年ウンナは紫外線による皮膚ガンを報告、一八九五年レーンはアニリン色素工業の工員に膀胱ガンが多いことをつきとめた。また一八九五年レントゲンがX線を発見してからわずか六年後の一九〇二年、フリーベンはX線による皮膚ガンを発見した。

今世紀になると、皮膚ガンの原因となる物質ではピッチ・タール・アスファルト・鉱油が、肺ガンの因子としてはニッケル・クロム・砒素化合物・ベリリウム・石綿・コールタール蒸気・鉱油の噴霧・放射能などが、白血病の因子としてベンゾール・X線・放射性物

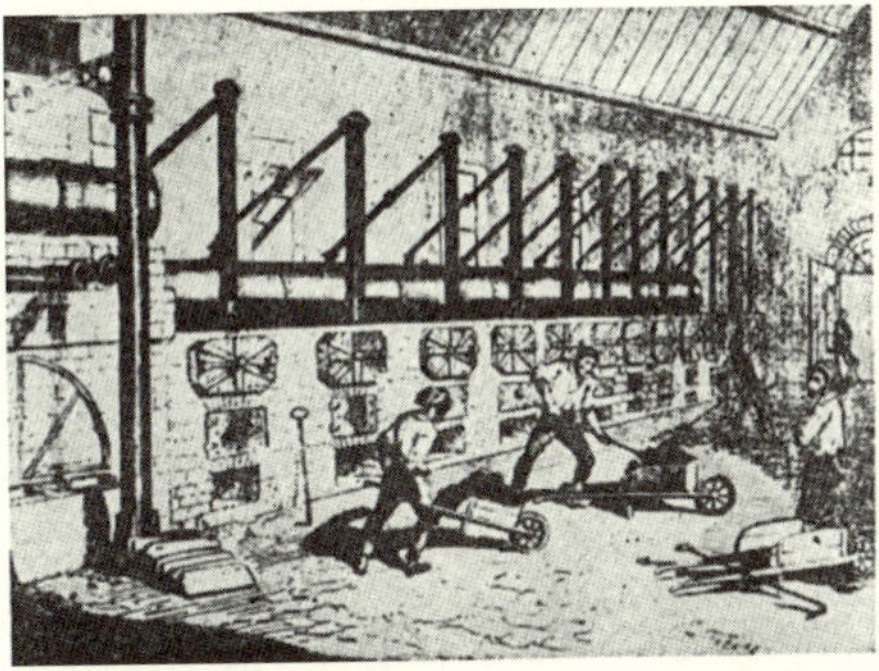
石炭を乾溜してガス・タール・コークスを製造する化学工場　1840年頃

質の照射など、また膀胱ガンでは染料工業で使用するベンジジン・オーラミン・マジェンタなど、ゴム工業のβナフチルアミンなどがつぎつぎに摘発されていった。

このほか、人間のガン原因子としての可能性をもつ物質として、プラスチックのような炭素重合体でつくった膜・線維・接着剤・塗料など、塩素の入った炭化水素・クロロフォルム・四塩化炭素・DDT・ワックス・夜光塗料・メチル基の入ったナフタリン類・ズルチン・合成女性ホルモン・ウレタン・バターイエローなどのアゾ色素などが知られ、そしてさいきんではタバコ(シガレット)と肺ガン、放射能の降下物と白血病の関係が問題となっている。こうして今日では、三〇〇種以上もの発ガン物質が知られている。

このように、人間にガンをおこさせる物質が知られるとともに、発ガン物質を分離し、また同じ原料によってガンを実験的につくることが着手され、ガンという難病の病理学的研究が急速に進んだ。このことは医学の歴史にとっては幸運のことであったかもしれないが、ふりかえってそれは人間の歴史にとってなんと矛盾にみちたことであったろうか。

もとより、人間のガンの原因として外的因子——環境——が主役を演ずるものとばかりは考えられない。大多数の人間のガンは、これという特定の環境要因とは無関係に発生する。しかし、研究がすすむにつれ、ガンの環境要因がその種類を増しつつあることも否定できないといわれる(中原和郎『癌』)。今日なお原因不明のガンが、あるいは特定の環境ガンであるという事実が判明しないともかぎらない。したがってガン原性物質を発見し、ガンの病理を解明することは、いぜんガン征服への第一歩といえよう。しかし問題はそれで解決されるといえるであろうか。

かつて細菌学の黄金時代に病原菌を発見し、ワクチンや特効薬を発見することに熱中したとおなじように、ガンの病理を解明し、ガンの特効薬を発見することだけに、ひたすら邁進していればいいのであろうか。すでにみてきたように、結核などの伝染病が減退していったのは、病原菌を殺す薬が発見される以前のことであり、環境衛生や生活水準の向上など社会的条件が伝染病の流行を抑制していったためである。しかも疫病時代の病原菌とちがって、発ガン物質は人間自身の文明がつくったものなのである。しかし、人間自身がもとめてつくった文明の副産物であるというところに、かえって問題解決のむずかしさがあるのかもしれない。

昭和四六年一〇月一四日の『朝日新聞』は、「実った企業内告発」という見出しで、染料メーカー大手四社がベンジジンの製造中止に踏み切ったことを報道している。昭和一一年から製造してきた発ガン物質ベンジジンにより多くの膀胱ガン患者を出してきながら、この事実を糊塗してきた会社も、労働者・医師の執拗な追及と世論のたかまりに押され、またドイツのバイエル社の製造中止に追随し、ようやく屈伏したのである。ベンジジンの発ガン性が知られてから、なんと半世紀を経ていたのである。

四人にひとり

スス——工業時代の夜明けとともに人間が大量につくりだした芳香族炭化水素、この猛毒な化合物を含有するススが、近代文明の谷間に生きる煙突掃除人の皮膚にガンという兇悪な病気をまずつくりだした。

ガンは生命がこの地上に誕生したときにはじまるといえるし、ガンと生物との戦いはふるい。しかし、ほかの生物とちがって、人間だけが発ガン物質をみずから創りだしたのである。

アグリコラから四百年、ポットから二百年、人間をとりまく世界は、すっかり様相を変えてしまった。

人間は発ガン物質の海のただなかにいるとさえいえる。もとよりこの海は一度や二度泳いだところでガンになるというものではない。毎日毎日なん年もなん年もくりかえし泳いでいるうちに、ガンになるのである。それなら、発ガン物質であるタールやベンジジンにふれないでいれば、すくなくとも外因性のガンからまぬがれることができるであろうか。また、環境ガンは直接に化学物質をあつかっている人たちだけにかぎられているのであろうか。じつはそうでないところに、問題の深刻さがある。

一昔前は母乳からDDTが出てくる時代であった。まだ生まれおちない子供にまで、おそろしい化学物質がしみこんでいるのである。「二十五年まえまでは、子供が癌（がん）にかかることは、珍しかったが、いまは合衆国では学童の死因の第一位がほかの病気ではなく癌」であり、「一歳から十四歳までの子供の死因の一二パーセントが癌」であり、「それも五歳以下の子供にとくに悪性腫瘍が多い」(レーチェル・カーソン)という。おそるべきことは、「生れおちたとき、いや、生れるまえから、発癌していることが多い」のである。ヒューパー博士は「先天的癌や小児癌は、母親が妊娠中にふれた発癌因子が胎盤をつきぬけて、発育中の胎児の組織に影響をあたえるため」ではないかと考えた。さいきん、これがけっして杞憂でないことが、動物実験によってたしかめられた。

ガンが多くなったと思われるのは、ほかの病気が少なくなったという相対的な理由、またこれまで不明であった病気がはっきりガンと診定されるようになったという理由、にもよるであろう。しかし思われるばかりであろうか。

一九〇〇年アメリカではガンは「全死亡数の四パーセントにすぎなかった」が、「一九五八年には一五パーセント」となり、「癌の罹病率から計算すると」、「四千五百万人のアメリカ人がやがて癌で倒れることになる」（レーチェル・カーソン）という。四人にひとり、三軒に二軒がガンでやられることになる。この比率は日本においてもおなじである。昭和一〇年（一九三五）には、ガンは全死亡の四・三パーセントであったが、昭和四八年（一九七三）には一八・五パーセントとなっている。しかもその罹病者は、アメリカとおなじように、社会的にも家庭的にも重要な位置にある三五―五九歳の働き盛りの年齢層において、死因の第一位を占め、死亡者の四人にひとりの割合を占めているのである。

今日、発ガン物質にさらされているのは、かつての鉱夫や煙突掃除人あるいは染料工場の工員たちばかりではない。殺虫剤・農薬、さらに食品・薬品にまで、科学的発ガン物質が混入していることは、まぎれもない事実である。生まれおちるまえから、あらゆる人が、発ガン物質との異常接近（ニアミス）にさらされている。

しかもこれら化学物質は七変化して人間のまえにあらわれる。たとえば、砒素は空気や水を汚染し、食物に残留し、薬や化粧品・防腐剤やペンキに入りこんでくる。そのひとつだけでは安全量かもしれないが、それらが重なり合い、さらにほかの発ガン物質と組み合わされ、入りみだれていったら、どういうことになるのか――。

昭和四六年一一月東京で開かれたガンの国際シンポジウムで、西独のサンダー博士らは、

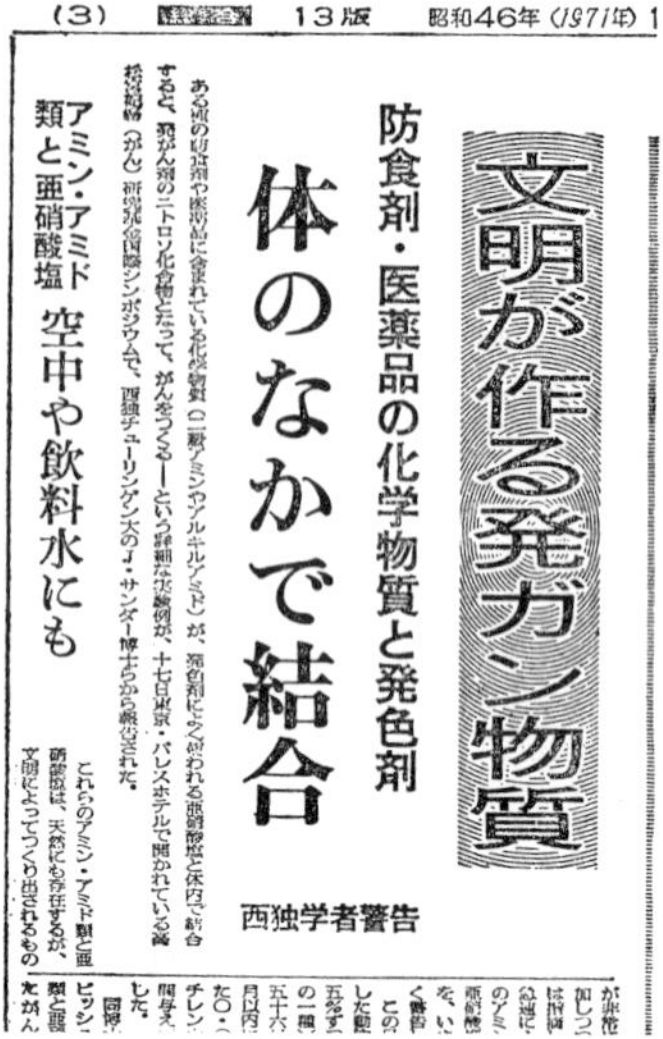

(3) 13版 昭和46年(1971年) 1

文明が作る発ガン物質

防食剤・医薬品の化学物質と発色剤

体のなかで結合

西独学者警告

ある種の防食剤や医薬品に含まれている化学物質（一級アミンやアルキルアミド）が、発色剤によく使われる亜硝酸塩と体内で結合すると、発がん剤のニトロソ化合物となって、がんをつくる――という詳細な実験例が、十七日東京・パレスホテルで開かれている悪性腫瘍（がん）研究会国際シンポジウムで、西独チューリンゲン大のJ・サンダー博士らから報告された。

アミン・アミド類と亜硝酸塩 空中や飲料水にも

これらのアミン・アミド類と亜硝酸塩は、天然にも存在するが、文明によってつくり出されるもの

文明と発ガン物質の因果関係を指摘する記事(『朝日新聞』昭和46年11月18日)

防食剤や医薬品に含まれている化学物質のアミン・アミド類と発色剤などに含まれている亜硝酸塩とは、それぞれ単独ではそれほどの影響はないが、これが体内で結合されると強力な発ガン物質となることを発表し、その驚きを新聞は「文明が作る発ガン物質」という見出しで伝えた。

かつてこの文明社会には病原菌がうじゃうじゃしていた。それはいま発ガン物質の洪水におそわれているのとおなじであった。しかも病原菌は、人間が意識的にばらまいたものではなかった。そして、疫病が征服されたのは、病者の治療に成功したことよりも、病原菌をよせつけない環境を人間がつくったことに、より大きな原因があった。

ガンの治療にとりくむことも重要であり、それが大規模に行なわれることも必要であろう。いずれガン制圧が科学の勝利として語られる日もくるであろう。しかし――ガンにかからせてから治すよりも、まずガンにかからせない「文明」をつくることこそ本道ではな

いだろうか。

『沈黙の春』によって、自然破壊・環境汚染を痛烈に告発し、アメリカの民衆と大統領そして国連を動かし、世界の公害追放運動の発端をつくったアメリカの生態学者レーチェル・カーソン女史は、一九六四年四月ガンに斃れた。五六歳であった。

「病める世界――新しい生命の誕生をつげる声ももはやきかれない。でも、魔法にかけられたのでも、敵におそわれたわけでもない。すべては、人間がみずからまねいた禍いだったのだ。」(『沈黙の春』)

第七章　コレラをめぐる政府と民衆

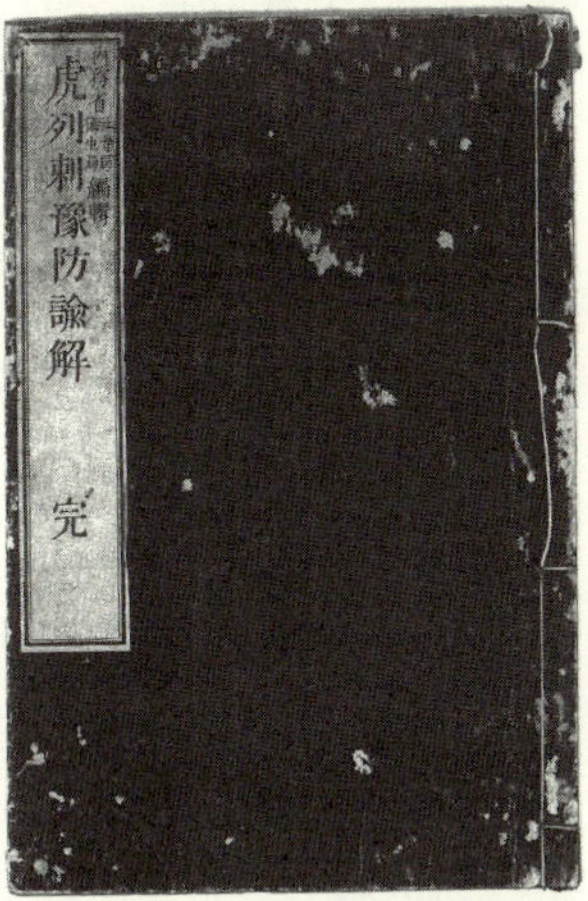

内務省社寺局出版『虎列刺予防諭解』

ある供養碑

明治の世になって一〇年、まだ西南戦争のほとぼりもさめやらぬその一一月一九日夜半、千葉県安房郡貝渚(かいすか)村(現鴨川市)という小さな漁村に、ときならぬ早鐘がなりわたった。鐘の音にはやったのか、漁民数十人が手に手に竹槍をもち、逃げる一人を八方から追いかけ、ついにとりおさえ、竹槍で頭をはじめ数ヵ所を突き刺し、息絶えたとみるや、加茂川に死骸を投げ込んだ。被害者は医師沼野玄昌。その無惨な遺体が引きあげられたのは、夜も白じらと明けるころであった。——沼野医師は、ただコレラ患者を救おうとしたところを、無知な村民が胆取りと流言し、不運にもこの難に遭ったのである。

のちに漁民たちは祟りをおそれてか、その七回忌に惨事のあった現場にささやかな供養碑を建立した。四二歳にして非命に斃れた沼野玄昌は、隣村小湊に代々つづく医家を継いだ医師。佐倉順天堂に研学中は、のちに明治の医学医政を担った長谷川泰・佐藤進とならんで同門の三羽烏といわれた逸材であったという。迷信ぶかい漁民たちは、この碑にまいると子どもの腫(はれ)ものなどが癒えるといい伝え、碑前で供養をおこなっていたというが、今日ではそれもすたれ、いまその供養碑は加茂川の松原に人知れず百年の歳月を立ちつくしている。

コレラは、このような幕開けの血腥い惨劇をもって、明治の日本人のまえに登場してきたのである。

「近代化」とコレラ

コレラは国際伝染病の花形である。しかしペストや発疹チフス、疱瘡や結核のように、歴史にながく名前を記憶された古顔ではない。それは一九世紀になってはじめて、国際舞台におどり出たニューフェイスである。それまで彼女は、母国インドにひっそりと身をかくしていた。

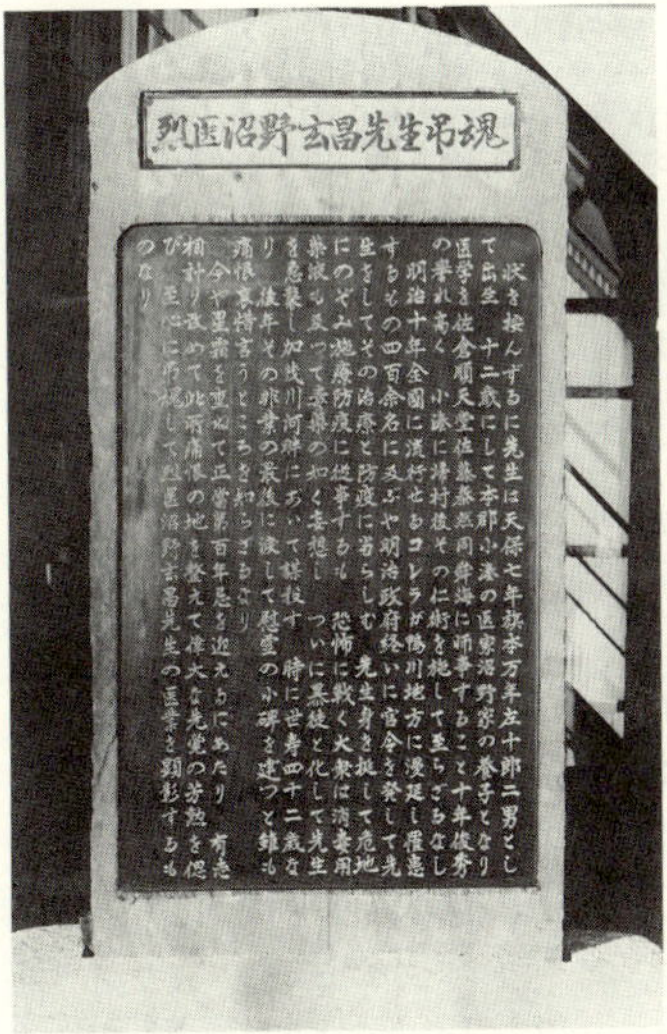

コレラ事件殉難の医師沼野玄昌の供養碑　千葉県鴨川市

コレラは元来インドのガンジス河流域とくに下ベンガル地域に盤踞していた風土病的性格をもった伝染病であった。それが一九世紀、近代文明の進歩とりわけ交通の活潑化とともに、国際交流の波に乗って、文明諸国にお目見えしたのである。つまり、コレラの世界的流行(パンデミー)は、いうなれば世界の「近代化(モダニゼイション)」の一現象といえる。一九世紀初頭から二〇世紀初頭にかけての約百年間、コレラはその故郷から数回にわたって飛び出す。そして近代化をいそぐ世界中の人びとに手ひどい打撃をくりかえし与え、ペストの脅威をようやく忘れかけた文明人をふたたび伝染病の恐怖に震え上がらせたのである。

コレラはいうまでもなく、コレラ菌 Vibrio Cholerae の感染によって起る消化器系急性伝染病である。病原体のコレラ菌は口から入り、糞便とともに排泄される。それが再びなんらかの経路で口に入り、ヒトからヒトへと伝染していく。コレラ菌は一八八四年コッホによって純粋培養され、顕微鏡下の形状からコンマ菌 comma bacillus と名づけられ、のちに細菌学の分類でビブリオ vibrio と呼ばれた。

このコレラ菌はふつう飲食物を介してヒトの口に入る。口から侵入したコレラ菌は胃を通過すると小腸の中で増殖を開始、それが大腸に送りこまれ、異常に増殖する。腸内常在菌でこれに対抗できるものはない。このビブリオによって産生された一種の内毒素が腸管壁の粘膜細胞にある種の障害作用を及ぼし、それが激しい下痢をひき起す。さらに腸管からのナトリウム再吸収が不能となり、細胞内の水が腸管腔内に排出、いわゆる脱水症状を起す。こうした水分欠乏が進行すると体力は急速に消耗、血行が障害され、血圧が低下、脈搏は減弱し、虚脱状態から死に至る。放置しておけば約七五パーセントの致命率。今日ではコレラワクチンなどによる予防・治療法が進歩し、施設の良い所であれば致命率一—

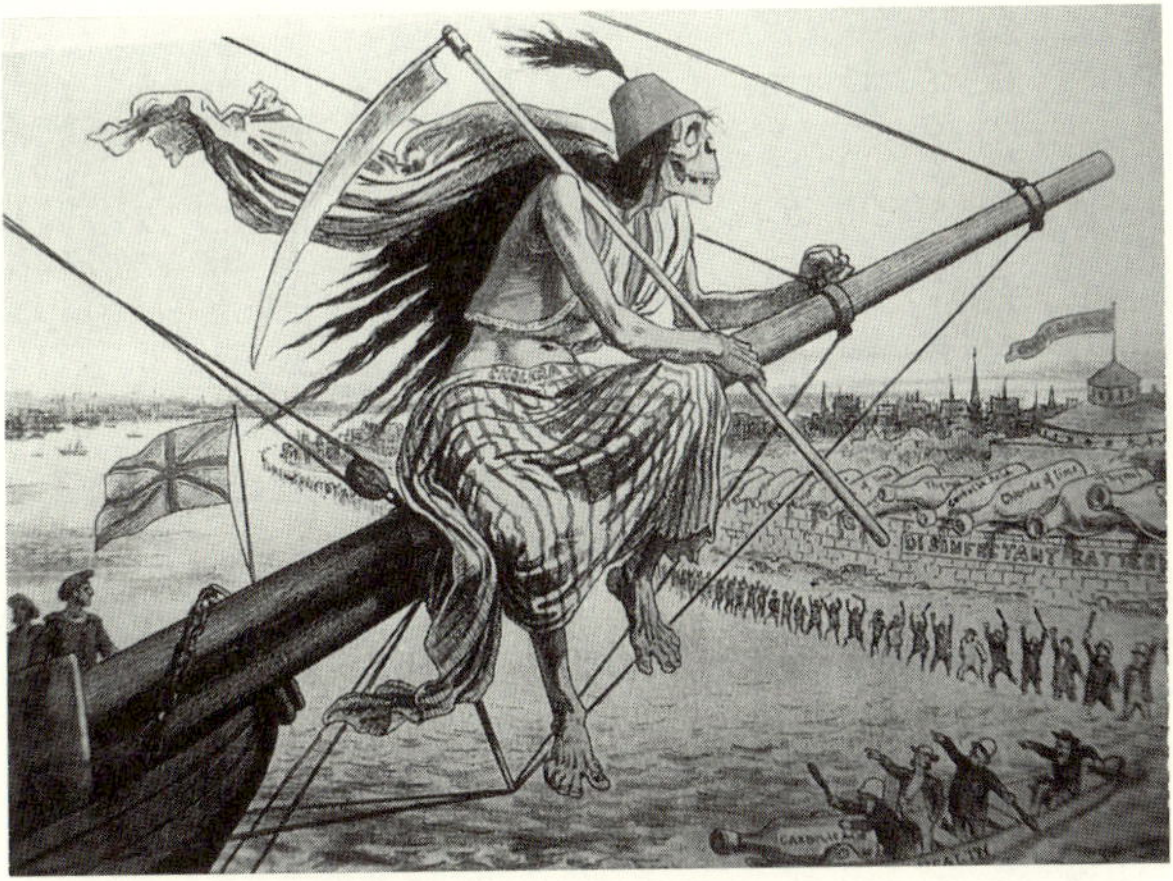

コレラの上陸を阻止する風刺画 『パック』誌

二パーセントにすぎない。しかし今日なおコレラが恐怖の対象となる理由は、その伝染経路の巧妙さと、それにもまして伝染速度の迅速さにある。

では、このコレラはいつ頃からガンジスのデルタ地帯に巣くっていたのか。史料が乏しく、その始原をつきとめることはできないが、すくなくとも前三〇〇年頃の碑文に、コレラの症状と推測される悪疫の記録がある。七世紀になると中国にコレラとおぼしき消化器病の記述がみられるが、一四九八年世界一周のヴァスコ・ダ・ガマの遠征隊がはじめてコレラの記録をヨーロッパに伝える。そのごオランダの東印度会社の医官ボンチウスが一六二九年ジャワにコレラとおもわれる伝染病が荒れくるったことを報告しており、一八世紀末にインドに進駐したイギリス軍がコレラによってなん千という兵士を失ったという。

このようにして、はじめ下ベンガルのガンジス・デルタで風土病として局地的流行(エンデミー)をくりかえしていたコレラは、しだいに勢を得て、中国東海岸・ジャワ・セイロンなど近隣の諸国へ戦線を拡大し、地方的流行(エピデミー)の形勢を示すにいたった。このエピデミーに成長したコレラが、いよいよその勢力をたのみ、一九世紀を迎えると、世界の近代化の潮に便乗し、世界的流行(パンデミー)の遠征の途に旅立つのである。ときに一八一七年、コレラ史における運命の年である。

コレラパンデミー

第一次パンデミー　一八一七―二三年

一八一五―一七年インドは凶作による飢饉がつづいた。それが原因であったのか、一八一七年、生まれ故郷のベンガルで蠢動(しゅんどう)をつづけていたコレラは俄然身をひるがえし、八月はじめカルカッタを襲った。翌一八一八年には北進してネパールに侵入、ガンジス河を遡ってアグラ・デリを通過、一八二〇年にパンジャブに到達、西進してスラット・ボンベイに向う。南下した一軍はマドラス・マズラを通過、一八一八年一二月にセイロンに渡り、翌年コロンボに波及する。

さらに一八二一年海を渡ってアラビア半島のオーマンにとりつき、バーレイン諸島からペルシア湾東岸のブシールを経て、シラズ・テヘランに達し、ペルシア湾頭のバスラにも出現する。そこからチグリス河に沿ってバグダッドに入り、ユーフラテス河を遡行、一八二二年にはカスピ海と黒海の間のトビリシに至り、アストラカンにまで達する。また隊商路によりシリアにもちこまれたコレラは一八二二年一一月アレッポに、翌年アレキサンドレッタにあらわれ、ここで進路をはばまれヨーロッパを指呼の間にのぞみながら、ついに入ることができなかった。なおアラビアの奴隷船によって一八二一年アフリカ東海岸のザンジバルに飛火している。

一方、東進したコレラは一八一九年にビルマ・シャムに入り、さらに海路マラッカ・ペナン・シンガポールを洗い、翌年バンコックに上陸する。同年にはジャワ・ボルネオその他インドネシア諸島にも渡り、フィリピンのマニラもすでに感染する。

そして一八二〇年中に広東に上陸、ついで寧波から揚子江をさかのぼり、翌年には華北が流行の波にのまれ、北京もまぬがれない。さらに余力をかって万里の長城を越え、はるかロシア領キャフタに達する。

この余波が一八二二年(文政五)、日本に及ぶ。中国か南方からの船によってか、あるいは朝鮮を経由してか、ともかく日本の西南に上陸する。日本最初のコレラ流行である。

このようにしてコレラの第一の征旅は、一八一七年にはじまり、アジア諸国を縦横無尽に暴れまわり、なん回か越冬をくりかえし、一八二三年ようやくその矛をおさめた。

第二次パンデミー　一八二六―三七年

下ベンガルの故郷で三年ほど雌伏していたコレラは、一八二六年ふたたび勢をもりかえし、いよいよ世界制覇の途に上る。この年ガンジス河をさかのぼり、翌年にはパンジャブ、一八二九年にはアフガニスタンからペルシアに入る。ここからメソポタミアを経て、一八三〇年アラビアに入り、翌年メッカの巡礼に大流行をおこして一万二千人を殺し、エジプトではカイロ・テーベ・アレキサンドリアを通過、チュニジアに及び、一八三五―三七年には南下してスダン・アビシニア・ソマリランドからザンジバルに達した。

一方、ペルシアから北進してロシア領ウズベクに侵入したコレラは、そのブカラから隊商にのってヨーロッパロシアのオーレンブルグにとりついた。ここでついにロシアの防疫の網をくぐり抜け、一八三〇年モスクワに到達、さらにペテルスブルグを洗い、フィンランド・ポーランドへと進撃する。勢をえた一軍は南下してオーストリアに侵入、一八三一年ウィーンを陥れ、別軍はバルト海をまわってプロシアのダンチヒに上陸、内陸に進攻、同年ベルリン・ハンブルグに入城する。

また、軍艦に乗りこんだのか、一八三一年一〇月コレラは突如イギリス東海岸サンダーランドにあらわれ、ニューキャッスル・エジンバラにつづいて、一八三二年二月ロンドンに出現、同年三月アイルランドのダブリンを侵す。同じころドーバー海峡対岸のカレーに姿を見せたコレラは、ただちにパリに出現、フランス全土にひろがる。この年にはベルギー・オランダ・ノールウェイなどの主要都市はいずれも同じ運命となる。

ところが余勢をかったコレラはこの一八三二年、勇躍大西洋をのりこえ新興国アメリカに渡る。まずカナダのケベックに上陸、内陸を進み、ほとんど同時にニューヨーク・フィラデルフィアに出現する。さらに一八三四年にはロッキー山脈を越えて太平洋岸にまで到達する。また一八三三年にはメキシコ・キューバが洗礼され、一八三七年には中米のニカラグア・グアテマラを襲っている。東方では一八三五年に中国に侵入、広東で流行を再発させた。

このように第二次のパンデミーは処女地のヨーロッパ・アメリカを席巻、かくして一八一七年からの第一次のそれとかさねると、この二〇年間にコレラは地球上のほとんど全域にその足跡を残したことになる。おそらくこれまでに、これほど短い期間にこれほど広く世界旅行をした生物は、ほかにいないだろう。

そのごコレラは、インドの故郷からときおり再起した増強勢力と過去二回の流行の残留勢力とが混成しながら、世界各地に四回ほどのパンデミーを記録している。

第三次パンデミー　一八四〇―六〇年
第四次パンデミー　一八六三―七九年
第五次パンデミー　一八八一―九六年

第六次パンデミー　一八九九―一九二六年

このうち、第三次パンデミーはヨーロッパで死亡率が高く、フランス一四万、イタリア二万四千、イギリス二万の死者を算している。このさいロンドンは一八五四年に大流行にさらされたが、このときスノーがコレラの伝播は飲料水の汚染にあることをつきとめ、疫学上の古典的発見となった。また第三次パンデミーは日本に達し、安政五年（一八五八）の大惨害をおこした。

第五次パンデミーはエジプトで暴発したが、このときヨーロッパの医学界はようやく細菌学の夜明けを迎えたときであり、一八八三年エジプトに派遣されたコッホが現地で研究をかさね、翌一八八四年七月ベルリンでコレラ菌発見を報告する。病原体発見をしおに、コレラ防疫体制は一挙に合理化され、第六次パンデミーが終息するとともに、コレラはその花々しい国際舞台から引退し、ベンガルの田舎娘にまい戻った。

なお、一八九二年若き医師アントン・チェホフは『六号病室』を書きながらモスクワ郊外でコレラ防疫に奔走しており、また翌一八九三年ペテルスブルグでは「悲愴交響曲」の初演をおえたチャイコフスキーがコレラで命を落したが、これは第五次パンデミーのときの話である。

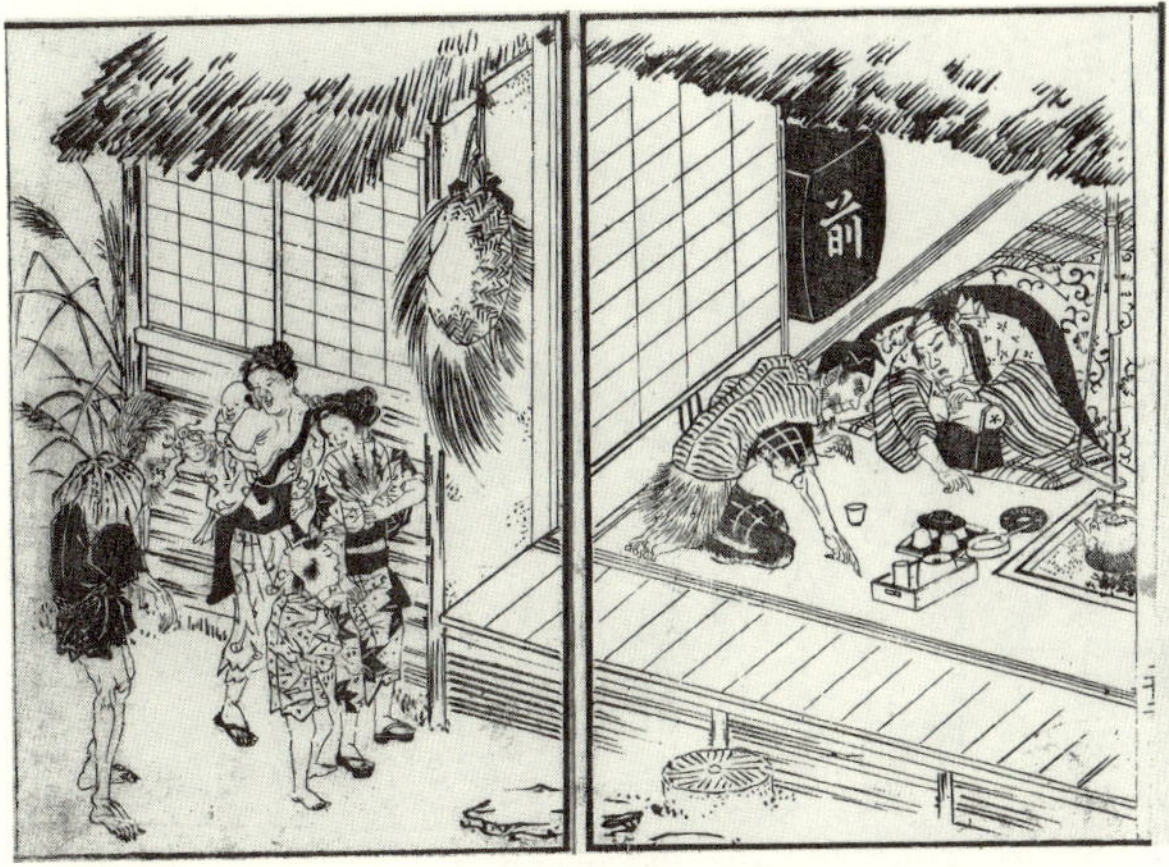

安政のコレラ流行のありさま　『安政箇労痢記』(安政5年刊)(著者所蔵)

日本が最初にコレラに見舞われたのは文政五年、第一次パンデミーの余波で、ベンガルのハイマートを巣立ってから五年後のことである。朝鮮からか、南方からか、ともかく西南の一角にいまだかつてみない暴病が伝来し、対馬ではこれを「見急（けんきゅう）」、豊後では「鉄砲」、大坂では「三日コロリ」と呼んだ。山陽道から大坂に入り、京都に波及、伊勢路・東海道にも進んだが、箱根を越えなかった。

これから数えて三六年後、安政五年第三次パンデミーの余波が達し、日本における第二次流行となり、三年間惨劇を展開した。今回のコレラ侵入については、たまたま長崎に居留していたお雇い外国人第一号のオランダ医師ポンペ・ファン・メーデルフォールト(一八二九―一九〇八)が正確な記録をのこしている。すなわち「一八五八年七月に米艦ミシシッピー号がシナから日本にコレラ病を持ち込んだ」(ポンペ『日本滞在見聞記』)。このミシシッピー号は五年前ペリーが浦賀に来航した時、東インド艦隊の一隻としてやってきた船であった。「一八二二年以来、日本ではこの恐るべき疾病についてまったく聞くところがなかった。たくさんの犠牲者が出た。市民はこのような病気に見舞われてまったく意気消沈した。」そして「彼らは、この原因は日本を外国に開放したからだといって、はなはだわれわれ外国人を敵視するようにさえなった。」しかしポンペは、「この病気を防止するため、あらゆる防止策を講じた。幕府も衛生処置を講じ、異常な努力をもって実行に移した。」

しかし病勢は激甚をきわめ、九州・四国から大坂・京都・江戸から遠く箱館(函館)にまで及び、多数の死者を出した。江戸では「八月上旬より中旬に至りては病倍々盛んにして、死する者多きは一町に百余人、少なきは五六十人、葬礼の棺大路小路に陸続し、昼夜を棄ず絶る間なく、御府内数万の寺院は何処も門前市をなし、焼場の棺所せまきまで積みならべて山をなせり」(『安政箇労痢流行記概略』)といったありさまで、江戸だけでも死者十万余、あるいは二六万余人を数えたという。

安政五年といえば、幕府がようやく開港にふみきり、一方「安政の大獄」などの事件があいついでいただけに、コレラ流行が朝野に与えた影響は深刻であった。幕府が蘭方医禁止を解き、官医の西洋医術採用を許し、伊東玄朴らが幕府の官医となったのは、この年七月三日のことであるが、これはこのコレラ流行に将軍家定も罹患し、これにたいし漢方医が無力のため蘭方医が招聘されたことが端緒であった、ともいわれる。

つづく第三次のコレラ流行は文久二年（一八六二）。この夏、患者五六万余、江戸だけで七万三千の死者が出たという。――こうして時代は明治維新を迎える。

明治維新とコレラ

日本近代の朝はコレラの洗礼とともに明けた。コレラだけではない。痘瘡・赤痢・腸チフス・ペストなど急性伝染病が、文明開化の潮にのり、大波となって日本を呑みつくした。まず痘瘡が明治七―八年に大流行し、また明治一九―二〇年、明治二五―二六年と、間歇的に流行をくりかえし、幕末以来の種痘普及の努力が空しいことをあきらかにした。赤痢は明治一六年から九州・四国に発原し、一挙に流行体勢に入り、明治二六―二七年には全国的に猖獗をきわめ、やがて風土病的に淫侵盤踞していく。これに腸チフス・ジフテリア・流行性感冒（インフルエンザ）が加担し、明治三二年には突如ペストが侵入、以後小流行をくりかえす。明治も後半になると慢性伝染病が日本にひろく深く浸潤し、梅毒を筆頭とする性病、そしてハンセン病と結核が大きな社会問題として明るみに出てくる。

なかでも最大の強敵はコレラ――。明治一〇・一二・一五・一八・一九・二三・二四・

コレラ・赤痢・腸チフス・痘瘡の患者および死者数

(明治 9–32 年)

	コ レ ラ		赤 痢		腸チフス		痘 瘡	
	患者数	死者数	患者数	死者数	患者数	死者数	患者数	死者数
明治 9(1876)	—	—	976	76	869	108	318	145
10(1877)	13,816	8,027	349	38	1,964	141	3,441	653
11(1878)	902	275	1,078	181	4,902	558	2,896	685
12(1879)	162,637	105,786	8,167	1,477	10,652	2,530	4,799	1,295
13(1880)	1,580	618	5,047	1,305	17,140	4,177	3,415	1,731
14(1881)	9,387	6,237	6,827	1,802	16,999	4,203	342	34
15(1882)	51,631	33,784	4,330	1,313	17,308	5,231	1,106	197
16(1883)	669	434	20,172	5,066	18,769	5,043	1,271	295
17(1884)	904	417	22,702	6,036	23,279	5,969	1,703	410
18(1885)	13,824	9,329	47,307	10,690	29,504	6,672	12,759	3,329
19(1886)	155,923	108,405	24,326	6,839	66,224	13,807	73,337	18,678
20(1887)	1,228	654	16,147	4,257	47,449	9,813	39,779	9,967
21(1888)	810	410	26,815	6,576	43,600	9,211	4,052	853
22(1889)	751	431	22,873	5,970	35,849	8,623	1,324	328
23(1890)	46,019	35,227	42,633	8,706	34,736	8,464	296	25
24(1891)	11,142	7,760	46,358	11,208	43,967	9,614	3,608	721
25(1892)	874	497	70,842	16,844	35,636	8,529	33,779	8,409
26(1893)	633	364	167,305	41,284	34,069	8,183	41,898	11,852
27(1894)	546	314	155,140	38,094	36,667	8,054	12,418	3,342
28(1895)	55,144	40,154	52,711	12,959	37,015	8,401	1,284	268
29(1896)	1,481	907	85,876	22,356	42,505	9,174	10,704	3,388
30(1897)	894	488	91,077	23,763	26,998	5,697	41,946	12,276
31(1898)	655	374	90,976	22,392	25,297	5,697	1,752	362
32(1899)	829	487	108,713	23,763	27,673	6,452	1,215	245

『医制八十年史』より

二八年とたえず大流行をくりかえし、明治四四年間のコレラによる総死者数は三七万余、これは日清・日露の大戦争の死者総数をはるかに上回る。

　これまで鎖国と封建の惰眠をむさぼっていた日本は、明治維新を迎え、内外から大きくゆさぶられる。人や物が激しく移動し、新しい産業の波が人びとの生活を変えていく。うちつづく内戦と対外出兵、荒廃していく農村、貧民の蝟集（いしゅう）する都市。それに文明開化とはいえ、環境衛生といえば江戸時代そのまま、上下水道もほとんどなく、電灯がつき汽車が動いても、飲み水は黴菌（ばいきん）だらけ、し尿はたれ流し――。伝染病がこの明治日本に蔓延しない道理はない。まず消化器系伝染病が無人の野を行くがごとく暴れまわる。とりわけ、世界の近代化の波にのって世界旅行をくりかえしているコレラが、なりふりかまわず近代化を急ぐ日本を、絶好の餌食にしないはずがない。

　明治最初のコレラは明治一〇年(一八七七)九月横浜に発生する。患者はアメリカ商館に働いていた二人の老女。清国の厦門（アモイ）に流行していたコレラが米艦によって運ばれ、それに感染、発症したものという。その八月、長崎の大浦でコレラが発生する。入港した英艦がコレラで死亡した水夫を大浦山地で埋葬、これを手伝った者が発病したという。

　こうしてコレラは横浜と長崎の開港場、東西二ヵ所の火元から発し、明治コレラ流行史の幕は切って落される。横浜からただちに東京に飛火し、関東・甲信越へと拡大、また長崎からは九州一円・中国・四国・京阪神へとひろがり、さらに東北がその流行経路に入る。

この明治一〇年は西南戦争の年、戦乱が平定し、官軍がつぎつぎに凱旋するとき、この帰還兵の持ち帰ったコレラが、海路および陸路によって全国にばらまかれる。さきの沼野医師の悲劇は、このときの事件である。

明治一〇年の流行は患者一万四千、死者八千余で終息した。こえて明治一二年、愛媛県に初発したコレラは、別府の温泉場で暴発し、全国に大流行をまきおこし、患者総数一六万、死者一〇万をこす超大型の惨事となった。つづいて明治一五年、コレラが淫侵していた横浜に原発し、死者三万余。明治一八年には長崎の外人居留地に原発、冬を越して全国に四散し、ふたたび死者一〇万をこす惨禍をくりかえすことになった。

明治二三年の流行では、頼朝丸事件というのが記録されている。上海と口之津間を往復している石炭船頼朝丸の積込人夫二名、外国人機関手の洋妾(ラシャメン)とその母親、乗組員に接した娼婦とその妹、こうした人物がコレラ初発患者となった。明治二八年の流行は、日清戦争に出兵した日本将兵が、外地から持ち帰ったコレラを散乱させておこしたものである。患者五万をこす大型コレラ流行はこの年で終った。

『虎列刺予防諭解』

明治維新の激動期にあいついだコレラ禍は、もとより国家社会の大問題となった。明治政府はコレラ侵入の報に接すると、ただちに内外に向って法令や規則をつぎつぎに公布し、組織や官制をかまえてこれに対抗しようとする。

明治一二年のコレラ大流行にさいし、政府はさっそく内務省に内外の医師をまねいて「中央衛生会」なる組織をつくり、ついで「地方衛生会」を組織、さらに住民の力を借りることを考えて「町村衛生委員」の制度をつくり、これを住民の公選とし、官民一致してコレラ撲滅に立ち向うというかなり前向きの姿勢をとった。「コレラは衛生の母である」とヨーロッパではいわれるが、これは、日本でもそのままあてはまり、日本の衛生行政の原点はコレラにあった、といっても過言ではない。

しかしひとたび流行がしずまると、政府はコレラ問題を忘れ、予算を出ししぶり、せっかくみのりかけた地方衛生組織をつぶしてしまう。これはいつに皇室費や軍備拡張費の増額で財源が奪われてしまったからである。

一方、明治二〇年頃になっても、コレラの病因についてはコッホの黴菌説とペッテンコーフェルの土壌説とが対立しているような状態で、世界的にも予防と治療のきめ手をかいていた。こうした医学水準では、なおさら公衆衛生的な施策に期待するほかなかった。当時の対策としては、清潔・消毒・隔離の三点であったが、第一の方法つまり伝染病対策の根本策である環境整備は金がかかるため、富国強兵策と対立し、この面はひどく立ち遅れ、政府はしたがって第二・第三の方法のみに力を注ぐことになる。これを効果的に実施するため、明治一九年新しい官制をつくり、地方衛生行政の実務を警察官僚の手に移してしま

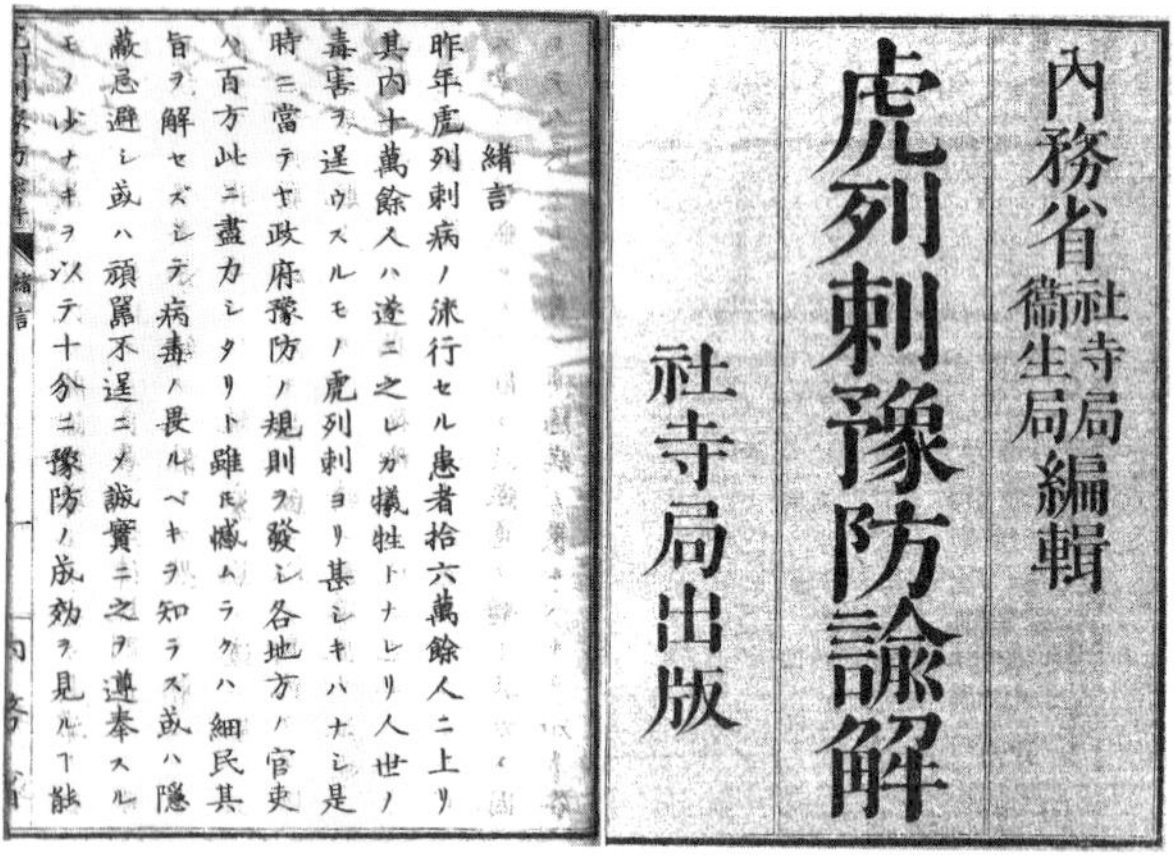

内務省社寺局衛生局編輯

虎列剌豫防諭解

社寺局出版

緒言

昨年虎列剌病ノ流行セル患者拾六萬餘人ニ上リ其内十萬餘人ハ遂ニ之レガ犠牲トナレリ人世ノ毒害ヲ逞ウスルモノ虎列剌ヨリ甚シキハナシ是時ニ當テヤ政府豫防ノ規則ヲ發シ各地方ノ官吏ハ百方此ニ盡力シタリト雖モ憾ムラクハ細民其旨ヲ解セズシテ病毒ノ畏ルベキヲ知ラズ或ハ隠蔽忌避シ或ハ頑嚚不逞ニシテ誠實ニ之ヲ遵奉スルモノ少ナキヲ以テ十分ニ豫防ノ成効ヲ見ル能

内務省社寺局出版『虎列剌予防論解』(明治 13 年)　著者所蔵

う。明治政府は、国民の保健衛生の公共的改善をあとまわしにし、むしろ警察行政的に伝染病対策を強行していくのである。川上武氏が指摘するように、こうした「警察行政に従属した衛生行政の官僚化は、やがて日本医療の宿痾となり、衛生行政そのものをも停滞させる重大な要因となった」のである。

ここに一冊の和綴の書物がある。内務省社寺局衛生局編輯、明治一三年四月一二日出版、題して『虎列剌予防論解』——。政府の上からの衛生キャンペーンの一例である。その「緒言」はこう述べている。

昨年虎列剌病ノ流行セル患者拾六万余人ニ上リ　其内十万余人ハ遂ニ之レガ犠牲トナレリ　人世ノ毒害ヲ逞ウスルモノ虎列剌ヨリ甚シキハナシ　是時

ニ当テヤ政府予防ノ規則ヲ発シ　各地方ノ官吏ハ百方此ニ尽力シタリト雖ドモ　憾ムラクハ細民其旨ヲ解セズシテ　病毒ノ畏ルベキヲ知ラズ　或ハ隠蔽忌避シ　或ハ頑嚚不逞ニシテ　誠実ニ之ヲ遵奉スルモノ少ナキヲ以テ十分ニ予防ノ成効ヲ見ルコト能ハザリキ　蓋シ斯民ヲ開諭啓導シテ　先ヅ其蒙ヲ発クニ非ザレバ　如何ナル良善ノ法律規則アリト雖モ決シテ其美果ヲ結ブコト能ハズ　然シテ朝トナク夜トナク孜々諄々戸ニ説キ家ニ諭シ　遂ニ能ク其良心ヲ挑発シ　頑ヲ解キ愚ヲ啓キ以テ斯民ヲ至惨ノ毒害ニ脱セシムルモノハ　特ニ教導職ノ説諭ニ頼ラズンバアラズ

つづいてさまざまな訓戒をたれるわけであるが、たとえば「凡て伝染病の原因となるべきものに四項あり」とし、「空気・飲水・飲食物・他人との交通」をあげ、それぞれにわたってことこまかに注意を与え、あるいは避病院について、その「取扱は決して粗略ならざるもの」であるから「速に其病人を避病院に送るを良とす」と諭し、さいごに、「各人能く正直に此論解の箇条に注意して之を守り、一人々々の無事安全を祈るべし、一人安全なれば家内も町内村内も安全にして天下も太平なりと知るべし」と結んでいる。

このような刊行物も、政府の開明的努力のひとつとして評価できる面もあるが、上からの衛生キャンペーンだけでコレラが撲滅できるものでもなく、かえってそこには民衆の反発・不信を惹きおこし、むしろコレラにまつわる一連の社会問題を続発させる一因となっていくのである。

「じゅんさコレラの先走り」

サーベルをがちゃつかせる警官の手にコレラ防疫が組みこまれると、当然強圧的・武断的にならざるをえない。民衆の権力への不信とかさなって、コレラ流行というとかならず民衆と官憲との対立・抗争が生じた。「コレラ！」というと、民衆はコレラそのものよりも、消毒・隔離の名のもとに、有無をいわさず家屋敷のすみずみまで踏みこんでくる警官の方を恐れた。

いやだいやだよ　じゅんさはいやだ
じゅんさコレラの先走り　チョイトチョイト

明治一五年頃はやった「チョイト〳〵節」の一節である。強制隔離にたいする民衆の怨嗟のあらわれといえる。子どもらが大勢でチョイト〳〵と手まねきしながら歌い歩いたという。

とくに恐れられていたのが避病院である。明治一二年のコレラ大流行のとき、東京では市内数カ所に大急ぎで避病院をつくり、患者を隔離した。しかし、それは病院とは名ばかりのバラックの板囲い。そのうえ医師も看護婦も不足し、患者はろくな看護もうけず、十中八、九死んでいった。死者は警察官立会いのもとに火葬にし、用がすむと避病院も焼きすてられた。人びとは避病院というと一度入ると生きては帰れない恐ろしい場所として恐

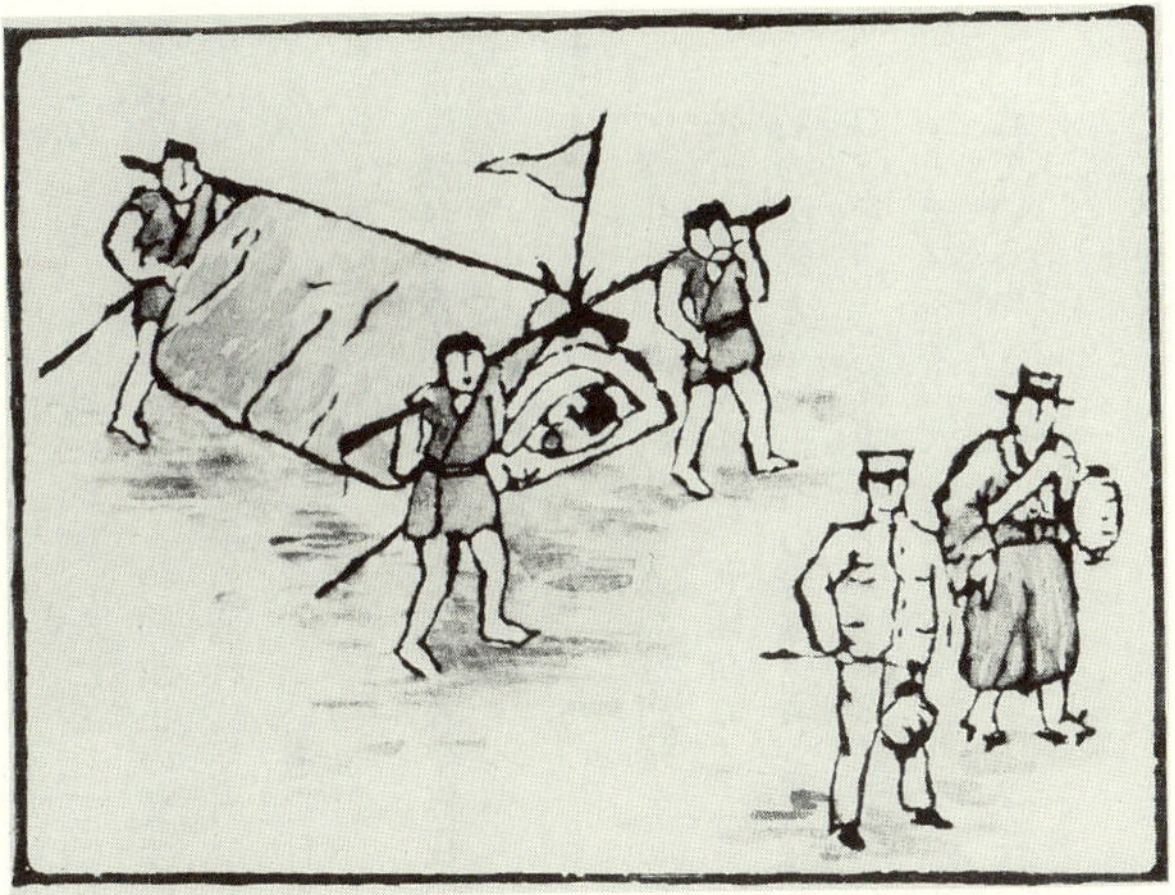

巡査と官吏を先頭に避病院へ患者を移送する図　明治28年

怖の眼でながめた。

明治一五年ふたたびコレラ禍に見舞われた東京では、警視庁が先頭になり市当局とともに患者を救うより、隔離第一主義をとり、強制隔離につとめた。収容しきれなくなると、ゴザやムシロの上に患者をころがしておくほかなく、こうした官憲の処置は庶民の反感をあおった。明治一九年最悪の年を迎え、恐惶は頂点に達し、五ヵ所ぐらいの避病院では到底収容しきれず、重患は死ぬのをまつ間もなく火葬場に直送された。市内の全火葬場は徹夜で焼きつづけたが追いつかなかったと、『警視庁史』は記している。この一年間だけで、赤痢・腸チフス・痘瘡それにコレラの四種伝染病だけで、日本はじつに一四万六千人以上の人命を失った。

日露戦争ひとつやったほどの大きな惨害であった。

このとき、政府はいったいなにをしていたのか。伝染病の負担は地方財政におしつけ、軍備の拡張・宮殿の造営・条約改正の交渉に狂奔し、そして鹿鳴館の舞踏会にうつつをぬかしていたのである。前年の暮れ、長州の足軽の小倅(こせがれ)から四四歳で初代内閣総理大臣になりあがった伊藤博文は、消毒くさい道を日本橋の待合にかよい、寵妓の膝に枕して政治の憂さをはらしていた。

富国強兵に盲進する日本では、人命軽視の衛生行政の弊風はそのごも一向にあらたまらなかった。東大の内科教師エルウィン・ベルツは、明治二五年三月一〇日の日記につぎのように怒りをぶちまけている。

学生たちと、駒込の天然痘病院を訪れた。醜態だ。四百名の患者に、時としては日に五十名の新患がある有様なのに、これに対して、一部は無経験のものをも含めて八名の医師と、二十名の看護婦である。冬だというのに、破れた紙障子のバラック！ ひどい！ 一体東京市は、病気の市民のために、何をしているというのだ！ コレラ――チフス――天然痘の伝染病！ それでいて、貧しい人たちを、せめて大切に飼われている馬ぐらいの程度にでも、収容しておける病院の一つすらない！

　コレラにまつわる残酷物語はかずかぎりない。そのなかから二、三をひろってみよう。

　N町といえば、かつて東京のM町とならぶ大阪きっての貧民窟。明治一九年のコレラ大流行のとき、当然この一角にもコレラが発生した。当局はただちに長屋の入口を封鎖し、住人を点検、外部と交通遮断した。とじこめられた住人は、すきあらば脱出せんという心地であったろう。ところが、ここに驚くべき珍事が出来（しゅったい）した。数日たって巡査が人員点呼すると、なんと前よりも増えている、というのである。おそらく、極貧の彼らにとっては、十中八、九は死ぬといわれたコレラよりも、封鎖期間中に官給される食糧にありつきたかったのであろう。また、コレラで死ぬと葬式一切は官でもってくれる。「死ぬならコレラ」

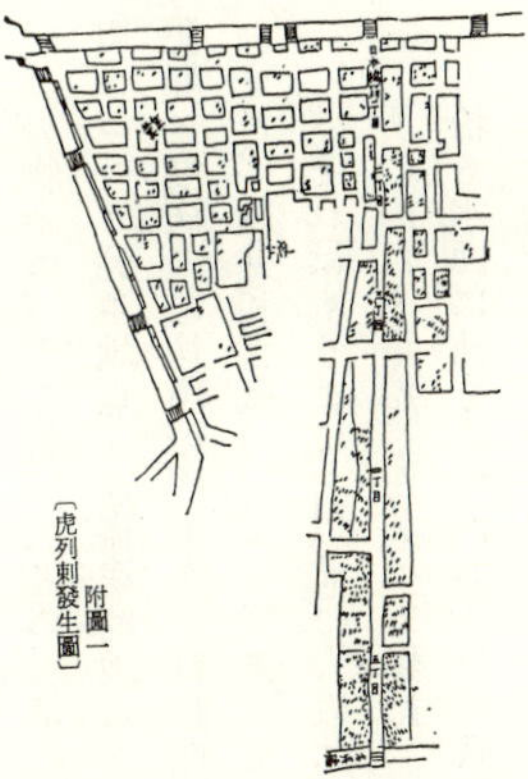

附圖一〔虎列剌發生圖〕

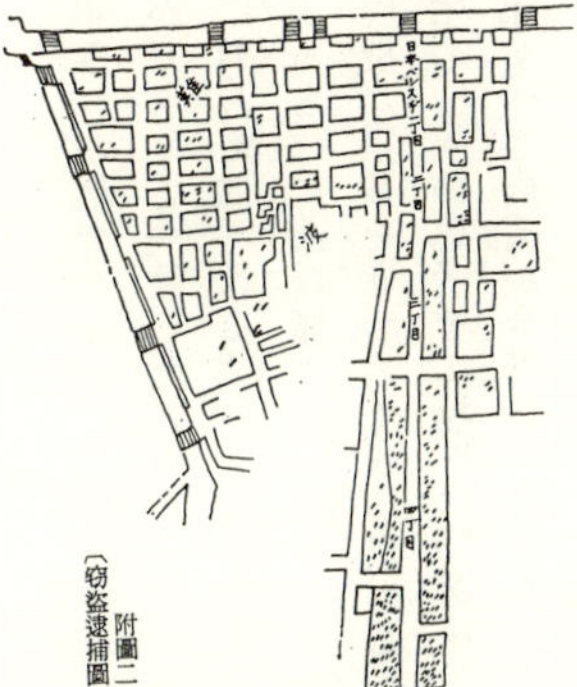

附圖二〔窃盗逮捕圖〕

大阪N町のコレラ発生図と窃盗逮捕図(明治19年)

という諺さえいわれたという。

この物語は、ある新聞記者のルポに記された話であるが、さらにそれによると、このN町のコレラ発生地点と窃盗逮捕地点とがピタリと一致したという。その発生図は、貧困・犯罪・疫病の悪循環の因果を一目瞭然におしえてくれる。

また、細井和喜蔵の『女工哀史』によると、こんな痛ましい話さえあったという。

それはもうよほど以前に大阪に虎疫(こえき)が猖獗をきわめた或る夏のことである。下らん所に面目を重んじた其の工場は、始め一人の患者を工場医に隠匿せしめたのが元で、恰(あたか)も水面に油を注いだ如く忽ち戦慄すべき病菌が全寄宿舎に蔓延したのである。此のとき会社は所轄の警察署と結託して、隔離室てふ名目の許に三十間とはなれぬ同敷地内にバラック建の病舎を急造し、灼熱するトタン屋根の下に荒筵(あらむしろ)を敷いて、二重三重と患者を押し込めた。そして一人の臨時医師を増員して防疫にこれつとめたのであるが、此の際真正患者と診たものは全部助からぬものと断定し、余計な費用や手数をはぶくため、医師を買収して毒薬を調達させ、患者の飲み薬の中へ混ぜたのである。

薬を飲むや、忽ち患者は七転八倒の苦悶を始めて遂にばたばたと虚空をねめて息ひきとるのであつた。するとそれを薄々覚つた他の患者は、口を緘つて薬を服まない。すると会社は荒くれな人夫に命じて手足をおさへ口を割り、否でも応でもそれをのませねば措(お)かないのである。

いよいよ服ませ終つて苦悶が始まるともう臨終を待つどころか、そのまゝバラックから文字通り引ずり出して「死体室」といふ小舎へつれて行き、其処で棺桶ならざる釘が出てグリスのついた機械の空箱へ詰め、車に乗せては火葬へ運搬して了ふのだつた。親が来たら無論伝染病ゆへ警察の命令で直ぐ焼いたと云つて了ふのである。こうしてそも幾百人の女が無念を呑んでかへらぬ幽鬼に旅立つたことぞ——。

さらに身の毛もよだつような話がある。明治一七年夏高島炭坑にコレラが侵入するや、三千の坑夫中半数をこえる千五百余名がコレラのために死亡したという。このとき、会社(三菱)は労働者が発病して一日たつと、死んだ者と死なない者とを問わず、これを海岸の焼場におくり、大鉄板の上で五人あるいは一〇人ずつ焼いたという(松岡好一「高島炭礦の惨状」『日本人』第六号)。この高島炭坑の事件はさすがに世論に深刻な影響をあたえた。

コレラはよく貧民病といわれるが、明治維新の花々しい舞台裏で、このような残酷シーンがじっさいにくりかえされていたとなれば、もはやその相手はコレラとばかりはいえない段階であろう。

コレラ一揆

駐在所の髯面の巡査、隣村から応援に来た最一人(もひとり)のヒョロ高い巡査、三里許り(ばかり)の停車場所在地に開業してゐる古洋服の医師(いしゃ)、赤焦けた(あかちゃ)黒繻子の袴を穿いた役場の助役、消毒器具を携へた二人の使丁(こづかい)、この人数(にんず)は、今日も亦家毎に強行診断を行(や)つて歩いた。

当時の伝染病防疫のありさまを、石川啄木はその小説『赤痢』(明治四二年一月『スバル』創刊号)でこう書いている。伝染病ときけば、警官を先頭に吏員・医師が一団となり、お上(かみ)の御威勢を笠に、消毒・隔離を強行していった。こうした防疫行政が、たまたま御一新への夢破れた民衆の誤解・反感・憤激をかうのは当然のなりゆきであった。それは患者の隠匿、消毒や避病院への不信となってあらわれる。「天井裏に患者」を隠したり、消毒液撒布を「コロリの種蒔きと罵言」して洗い流した、といった記事がコレラ流行期にはつねに新聞をにぎわした。なかでも避病院にたいする不信は根強く、明治一二年八月二三日の『東京曙新聞』は、「避病院は西洋の唐人に売る生胆をぬく所と心得、ブラント氏(アメリカ大統領)と香港大守ヘンネッシー氏が胆一つに付金千円余に買上に来りしなどの流説」がひろまっている、と記している。

こうした民衆の誤解・不信をとくいとまもなく、頻発するコレラ流行を追いかけて、強圧的な防疫対策が続行され、ついにコレラ流行にともなう食品販売禁止・物価騰貴などとからんで、コレラ予防反対の民衆の抵抗運動は暴動化し、「コレラ一揆」と呼ばれる騒擾事件にまで発展する。

最初の事件は、第一回コレラ流行の明治一〇年、瀬戸内海に臨む岡山県の静かな漁村日

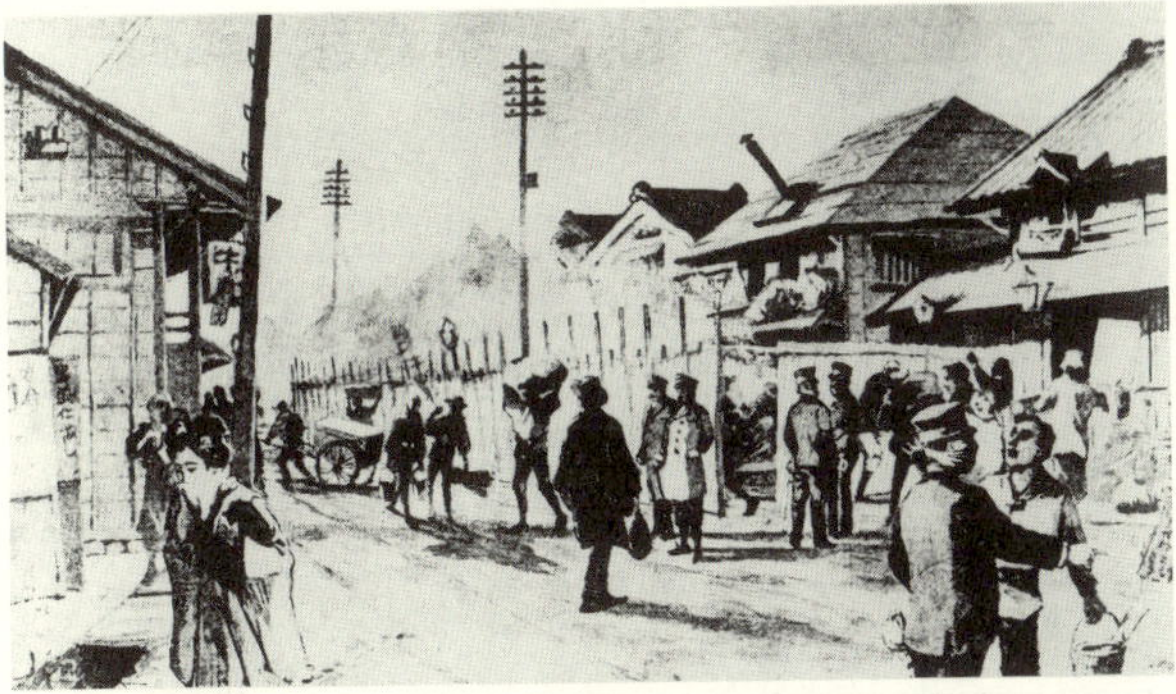

明治時代の流行病発生時の消毒・焼却・隔離の光景

生村に発生した。避病院への患者隔離・魚類買売禁止に反対し、「一〇月一六日夜一二時一村嘯集し、巡査正戸長医員等の詰所に迫り、詰合の巡査を傷け、当局は警部を派出して百方戒厳し、一七日鎮定するを得た」(『太政類典』)という。そしてこの年の一一月さきの千葉県鴨川における医師沼野玄昌殉難事件がおこる。

ついで明治一二年の超大型流行のときコレラ一揆は各地で頻発し、この一年だけで二四件をかぞえ、以後一三年・一五年・一九年に散発し、明治二三年に終息する。

これを明治一二年の新聞の見出しで拾うと、「コレラの押付合で村と村との喧嘩」(九月五日『東京日日新聞』)、「笛太鼓に法螺貝吹鳴らして石川県下の〝虎列刺送〟警官と衝突して暴動化」(八月一五日『東京曙新聞』)、「新潟県に又もコレラ騒動、暴民数百人集合、遂に発砲に至る」(九月三日『朝

明治期コレラ騒擾年表

年月日	発生地	現地名	原因・要求	形態
10・10・16〜17	岡山県和気郡日生村	備前市	コレラ予防反対、巡査・区戸長・医員詰所へ迫る	嘯集
11・19	千葉県安房郡貝渚（かいすか）村	鴨川市	コレラ予防反対、医師一名殉職	紛争
12・7・21	愛知県愛知郡熱田駅	名古屋市	コレラ病死人移送反対	屯集
7下旬	愛知県愛知郡一色村外	一色町外	コレラ予防反対	屯集
8・1	愛知県知多郡豊浜村	南知多町	コレラ病四〇〇人	屯集
〃	石川県上新川郡水橋駅	富山市	検疫所へ押しかけ	屯集
8・5	新潟県西蒲原郡新潟町	新潟市	米騰、コレラ予防のため魚類販売禁止、米商おそう(即日鎮定)	打ちこわし
8・7	新潟県中蒲原郡沼垂町	同	米騰、コレラ予防による果物輸入禁止、即死一三人(即日鎮定)	暴動
8・10〜9・9	埼玉県北足立郡中尾・柳崎・大谷・太田窪など三三カ村	川口市外	コレラ避病院設置反対、千余人屯集、巡査へ暴行(六一人処刑)	屯集
8上旬	新潟県西頸城郡大和川村	糸魚川市	米騰、コレラ予防反対	不穏
〃	同　内野村	新潟市	コレラ予防反対	不穏
〃	同　北蒲原郡葛塚町	同	コレラ予防反対	屯集
8・15	京都府綴喜郡富野村	井手町	コレラ避病院移送反対	屯集
8・17	愛知県知多郡日間賀島	南知多町	コレラ避病院移送反対、巡査負傷	嘯集

8・18	群馬県邑楽郡川俣村など一七ヵ村	明和町	コレラ病流言で、医員・巡査に暴行、二千人	屯集
8中旬	新潟県岩船郡岩船町	村上市	コレラ病	不穏
〃	福井県丹生郡四か浜	越前町	コレラ病	屯集
8・22〜23	新潟県北蒲原郡中条町、羽黒・黒川村外	胎内市	米騰、コレラ予防反対、四〇〇人（一五人逮捕）	暴動
8・23	新潟県北蒲原郡下条村	阿賀野市	コレラ予防反対、六〇〇人	暴動
8・29	同　西蒲原郡河間村外	新潟市	コレラ予防反対、六〇〇人	嘯集
8下旬	同　太田村	燕市	コレラ予防反対	不穏
〃	群馬県邑楽郡板倉村外	板倉町	コレラ病死人焼場の件、四〇〇人	嘯集
〃	愛知県渥美郡花田村	豊橋市	コレラ病死人の移送反対、数百人	屯集
〃	同　愛知郡中須村	名古屋市	コレラ病、警察分署へ押しかけ	嘯集
9・5	神奈川県足柄下郡風祭村	小田原市	コレラ避病院反対	不穏
13・4・13	群馬県群馬郡平塚村	高崎市	コレラ避病院反対、数十人	屯集
15・9・2	神奈川県橘樹郡末長村	川崎市	コレラ病死人火葬反対・三十余人	屯集
19・7・25	同　神奈川駅	横浜市	コレラ病流言、数十人、同駅警察署・医師宅へ押しかけ乱入	嘯集
8・16	同　鎌倉郡桂村	横浜市	コレラ病死人護送中の巡査に暴行	暴行
23・7・23	長崎県南高来郡深江村	深江町	コレラ病患者を乗せた船の入港反対	暴動
9・28	岡山県和気郡三石町	備前市	他県コレラ患者の入院に反対して、仮病院破壊	打ちこわし

（この年表は主として青木虹二『明治農民騒擾の年次的研究』に拠って作成）

野新聞』)等々、当時の騒然とした世相をつたえている。

とくに新潟県でコレラ騒動が集中・激化し、同年八月七日中蒲原郡沼垂町におこった騒乱は、ついに県令(県知事)をして軍隊に出兵を要請させるまでにおよび、暴徒七〇〇人をかぞえ、一三人の死者を出して鎮定された。新潟県令がときの内務卿伊藤博文に差し出した上申書によると、三日前からコレラ流行による魚類販売禁止・米価騰貴で騒然としていたところ、この日新発田町の安田半之助という人物が河口で服薬しているところを、毒物投入と誤認した住民が騒ぎ出し、「遂に之を暴殺、避病院及人家四戸を破毀し、竹槍鳶口等を以て」集り、この騒乱に至った、という。

明治のコレラ一揆は、のちの米騒動や鉱毒事件ほどのものではなかったにしても、明治一二年八月埼玉県北足立郡の三三カ村千人、群馬県邑楽郡の一七カ村二千人など、一〇年代の農民騒擾としては規模の大きいものであった。これほどまでにコレラをめぐって民衆の対抗がたかまったのは、地租改正・徴兵制反対などの国民的闘争とならんで、当時しだいに成長しつつあった民権運動のひとつのあらわれということもでき、その一翼をになっていた歴史的意味をあらためて考えてみる必要があるだろう。ここに明治年間のコレラ一揆を表示してみると前記のようになる。

迫られた条約改正

ところで、コレラが伝染病であるということは、その病原菌説が確認される以前から十分知られていたし、また多くの国ではこれが他国から侵入してくるものであることも、それがインドに発原することが確認される以前から、体験的に知っていた。そしてこのコレラ流行はきわめて広域的・世界的であることから、コレラ防疫には自国ばかりでなく、国際的な体制が必要であることも認識されていた。日本でも、文久年間にコレラが流行したさい、すでに洋書調所(蕃書取調所)の教授たちが熱心に検疫のことを力説していた。明治になって諸外国の防疫制度についての知見が得られ、海外との接触が殷賑になるにつれ、海港検疫の必要性が一部の識者の間で痛感されていた。しかし、不平等条約を結んだまま、まだ国際交渉に不馴れで、及び腰であった日本は、主体的に検疫を実施することを拒まれたまま、ついにコレラ侵入をほしいままにし、無辜の民に莫大な犠牲を強いてしまったのである。

その屈辱的ないきさつはまず明治一〇年七月一七日にはじまる。厦門在勤の日本領事から外務省あてに、「其症たる甚暴劇」なコレラが厦門に流行しているとの通報があった。内務省は急ぎ「虎列刺病予防規則案」を作成、海港検疫・船舶隔離などについて外国公使との協議を開始しようとした。しかし植民地分割競争に狂奔していた欧米列強、とくにその盟主というべきイギリスの強硬な反対に出くわした。イギリス公使パークスはこの規則は「要用とも不考候」と拒否した。こうした威丈高な列強公使の態度にたいし、日本政府

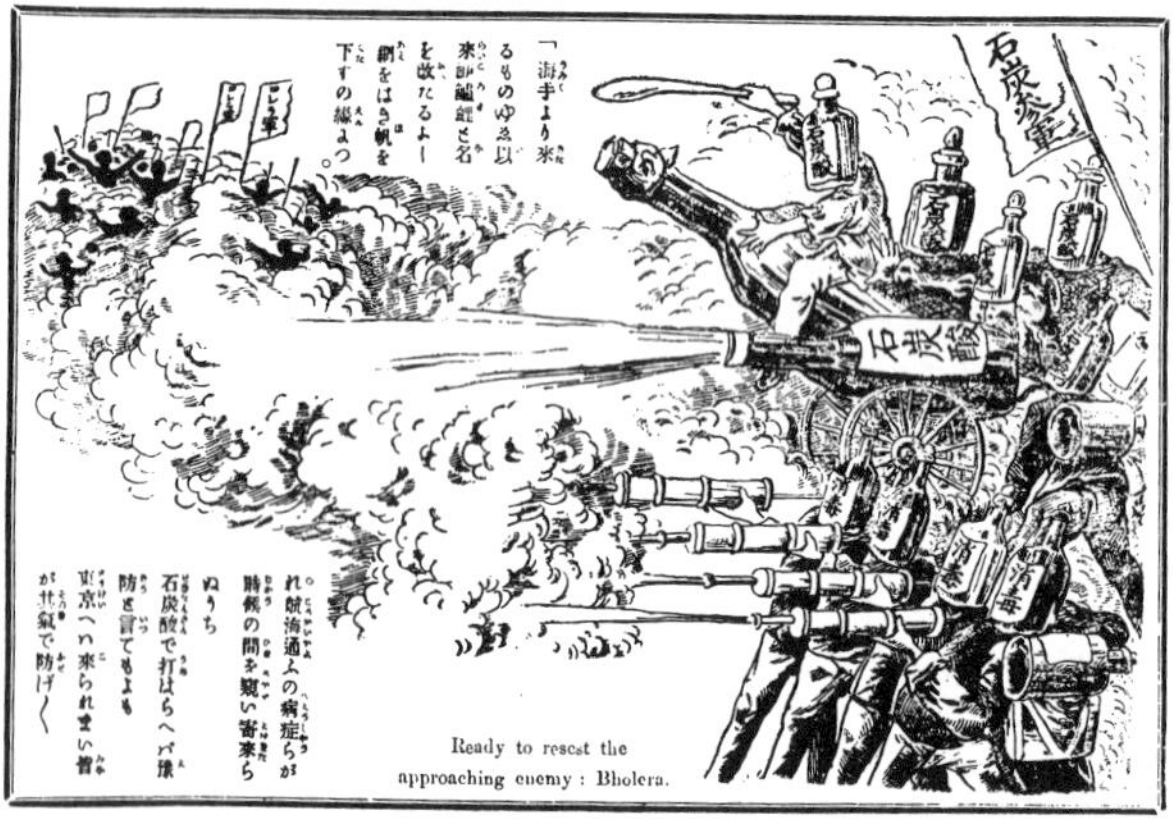

石炭酸軍がコレラ軍を防ぐ図　本多錦吉郎画　明治12年

の折衝もあいまいのまま、コレラは八月長崎、九月横浜にそれぞれ初発患者を出し、全国的流行の端をひらいてしまった。内務省はあわてて「虎列刺病予防法心得」を通達し、外務省に外国との交渉をせまったが、寺島外務卿は弱腰のまま、地方官に検疫の責任をおしつけ、海港検疫はこの年にはじっさいにはついに行われないまま放置されてしまった。

翌明治一一年も検疫の件はパークスに拒まれたまま、明治一二年の超大型の流行を迎えてしまった。この事態に直面した政府は急ぎ「虎列刺病予防仮規則」をつくり、各国に通達したが、アメリカ・清国から受諾の回答があったほか、英・独・仏・蘭の列強公使からあいついで強硬な抗議にあった。たまたまこの年七月一〇日ドイツ船へ

明治期の検疫実施成績

年次	検疫施行		発見した伝染病		停船を命じた船舶	消毒施行	
	船舶数	人員数	患者	死者		船舶数	人員数
明治 32	4,218	494,814	15	2	7	7	1,517
33	6,397	…	4	—	5	17	2,958
34	6,628	786,142	8	5	9	11	2,132
35	6,336	698,719	23	6	29	40	13,684
36	6,758	734,989	9	1	8	15	1,186
37	7,900	894,016	7	1	3	11	2,914
38	6,925	730,890	8	—	—	21	2,120
39	8,386	1,009,221	8	2	1	11	2,596
40	8,945	1,062,551	25	5	135	163	20,174
41	8,869	1,001,730	28	5	7	30	5,538
42	8,241	943,383	20	3	9	51	2,642
43	8,235	995,206	23	3	3	24	7,822
44	8,650	1,002,597	11	—	—	14	3,500

『医制八十年史』より

スペリア号が江戸湾に来航した。日本は「仮規則」をたてに長浦港入港を指示したが、これを無視して横浜に入港した。これが「ヘスペリア号事件」として朝野の憤激をかい、寺島外務卿退陣の一因ともなった。

欧米列強は、自国の居留民保護のため検疫の必要性を認めながらも、日本の主権による検疫を拒否し、極力自国の既得権の擁護をはかった。列国の外交官のなかには、コレラは日本で毎年のように頻発しているから、日本土着の疫病で、検疫などする必要がない、という暴言をはく者さえおり、日本人はこれに忿懣（ふんまん）しても、それを押し返すだけの力がなかった。

しかし、やがて民衆もコレラ流行の苦難の根源が、この屈辱的な不平等条約にあることを見抜き、条約改正のはげしい運動のなかに、この怒りをこめていった。こうして明治三二年(一八九九)、たかまる国民運動に迫られ、政府もようやく平等条約の締結に成功、日本はアジアではじめて治外法権をはねのけ、完全な独立国となったのである。ここにいたってようやく自主的な海港検疫権を獲得、船舶の検疫・停船の自主的運営を実施することができ、ようやくコレラ流行に止めを刺すことができたのである。

条約改正という民族的運動のなかで、コレラという病気がひとつの役割を担っていたことを、あらためて再確認しておきたい。

難民・コレラ・ハゲタカ

こうして海港検疫という水際作戦によりコレラの上陸は拒まれ、明治も後半になると、明治三五年の流行をのぞいて、コレラはすっかり下火になり、大正・昭和にはコレラといえば対岸の火事としかおもえない時代となる。

しかし二〇世紀に入っても、アジアではいくつかの流行がくりかえされている。中国では一九〇九・一九・二六・三二年にそれぞれ大きな流行があり、さいごの年には一〇万の患者、三万四千の死者が報告されている。コレラハイマートのインドでは一九二七―三〇年に、年平均三一万三〇〇〇の死者を出しており、そのご被害は減少していったが、一九四五―四九年には死者八二万四〇〇〇、一九五〇―五四年には三八万五〇〇〇と記録を更新している。またエジプトではそのごも巡礼の帰還者がくりかえしコレラをまき散らし、一九四九年には二万五〇〇〇の死者を出し、巡礼の半数以上がコレラで斃れた。

巡礼という非衛生集団の移動によるコレラ伝播は、今日もなおあとを絶たないが、じつは昭和に入ってコレラの話題から遠ざかっていた日本人が、巡礼コレラと似た経験を味わされた。コレラ年表(二〇二ページ)は昭和二一年にコレラの異常発生を示す。昭和二一年、いうまでもなく終戦の翌年である。敗戦により、将兵や外地在留人が大挙引揚げてきた。彼らの出発地は、インド・東南アジア・中国・朝鮮・西南太平洋など、いずれもコレラの常在地か流行地であった。そのうえ敗戦という混乱のなかを、引揚船という極度に不衛生な状態で、大集団が短期間に移動する。当然コレラが跳梁する絶好のチャンスとなった。昭和二一年四月最初のコレラ患者をのせた引揚船が浦賀に入り、つづいて二〇隻のコレラ船が入港、二カ月間にコレラ患者四七八人、死者七〇人を出した。これは広東付近のコレラを拾ってきたものである。そのほか博多・佐世保・舞鶴などの引揚港にコレラ船が入港し、戦後の不衛生と栄養不良の国内にコレラがひろがっていった。こうして昭和二一年全国で五六〇人の犠牲者を出して引揚コレラは終息、戦後の復興とともにコレラは日本から姿を消していった。

では今日コレラを歴史の話題としてのみ語っていいであろうか――。

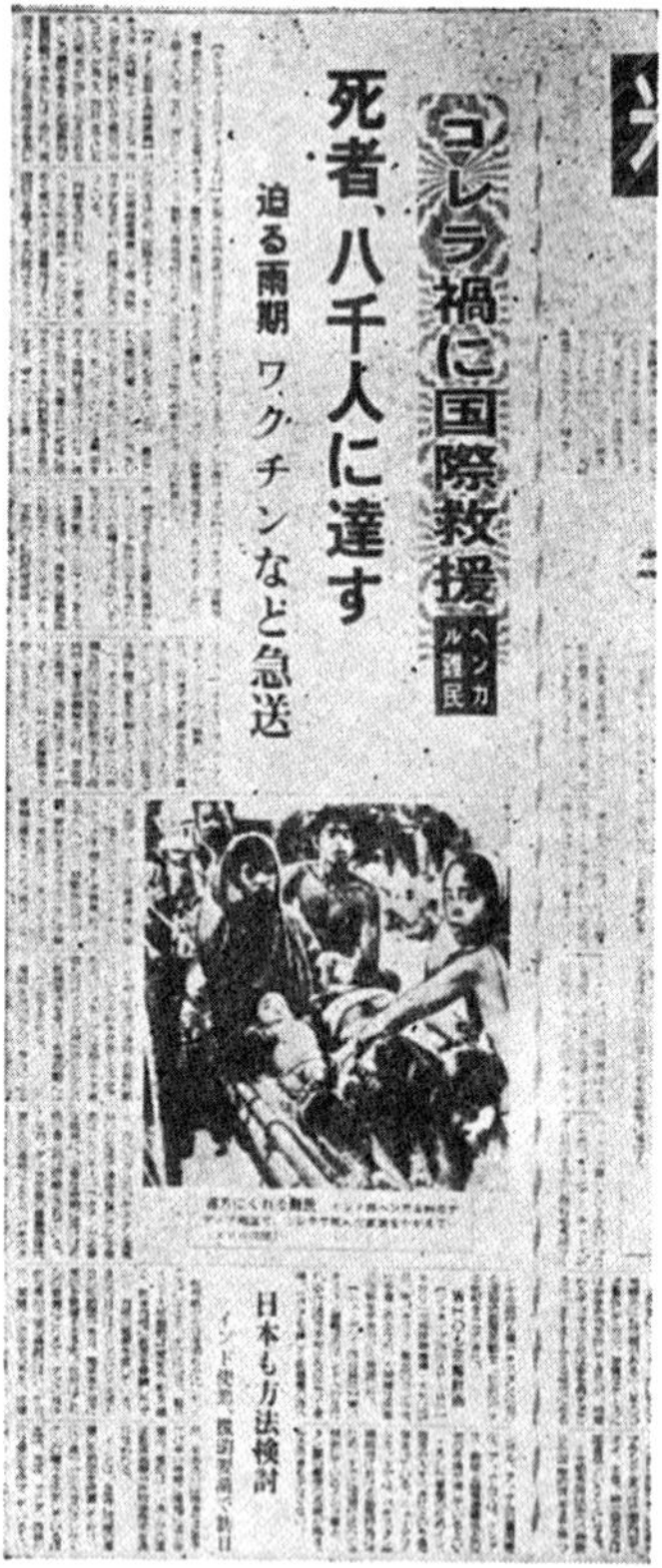
コレラ禍に国際救援
ベンガル難民
死者、八千人に達す
迫る雨期　ワクチンなど急送
日本も方法検討

コレラ禍を伝える新聞記事(『毎日新聞』昭和46年6月6日)

昭和四六年(一九七一)六月六日の『毎日新聞』は、「コレラ禍」という大きな見出しのもとにつぎのような報道を伝える。

パキスタン内戦によってインド西ベンガル州に流れ込んだ難民の中にコレラが発生……五千人あるいは八千人の死者が出たと伝えられる。……内戦をのがれた、インド領の西ベンガル州の難民キャンプにひしめく東パキスタン避難民はすでに四百万を越え、その波はカルカッタ近郊にも及んでいるが、最近これら難民の間に悪質のコレラが発生し、すでに八千人が死亡したといわれる。モンスーンによる雨期を控え、疫病は手のつけられない速さで広がり、放置された死体に群がるハゲタカが病原菌をまき散らすなど、東ベンガルを襲った大水害、戦災を上回る地獄の風景がみられ、インド側住民をも含めた六千万人が危機にさらされていると伝えられる。

その救援活動は内戦の惨状とハゲタカの群れに対して立遅れの印象は否めない。モンスーンを目前に、救援活動は時間とのレースとなってきた。

そこに掲載された写真は、コレラで死亡した家族をかかえ途方に暮れる東パキスタン難民の悲惨な表情を伝えている。

戦争と飢饉と疫病とは、しばしば重なり合って人間に惨禍を与えてきたことは、歴史のおしえるところであるが、二〇世紀も半ばをすぎた今日、疫病は科学の力で征服されたということを、現代人はひとつの信仰としている。じつはしかし、それがごく部分的な勝利でしかなかった事実を、この記事はまざまざとおしえてくれる。

今日の文明国――日本を含めて――では、コレラはもはや歴史的伝染病として忘れ去られ、日常的な話題から遠くなろうとしている。たしかにチョンマゲ的コレラ恐怖症は時代遅れといえよう。

しかし日本においても、さいきん一連のコレラ事件が散発しているし、しかも昔のように船に乗ってゆっくりと見参するのではなく、航空機の発達した今日、それは、感染者がまだ潜伏期のうちに、空を飛んで数時間で入りこんでくる。

ベンガルのハゲタカだけが病原菌をまき散らすのではない。人間の蛮行と不遜がつのるとき、ジェット機がいつハゲタカにかわらないとは、誰も予断できないのである。

第八章　「富国強兵」の病歴

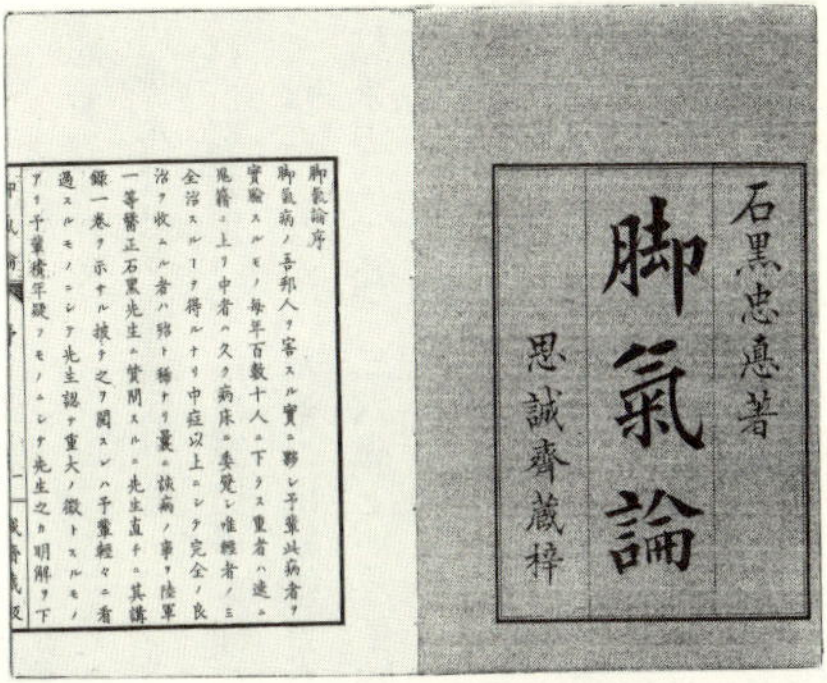

石黒忠悳『脚気論』

「人生三〇」から「人生八〇」へ

呼吸すれば
胸の中にて鳴る音あり
凩よりもさびしきその音！
石川啄木『悲しき玩具』

明治さいごの年（四五年）、その三月薄幸の詩人石川啄木は母を肺結核で失い、つづいて四月一三日自らも二六歳の命をおなじ肺結核で奪われ、翌大正二年には妻節子も肺結核に斃れる。東北の山村から上京した青年啄木をとらえてはなさなかったものは結核であり、貧窮と放浪が病勢をかりたて、ついに寿命を縮める結果となった。二六歳という年齢はこの当時としてもやはり若死であったろうか。

ところで啄木が死んだ明治末年、日本の男子の平均寿命（〇歳の平均余命）はほぼ三〇歳代であった。日本で第一回生命表が発表されたのは明治二四―三一年（一八九一―九八）の統計であるが、それによると平均寿命は男四二・八歳、女四四・三歳であった。そのご、明治・大正期を通じて伸びは少なく、昭和五年（一九三〇）までの三十余年の間に男二・〇年、女二・二年の伸びを示したにすぎない（左ページ表）。アメリカでは一九〇〇年に白人男子の平均寿命は四八・二歳、その差はすでにほぼ五年といえる。

しかし平均寿命は昭和期に入ってやや速度をあげ、昭和二〇年には戦争によって一時急落したものの、戦後の急速な復興とともに、平均寿命の伸びは目ざましく、昭和二一—二二年にはやくも五〇歳をこえ、昭和二五—二六年に六〇歳の壁を破り、昭和四〇年頃には北欧諸国につぐ欧米先進国の水準に追いつき、平成二年(一九九〇)には男七五・九歳、女八一・八歳に達した。おもえば、統計が出てから九十余年にして、男は三三年、女は三八年長生きができるまでになった。

一口でいえば、「人生三〇」から「人生八〇」の世となったのである。

平均寿命の推移

年　次	男	女
1891-1898(明治 24-31)	42.8	44.3
1899-1903(明治 32-36)	43.97	44.85
1909-1913(明治 42-大正 2)	44.25	44.73
1921-1925(大正 10-14)	42.06	43.20
1926-1930(大正 15-昭和 5)	44.82	46.54
1935-1936(昭和 10-11)	46.92	49.63
1945(昭和 20)	23.9	37.5
1946(　21)	42.6	51.1
1947(　22)	50.06	53.96
1948(　23)	55.6	59.4
1949(　24)	56.2	59.8
1951(　26)	60.8	64.9
1953(　28)	61.9	65.7
1955(　30)	63.60	67.75
1957(　32)	63.24	67.60
1960(　35)	65.32	70.19
1963(　38)	67.21	72.34
1965(　40)	67.74	72.92
1968(　43)	69.05	74.30
1971(　46)	70.17	75.58
1973(　48)	70.70	76.02
1975(　50)	71.73	76.89
1978(　53)	72.97	78.33
1980(　55)	73.35	78.76
1983(　58)	74.20	79.78
1985(　60)	74.78	80.48
1986(　61)	75.23	80.93
1987(　62)	75.61	81.39
1988(　63)	75.54	81.30
1989(平成元)	75.91	81.77
1990(　2)	75.86	81.81

資料　厚生統計協会

このことは死亡率の統計にもみられる。明治から大正にかけて、人口千人に対する死亡率(粗死亡率)は二〇台をこえていたが、昭和にはいって二〇を割り、戦後は急速に低下し、欧米諸国を凌駕し、昭和六一年には六・二となった。

このような平均寿命の伸長・死亡率の低下は、明治百年のあいだにみられる医学衛生の発達・生活環境の発展・教育水準の向上などによるものであることはいうまでもないが、その直接原因としては、明治から昭和初期にかけて高かった乳児死亡率が低下したこと、また死因の上位を占めていた肺炎・気管支炎・結核・胃腸炎などの感染症の死亡率、とくに青年層の結核死亡率が低下したことに起因している。

またここに人口からみた明治百年がある。江戸時代、日本の人口は三千万のやや下を低迷したままほとんど動きをみせていなかった。それが、御一新の世とともに三千万の壁を破り、明治五年(一八七二)日本の人口は三三〇〇万をかぞえた。それが明治二二年(一八八九)には四〇〇〇万、大正元年(一九一二)には五〇〇〇万をこえ、昭和一二年七〇〇〇万、二三年八〇〇〇万、三一年九〇〇〇万、そして明治百年を迎えた四二年ついに一億を突破するにいたった。この間、日本は他国を合併したり、他民族を吸収したりして膨脹したのではない。日本人(内地人)だけで三、四代のあいだに、三千万から一億二四一〇万(平成三年二月現在)と四倍をこえる自然増加をみたのである。

平均寿命の伸長、死亡率の低下、人口の増加、一見したとき、誰しもこれを急速に近代化を達成した日本のかがやかしい文明の「進歩」とみる。しかし——、数字のうえの「進歩」は、はたしてそのまま日本人ひとりひとりにとっての「進歩」であったろうか。

明治日本の社会環境

明治とともに日本は、鎖国の惰眠から醒めたばかりの約三千万の住民とそれをかろうじて養うに足る狭い土地のうえに、はげしい政治変革・文明開化・産業革命の嵐がつぎつぎに吹きすさび、たえまなく軍靴が鳴りひびいていった。

「開国」という形で受けとめられた世界資本主義の圧力のもとで、ほかのことはさておいて、国家的独立を獲得していくためには、経済の急速な資本主義化をはからなければならなかった。明治政府は、まず地租改正(明治六年)によって資本主義発展のための原始的蓄積を可能にし、そこから収奪した資金で国営企業をいとなみ、あるいは政商を保護し、上からの資本主義育成をはかった。これによって、高率小作料を課せられて窮乏化した農民は出稼者となって都市に流出し、産業革命の担い手である賃金労働者を創出した。

また明治政府の基本路線である富国強兵にとって、兵力はいうまでもなく必要最低条件であり、政府ははやばやと農村の次・三男以下の調査をはじめている。長男は田畑で働いて小作料を収め、次・三男は軍隊と工場へ、娘は女工か遊女へ……。これが明治政府による民衆の空間的配置であり、人びとは富国強兵・殖産興業の駒とされ、使いつぶされてい

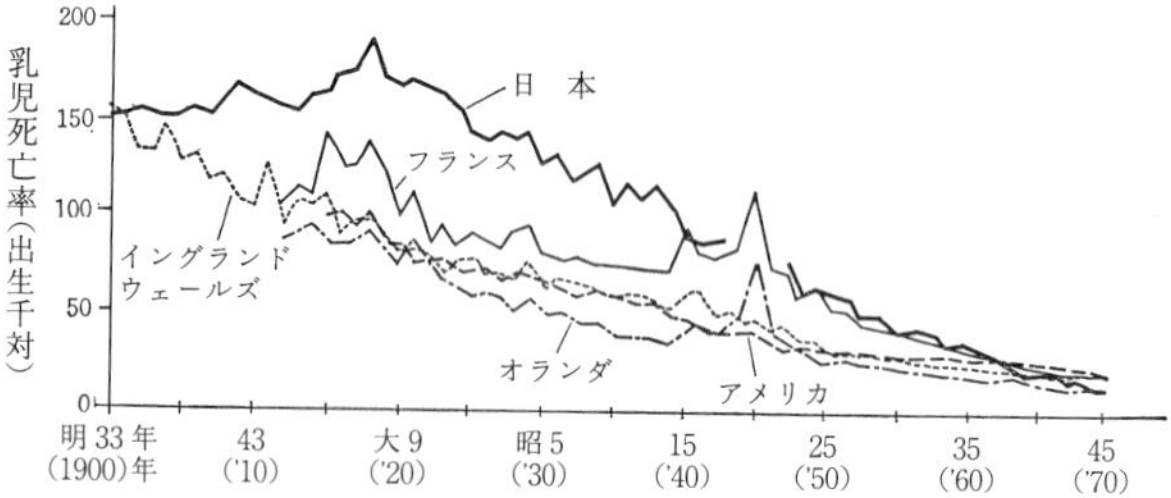

世界各国の乳児死亡率の年次推移(厚生省「人口動態統計」)

った。

こうして、変革が進行するにつれ、農村は荒廃し、都市に人口が集中し、貧民のスラム街が簇生し、工場から吐き出される煤煙が日本の空を覆いはじめる。電灯がつき、陸(おか)蒸気(じょうき)が走り、煉瓦の家並が立ちならぶ都会も、一歩その裏にまわれば、その汚濁と不潔、貧困と頽廃は、表通りの繁栄と際立ったコントラストをなしていた。

たとえば東京の上水は江戸時代の玉川上水をそのまま用いたもので、「人畜の死体折々水源に浮ぶ東京神田上水」といわれ、日本最初の近代的水道が布設された横浜で、ようやく市内一部に給水が開始されたのは明治二〇年一〇月のことであった。

環境衛生の先駆者永井久一郎(永井荷風の父)は、泥濘と砂塵で名高い東京の道路は、いたるところ「塵芥山と為し、悪臭に堪えず」といい、下水は構造が不完全で不潔物の滲漏を防ぐに足らず、東京市民は「己れが垂れ流したる糞尿、己れが使い散らしたる水の始末を為し能わざる小児の如し」と嘆じている。

このような劣悪な社会環境のなかに放置された住民に、伝染病が戦争以上の激甚な被害を与えたことは、さきにコレラの場合にみたとおりである。しかし、ことは表立った急性伝染病だけの問題ではない。明治日本の衛生水準を如実に反映したものに乳児死亡率がある。乳児の生死は母体の健康状態・養育条件などの影響を強くうけるため、乳児死亡率（生後一年未満の死亡の出生千に対する比率）は、平均寿命・死亡率とならんで、その社会集団の環境衛生・生活水準をはかる三大指標といわれる。

日本の乳児死亡率は、明治から大正にかけては出生千対一五〇以上であり、諸外国に比していちじるしく高い（右ページ図）。一〇〇人の新生児のうち一五人以上が死んでしまった。明治期の平均寿命の低さは、おもにこの乳児死亡率の高さに起因している。明治百年の今日、それは昭和六二年に五・二と三〇分の一に低下した。

富国強兵・殖産興業に狂奔し、伝染病対策や軍陣医療に忙殺された明治日本においては、母子衛生や栄養問題など国民の基本的な健康にかかわる問題に力をさく余裕がないまま、弱者・病者はひたすら繁栄と発展の犠牲となっていったのである。石川啄木も貧窮のどん底にあった二四歳のとき、長男を誕生後二〇日にして失う。生活環境の低さによる乳児死亡率の高かった時代を物語っている。

おそ秋の空気を

三尺四方ばかり
吸ひてわが児の死にゆきしかな　　　　石川啄木『手套を脱ぐ時』

近代化のなかの貧困と疾病

「驚くべきは現時の文明国における多数人の貧乏である」とは、河上肇が『貧乏物語』(大正五年)の冒頭に記した言葉である。

近代日本における貧困という現象は、幕末からうけ継いだ農村・都市の貧民の存在をもとに、明治維新の資本主義化によって、それをさらに拡大・深化させる方向へと進んでいった。地租改正は零細農民の土地喪失を促進し、多くは都市に流出して沈澱し、秩禄処分(明治八―九年)によって下級士族は窮乏・転落し、職人も仲間組織の解体・需要の変動によって没落し、これらの流亡農民・没落士族・失業職人たちは、都市における膨大な貧困層を形成していった。とりわけこの「近代的」貧困に拍車をかけたのは明治一四年にはじまる松方財政の紙幣整理である。『興業意見』によると、明治一六年の国民階層は、衣食住に米価の一〇倍を要する上等が四八六万人、米価の五倍の中等が一〇八二万、米価の二倍の下等が二一三三万、このうち農民の一〇分の六が下等であり、また下等には八八三万の職業不詳のいわゆる潜在的失業者が存在していたことをつげる。北村透谷は「富める者、勢ある者、ますます求め、ますます集めて、而して赤貧宿る巣なく食う糧なき数百万の餓孚（がふ）をいかんせん」と怒り、石川啄木は「百姓の多くは酒をやめしという／もっと困らば／何をやめらむ」と涙する。そして横山源之助は『日本之下層社会』（明治三二年）でこう訴える。

……特に日清戦役以来、機械工業の勃興によりて労働問題を惹き起し、物価の暴騰は貧民問題を喚起し、漸次欧米の社会問題に接近せんとす。加ふるに政治社会の堕落は年に甚しく、今まや其の極点に達せり、嗚呼黒つき濁れる潮流は滾々（こんこん）として流がる……

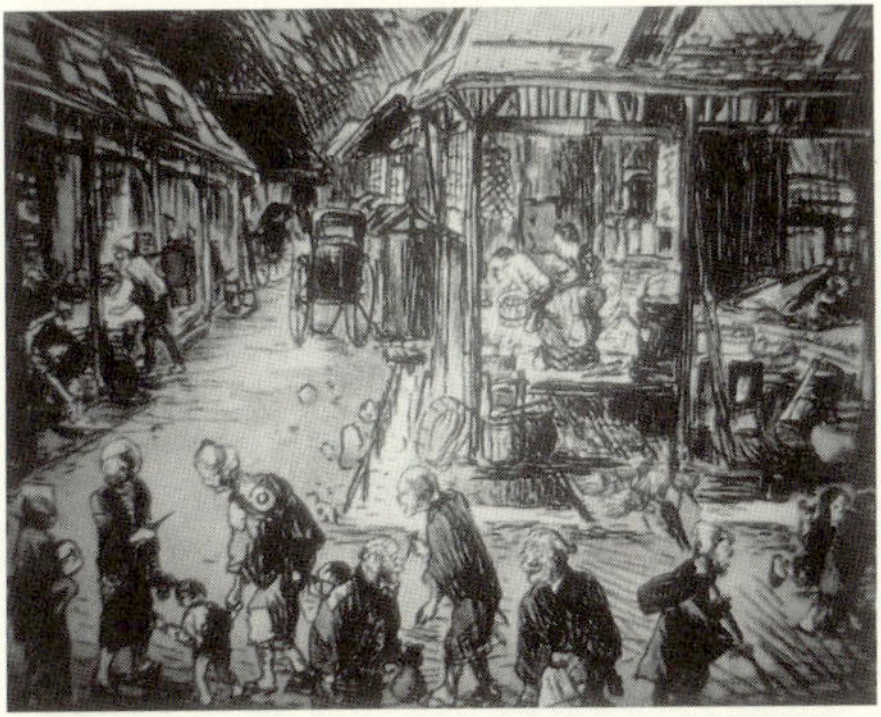

明治時代の東京のスラム街　水道・下水・便所などなく，ときおりの施米と残飯で飢えをしのぎ，薬をかうゆとりもなく，伝染病の温床となった．山本松谷画

疾病・貧困・犯罪は文明社会の三悪である。そしてこの三悪はたがいに切っても切れない因縁にある。とりわけ疾病と貧困は不可分の因果関係にあり、貧困なるがゆえに疾病が発生し、蔓延し、このためさらに貧困となり、この状態はさらに疾病を増発させ、拡大させる。明治期における急性伝染病の大流行は、貧困に

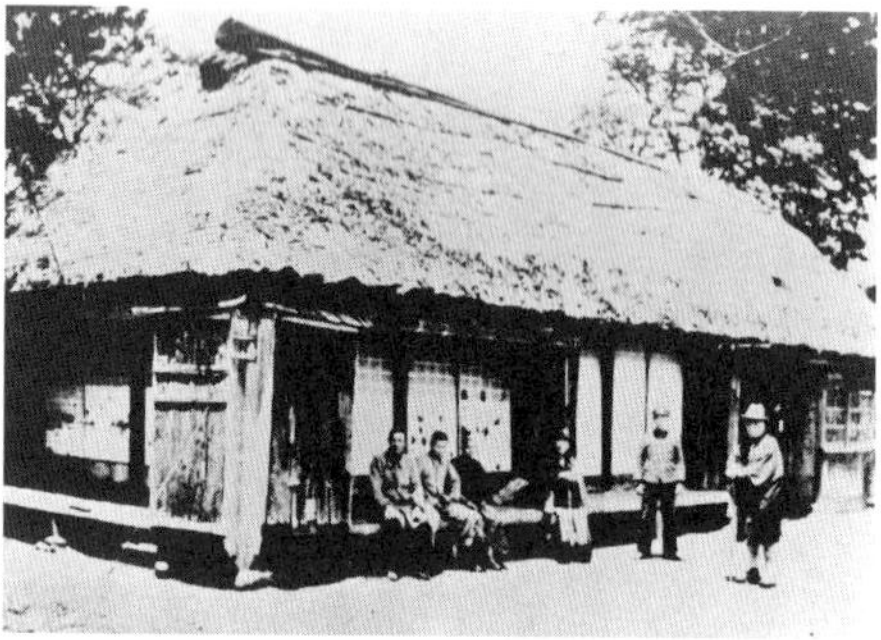

明治22年に設立されたハンセン病舎　御殿場市の復生病院

ともなう公衆衛生上の悪環境がその原因といえる。コレラは貧民病といわれるが、明治年間に患者一〇万をこす大流行があったということは、そこに膨大な貧困層の存在があったからといえる。赤痢・疱瘡なども例外ではない。

貧困→病気→貧困の悪循環はけっして急性伝染病だけにあらわれるわけではない。貧困は、売春婦の供給源となって性病を猖獗させ、出稼女工の供給源となって結核を蔓延させ、慢性伝染病の病巣源ともなる。

この貧困と結びつく慢性伝染病のなかに、ハンセン病がある。明治三三年には三万三五八八人のハンセン病患者がいた。人口一万について六・五人であった。救癩の先駆者光田健輔は明治三五年つぎのように語っている。

> 癩病患者の重症となり、世人に嫌厭せらるるに至れば、潜かに郷里を出で浮浪者の群に入りて諸方を徘徊し、或は四国八十八箇所を巡歴し、或は木賃宿に宿泊し、或は神社の軒下に露宿し、日々市に乞うに至る。

こうした浮浪ハンセン病者あるいはハンセン病乞食にたいし、官憲は隔離のほか策なく、一般世人も遺伝病として忌避し、彼らは都市の貧困層のなかに潜入し、社会不安をかもしていた。「流浪の境遇と化し、非命の死を遂ぐるの外ない」ハンセン病者の悲境は、まさに近代化における貧困と業病の極致といえる。

「帝国の繁栄、衛生の外なし」

明治一六年(一八八三)、伊藤博文が天皇制国家のヴィジョンを胸にビスマルクのドイツから帰朝し、条約改正に狂奔する井上馨外務卿をホストとする鹿鳴館が落成した年、半官半民の「大日本私立衛生会」が発会した。

そのとき、日赤の創設者として知られる佐野常民は、初代会頭としての祝辞のなかで、日本の歳入の低さを日本人の体力の低さと疾病の多きことにありとし、つぎのように述べる。

> 我国人ハ欧米人ニ比スレバ身体尫弱(おうじゃく)ナルコト衆人の熟知スル所ナリ　既ニ尫弱ナリ故ニ疾病多カラザルヲ得ズ　試ミニ欧米人ニ較シテソノ労作ノ程度ヲ計ランニ体力ノ弱キヲ以テ既ニ幾分ヲ輸シ　疾病休業ノ多キヲ以テ又幾分ヲ輸セバソノ比例或ハ欧米人一人ノ労作ヲ為サント欲セバ邦人二人ヲ要スルニ当ル……而シテ歳入ノ彼ニ及バザルモノハ他ナシ　人民ノ資力薄少ナルナリ　資力ノ薄少ナルハ労作ノ不足ナルナリ

労作ノ不足ナルハ身体ノ尩弱ニ由ラズシテ何ゾ。

副会頭長与専斎も、同じ発会祝辞のなかで、文明開化と疾病との関連について、つぎのように論じる。

総テ開明ノ事業ト称スルモノハ皆健康ヲ害スルノ原因タラザルハナシ。……開明ノ進ムニ随ヒ或ハ時勢ノ風潮に捲カレテ不知不識其健康ヲ害スルアリ。或ハ其害タルヲ知ルモ一個人ノ如何トモスル能ハザルモノアリテ、各自衛生ハ竟(つい)ニ其目的ヲ達スル能ハズ。此レ即チ公衆衛生法ノ世ニ欠クベカラザル所以ナリ。

幹事の一人、長谷川泰にいたっては、こう発言する。

国民健康ニシテ資本ノ源タル力役旺盛スルニ至ラバ、四万五千梱ノ生糸ハ増シテ十三万五千梱トナリ、二千五百万斤ノ茶ハ増シテ七千五百万斤トナリ、其他穀物ナリ海産物ナリ銅器ナリ陶器ナリ其製出高増加シテ目今ノ歳入ヨリ二、三倍ノ多額ヲ徴集スルモ敢テ難カラズ。随テ兵備ノ拡張モ充分目的ヲ達スルニ至ラン。

さらに幹事の一人でのちに日本の医政を牛耳った後藤新平は、明治二九年二月の会合で「衛生と資本」という講演を行ない、そのなかで「第一の資本は即ち生命」なりと論じ、さらに「その資本の大部分は下等の労働社会にある」とし、つぎのように論じて喝采を博した。

倫敦(ロンドン)の富は労働者にあり、又貧民にあり、日本の富は日本労働者にあり、日本貧民にあり、其保護は衛生法に依って成功すべく、日本将来の富強になると否との問題も此に存するのであります。苟くも帝国の繁栄を希望し、将来の富強を計らんとするには、衛生を捨てて外にないのであります。

明治指導者たちのこうした発言は、いずれも国民の健康・疾病が国力を左右する重大な因子であることを指摘したという点で、開明的・革新的な意義を認められよう。しかしそこには、国民の健康と疾病の問題を、あくまでも「国益」という算術で解こうというイデオロギーがはっきりと認められる。こうした上からの衛生キャンペーンは、富国強兵・殖産興業をスローガンにした「大日本帝国」の行進のなかで、国権至上・人命軽視の思想にエスカレートしていく危険をはらんでいたことを、やがておもいしらされるのである。

国民の「ふるい分け」

「近代化」とは政治的には統一国家の成立をいう。この統一国家を維持し、一国の独立を保持するに必要欠くべからざるものこそ軍事力であり、近代国家は軍隊によってはじめてその存立が保証される。

日本の近代化は、ライシャワーの指摘をまつまでもなく、そのテンポの速いことで世界に類をみない。この一〇〇年の間に、国民の生活と文化はかつてない進歩と向上をとげたというが、この発展は、軍事国家の建設をテコに、戦争を踏み台として遂行された。明治

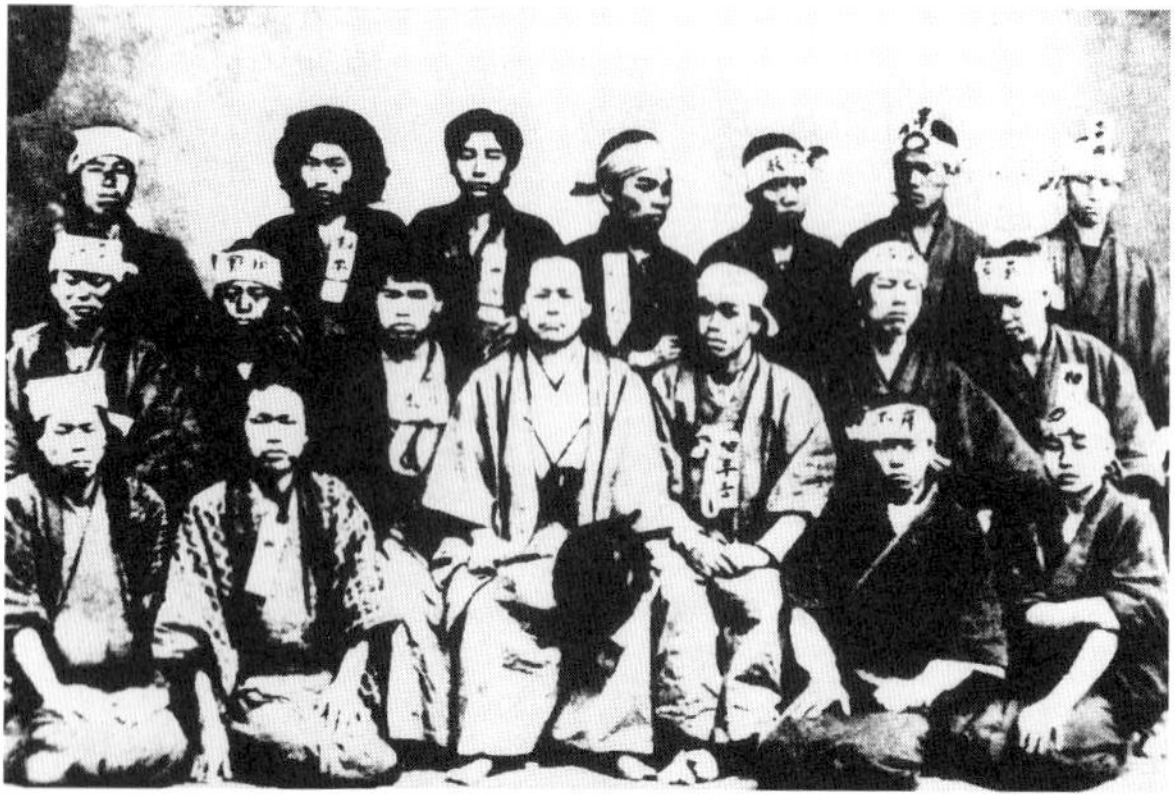

最初の徴兵検査をうける青年たち　襟に名札を下げている(明治７年)

国家のスローガンは富国強兵とりわけ「強兵」にあった。統一国家の威信を内外にたもつため軍隊の強化ということは、国家の最大の関心事であった。

殖産興業による資本主義の発展もまた、軍事工業を中心とするものであった。国家財政のなかで軍事費はつねに全支出の大半を占め、政治・経済だけでなく、思想・文化までが軍国主義に塗りつぶされ、すべてに軍事が優先していく。

明治元年からさきの敗戦までの八〇年間、日清・日露・第一次・第二次の大戦はもとより、その合間には朝鮮・中国・シベリヤなどへの対外出兵がくりかえされ、戦争をしている年月の方が、戦争をしていない年月よりもはるかに長く、戦争をしていない期間も、戦争の後始末と準備に追われていた。しかも戦争のたびに、日本は政治的・経済的に躍進をとげていった。日本の近代化は戦争なしには達成できなかったところに、大きな特色がある。そしてこの軍国日本をささえてきたのが、いうまでもなく「軍隊」である。

天皇制官僚国家として出発したとき、明治政府が創設した国民皆兵による近代的軍隊は、それまでの武士とはその形式はもとより、内容もまったく異質なものである。武士はひとつの藩の武士であったが、軍隊は日本という国家の軍隊であり、武士はひとつの階級であったが、軍隊は国家が組織・管理する特殊集団である。

この特殊集団の組織にあたってまず必要なのが選兵規準であり、具体的には徴兵検査つまり青年の体格検査による選別である。これによって国民の健康が統計的に把握され、ふるい分けられた。

明治六年(一八七三)の徴兵令発布により天皇制軍隊が出発し、明治一六、二二年の改正によって免役・猶予制が廃され、国民皆兵が名実ともにととのえられた。ところで、この明治二三年(一八九〇)の徴兵実施の状況をみると、適齢者三六万余人のうち、現役兵として兵営に送られた者は一万八七八二人、わずか五・二パーセントにすぎない。予備兵七万四千余人と徴集猶予一万七千余人はこの兵役から一応免かれた者であり、さらに適齢者の過半数をはるかに上回る二一万一二五六人、五八・六パーセントの青年たちが、疾病その他健康上なんらかの欠陥がある者と認められ、徴兵検査でふるい落とされ、生涯兵役を免除されている。この数字だけからみると、国民の過半数は兵役にたえられない病弱者である、ということになる。

これは、兵役が国民の大部分に堪えられないほど過重労働であったということであろうか。じつは当時の農村や工場における労働は、兵役をはるかにしのぐ苛酷な労働であった。したがってこの数字は、国民のなかから必要なだけの強壮者を選別し、天皇制軍隊の精兵を組織したものと考えるべきであろう。ともかく徴兵制とはこのように、健康＝兵力という理念により、為政者の必要度に応じて国民を「ふるい分け」することであり、この思想が近代日本の衛生行政・保健思想を根強く支配していくのである。

「強兵」と脚気

軍隊はいうまでもなく集団生活をする隔離された特殊集団である。そこでは当然、強兵を目ざして兵員の健康管理が能率的に運営され、疾病分類・傷病規準などが整備される。したがってこの特殊集団の生活環境つまり衣食住は、平均的にいえば一般民衆の水準よりも高いはずである。ところが、ここに脚気という病気が民間よりも多発し、これが軍部のみならず強兵に奔命する国家の重大問題となるのである。

脚気は、栄養障害による病気つまりビタミンB_1欠乏症である。今日では社会的関心から遠い病気であるが、その病因が不明で、生活水準の低かった時代、とくに米食地帯で流行病的に多発した。七、八月にとくに青年層に発症し、初期は全身・下肢の倦怠、動悸程度であるが、過労や他の病気を併発すると重症となり、神経系・循環器・消化器に障害があらわれ、むくみがみられる。つづいて感覚異常・運動麻痺・心臓肥大となり、進行すると脚気衝心をおこす。この脚気衝心は心臓機能不全を症状とし、心悸亢進・呼吸困難・頻脈・チアノーゼをおこし、悪心・嘔吐をともない、放置しておくと一—三日、ときには数時間で死亡する。

この病気は中国では前二〇〇年頃にさかのぼり、脚気の名称で記録され、日本では九世紀頃にはじまり、麻痺型と水腫型とが知られていた。一七世紀にオランダの医者がこの病気をインドで発見し、それをベリベリ Beriberi と呼んだ。西半球では脚気はかなり後になって観察され、ヨーロッパでは栄養障害の病気としてはビタミンC欠乏症である壊血病 Scurvy がひろく知られ、これは「海の黒死病」といわれて恐れられ、十字軍や大航海時代に大きな惨害を与えた。脚気は、その病因とくに精米の不均衡な摂取の危険が認識されてからは衰えていったが、一九五〇年頃でもビルマで年間四千人、インドシナで六五〇〇人、インドで五万人の患者が知られている。

脚気は、江戸時代の元禄享保年間に江戸で大流行した。この年代は日本人がそれまでの玄米または半搗米から精白度の高い白米に移行した時期と一致している。また寛政年間には京都、文化年間には大坂で流行した記録がみられ、「江戸煩(わずら)い」あるいは「大坂腫(はれ)」な

ど と呼ばれた。

明治になると都市人口の激増や貧困層の増大につれ、食生活の低下とくに青年層における栄養の相対的低下がいちじるしくなり、脚気の急増を招くことになった。多いときは年間二万人の脚気死亡者があり、結核とともに二大国民病のひとつといわれた。

また脚気は、漢洋医学が相剋し、新旧思想が対立していた明治初期の日本医学界の混迷した姿を、如実に反映した病気として記憶される。すなわち、明治七年以来脚気対策に乗り出した政府は、明治一一年(一八七八)東京に脚気病院を設立、洋方と漢方の両者に脚気治療の競演をさせた。世人はこれを「漢洋脚気相撲」と冷評したが、これは漢洋医学の対立による政治的産物にすぎず、本格的な脚気対策は結局陸海軍の力による解決をまたねばならなかった。

明治政府の富国強兵策による軍隊の増強とともに、脚気は兵営に急速に増加してきた。明治初年には陸軍で兵士の五分の一から三分の一が発症し、明治二〇年頃には減少したが、ひとたび戦争となると脚気患者はふたたび増大した。日清・日露の戦時には前線将兵のほぼ四分の一が脚気となり、総傷病者数の二分の一というありさまであった。

脚気の病因については、当時なお中毒説・伝染説・栄養障害説がこもごも論ぜられ、治療のきめ手を欠いていた。しかしイギリスの衛生学を仕込んできた海軍の高木兼寛は、いちはやく脚気対策の重点を「食」に置き、兵食改良に着手した。これは明治一七年(一八八四)の軍艦筑波によるフィールド実験によって実証され、海軍では兵食を米麦混食にしてから脚気は急速に減少した。

これにたいし陸軍では、ドイツ張りの石黒忠悳(ただのり)が、「住」に重点をおいて対策を進め、海軍の麦飯説を批判し、森林太郎(鷗外)を兵食研究のためドイツに留学させ、その成果をもとに米飯説に固執した。しかしやがて前線部隊からの要請によって米麦混食に傾き、陸軍もようやく脚気減少に向った。この間、陸軍の上層部は、対立する海軍の学説、民間の経験、下からの声にたいし、科学の美名のもとに麦飯説を迷信呼ばわりした。

このように、疾病もひとたび強大な権力の渦のなかに巻き込まれると、かえってその問題の本質が見失われる危険をはらんでいる。また日本の栄養学は、鈴木梅太郎のオリザニン発見などにもみられるように、ながく医学界で冷遇されてきた。このようなことを思いあわせると、明治における脚気という病気がたどった運命は、「国家」と「疾病」と「国民」という三角関係について考えるさい、今日なおひとつの示唆を与えてくれる。

第九章　病気・明治百年

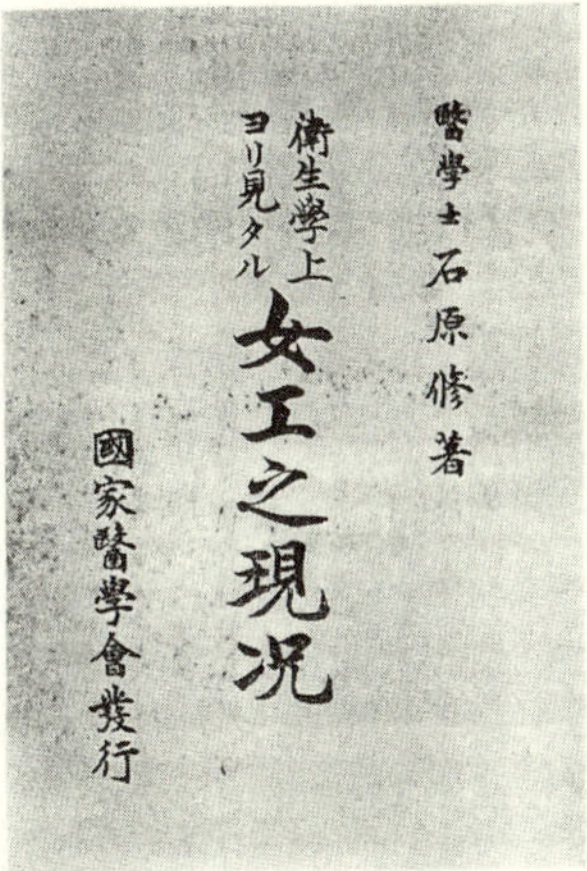
醫學士 石原修著

衛生學上ヨリ見タル

女工之現況

國家醫學會發行

石原修『衛生学上ヨリ見タル女工之現況』

「文明開化」と性病

下賤のもの百人の中、九十五人は梅毒にかからざるものなし。是その源花街売色に制なき故也。西洋諸国梅毒を恐れて、花街を破却せる事あり。……法を立て梅毒院を建て、医官をして惣売女を密に改め、毒に感ずる婦人は直に病院に入て治癒を加へ、治して後出して元に帰らしむ。……此制はあらまほしき事也。

緒方洪庵のあとをついで医学所頭取となった松本良順は、日本最初の西洋衛生学書『養生法』(元治元年)でこう述べている。彼が師事した長崎養生所の医学教師ポンペはすでに、「日本の社会に深く根をおろしている」梅毒の弊害を警告し、「娼家に対しては厳格な医学的監督が極めて必要である」と説き、学生にその方法を実修させていた。

ところでコロンブスの航海土産という梅毒は、はやくも永正九年(一五一二)日本に上陸、またたく間に上下貴賤を侵襲し、ふるくからあった淋病とともに、江戸時代には性病の蔓延は深刻なもの

外科病院	整骨病院	産科病院	眼科病院	種痘病院
1	1	1	359	22111

明治初期の病院数(種類別)

年　次	総数	本病院	支病院	癲狂病院	梅毒病院	脚気病院	癩病院(起廃)	貧民病院
明治 7(1874)	52							
8(1875)	63	59			3			
9(1876)	97	89			7			1
10(1877)	159	146			12			1
11(1878)	235	124	63	1	40		4	1
12(1879)	309	165	71	3	61		6	1
13(1880)	363	234	55	3	57	3	6	1
14(1881)	510	281	73	5	135	4	5	1
15(1882)	626	402	64	6	130	5	5	1

『医制八十年史』より

となっていた(一一五ページ)。

そして幕末、内外の往来がはげしくなるとともに新菌株がもちこまれ、外国人との接触は病勢を激化させる結果となった。

性病は明治にはいってからも、病気の性質上その実態をつかむことは困難であった。一応の数字が把握されるようになったのは、徴兵検査によって壮丁の統計がとれるようになってからのことであり、それも「ある郡で徴兵検査のとき被検者の三分の二が梅毒で不合格となった」といった大まかな数字しかのぞめない。これは明治一六、七年頃の話であるが、またこの頃のある開業医は「患者の半数は梅毒で、全村梅毒を存せざる家なく、多きは一家三、四名の患者あり」と報告している。梅毒の蔓延を裏書きする証拠として、当時の病院の統計をみると、明治一四・一五年の病院総数がそれぞれ五一〇・六二六であるのにたいし、梅毒病院は一三五・一三〇で、いかに梅毒が明治日本に広く深く淫侵していたかがわかる(前ページ表)。

また西洋医学が普及してきたとはいえ、ふるくからの水銀剤・沃度加里(ヨードカリ)による治療にたよるほかなかった当時は、梅毒の致命率も高く、腸チフス・赤痢と比較してみると、明治四四年で千人対腸チフス七・三、赤痢六・六にたいし、梅毒は九・六で、梅毒の被害がいかに深刻であったかがわかる。

性病は別名花柳病のとおり、花柳界つまり売春と切っても切れない間柄にある。日本は江戸時代から公娼制度として世界に冠たる「吉原」をもっていたが、明治政府は徳川幕府の売春対策つまり吉原保護策をそのまま引き継ぎ、密淫売をきびしく取締り、売春税を如才なく取りあげながら、公娼を官憲で手厚く保護した。ここに明治における遊廓の全盛時代を迎え、東京には明治国家公認の二廓四宿(新吉原・洲崎・品川宿・内藤新宿・板橋宿・千住宿)になん千という「籠の鳥」が毎夜性をひさいでいた。警察の統計によると、たとえば明治二一年には一年間に二百万人の男たちが四千七百人の公娼を入れかわり立ちかわり買っていたという。しかも市内にはこれに数倍する私娼がいたといわれる。

遊廓のありさまは文学や演劇でときに美化されているものの、この泥沼に身を沈めた娼婦たちは、肉体が腐るまで酷使され、死ぬとコモにつつまれて女郎塚に投げこまれるというのが、その悲惨な境遇の実態であった。売春は、風俗・治安それに医学の問題もさることながら、これら売春婦の供給源といわれる農村の疲弊・都市貧困層の存在という社会経済の抜きさしならない大きな問題を背後にかかえていた。

　このような人間社会の根源的な問題をかかえた売春が、性病の病巣であることに、性病問題の根の深さがある。それだけに、文明開化の新思潮にのって、公娼制度をめぐり廃娼存娼論が沸騰し、また検梅法を中心に性病問題が国家的な問題として急がれることになる。

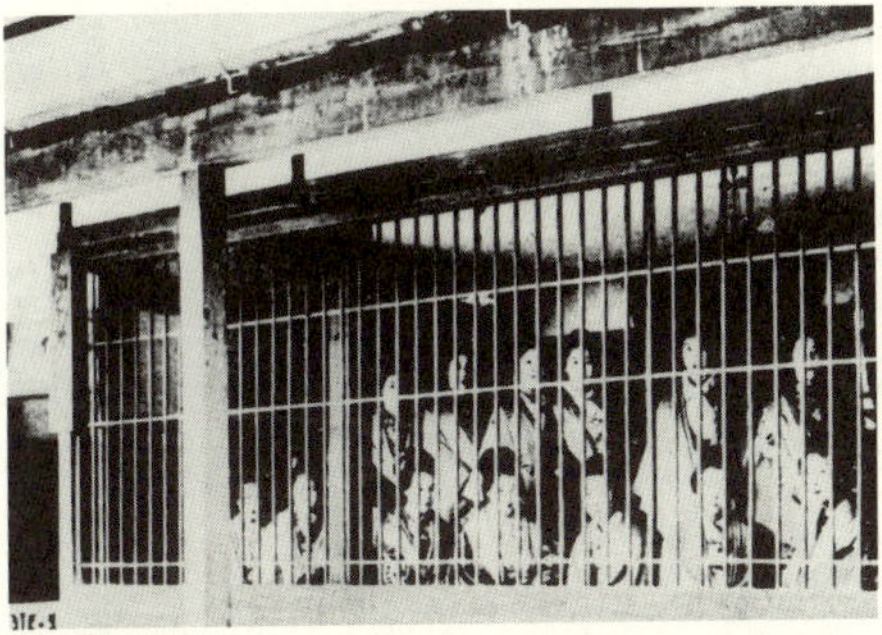

明治時代の吉原「籠の鳥」である娼妓たちは性病の病巣ともなった.

　話は明治五年（一八七二）夏にさかのぼる。ペルーの汽船マリア・ルス号が清国の奴隷（苦力）を買い取り横浜に寄港したさい、逃亡した奴隷の一人が日本政府によって救助され、これを不服として訴えた船長は、日本の遊女売買を指摘した（マリア・ルス号事件）。このとき船長側の弁護人が提出した娼婦契約書は横浜梅毒病院から入手した報告書であった。日本側は諸外国注視のなかで審理されていたこの事件で、まさに痛いところを衝かれた。「皇国人民ノ大恥コレニ過ギズ」というわけで、これが機縁となって、この年一〇月太政官布告として人身売買禁止令(娼妓解放令)が布達された。しかし、これも娼妓の奴隷的拘束を禁止したにとどまり、売春までも禁止したものではなかった。そのご群馬県が明治二四年廃娼令を公布、三年後に実施したが、その実績は疑問視された。むしろ政府は、明治一三年の刑法、明治三三年の娼妓取締規則によって、密淫売の取締りを厳しくすることにより、公娼制度を保護する方針をとっていった。

そのご、キリスト教など新思想の標榜者は廃娼論を強く世人に訴えたが、医学衛生関係者には売春を必要悪とし、社会の安全弁という考えから、存娼論者が多かった。なかには明治医政界の大物長谷川泰のごとく、「売淫は余儀なきことで、悪事ではない。もし公許の娼妓を相手にするのが悪事だというのなら、婚姻もまた悪事で、只洩す目的と時が違うだけ」といったいささか猥雑な暴論を吐く指導者さえいた。

しかし明治後半になると性病は「文明の進歩と共に益々汎濫翻溢し、殆ど停止する所を知らず」という状態で、その感染源が「柳を折り花を弄して以てこの病毒の襲う所となる」事実を無視できなくなり、明治三八年(一九〇五)「日本花柳病予防協会」が設立され、性病にかんする啓蒙・予防・治療の運動がはじめられ、おくれて昭和二年(一九二七)「花柳病予防法」が制定され、西欧式の性病予防行政がようやく歩みはじめた。

一方、すでに松本良順が憂えていた検梅法については、明治政府はきわめて熱心であった。しかし日本における検梅法は、外国の軍隊から迫られ、外国兵士に接する娼婦の検診からはじめられたものである。すなわち、万延元年(一八六〇)長崎に来航したロシア水兵の慰安所で遊女の梅毒検診が行われ、また慶応三年(一八六七)イギリスの海軍軍医ニュートンの建議により、イギリス公使パークスが日本政府に迫り、横浜吉原町に梅毒病院を設立、翌年五月から検梅を開始した。この年四月から三カ月間に、一万四三〇七人を検診し、四五二人の病者を発見、加療したという。

これを契機に明治政府は性病予防に乗り出し、明治四年(一八七一)民部省は各地方長官にたいし、「売女渡世の新規開業を禁じ、梅毒洗除の方法を施設せしむ」旨を通達し、これにもとづいて各地に検梅所や駆梅院などが設置された。東京でも千住ではじめて娼妓の検梅が行われ、明治六年には吉原・洲崎・品川・新宿・板橋に検梅所が開設、毎月三回の検診が行われた。

樋口一葉が名作『たけくらべ』に「検査場(けんさば)」と書いているのがこれである。ちなみに吉原で最初に検診が行われたときは、「諸楼の妓之を嫌忌し、脱して帰る者」が多かったが、のちには「一点羞恥の色なく、軽々私処を開いて却って医員を蔑圧するもの」さえあらわれ、「当日所検の妓一二〇名中、病院に送らるる者八〇名を過ぐる」という驚くべき状況であったという。

明治七年には兵庫・長崎に梅毒病院が、翌八年には金沢に梅毒検査所が開かれ、九年内務省の通達によって全国的に娼妓検診が行われるようになった。しかし、売春の盛行・交通の発達・性風俗の解放という文明開化の上潮にのって、性病は近代化日本の隅々に淫侵盤踞していった。この病魔にたいし、日本はまず外国軍隊に迫られ、はじめてその予防対策に手をつけ、また性病の発源地である売春天国を放置したまま、官憲の強権によって娼妓検診と密淫売取締りにのみ専念し、一般の民衆をこの病毒からまもることは民間の団体におしつけてきた。

このような経緯をふりかえるとき、太平洋戦争後の占領軍時代、進駐軍向けの慰安所が「貞操の防波堤」として政府の肝煎りで設立され、性の犠牲となった慰安婦(売春婦)から性病が燎原の火のように蔓延した身近な記憶を、なにか歴史的に脈絡があるのではないかというおもいで、想起しないではいられない。

「女工哀史」と結核

年ごとに肺病やみの殖えてゆく
村に迎えし
若き医者かな　　石川啄木『煙』

近代化を急ぐ青年期の日本を無惨に蚕食した病毒に結核がある。樋口一葉は明治二九年二四歳、石川啄木は明治四五年二六歳、いずれも肺結核で若い命を失った。

結核は日本でもふるくから知られた病気で、労咳などと呼ばれ、諸書に記されていた。

幕末に来日したポンペたちも、日本に肺結核が多いことを指摘している。江戸時代から浸侵していた結核が、明治維新の疲労がようやく累積してきた明治後半から大正・昭和初期の日本に、一挙に猛威をふるう。それは日本の産業革命期あるいは資本主義成立期、そして無謀な帝国主義的発展期と一致している。

今日の日本では、結核は社会的恐怖の対象となる病気ではなくなった。昭和六一年その死亡率は十万対三・四、死因順位も第一七位である。これは戦後の抗結核薬の開発・結核対策の推進、そしてなによりも生活水準の向上によるものと考えられる。(とはいえ今日、

結核死亡数および死亡率の年次推移(人口10万対)

	死亡数	死亡率(人口10万対)
明治 33(1900)	70,872	159.7
大正 4(1915)	114,770	212.9
昭和 5(1930)	118,345	185.3
10(1935)	130,763	190.4
15(1940)	152,019	212.5
22(1947)	(146,241)	(187.2)
25(1950)	121,769	146.4
30(1955)	46,735	52.3
35(1960)	31,959	34.2
40(1965)	22,366	22.8
41(1966)	20,064	20.3
42(1967)	17,708	17.8
43(1968)	16,922	16.8
44(1969)	16,392	16.1
45(1970)	15,873	15.4
46(1971)	13,608	13.0
47(1972)	12,565	11.9
48(1973)	11,965	11.1
49(1974)	11,410	10.4

厚生省「人口動態統計」

日本の結核死亡率は欧米諸国なみにそのピークが青年層から老年層に移行し、昭和四七年で世界最低のオランダの約一〇倍、アメリカの約五倍で、なお数年の遅れがみられる。)

結核はしかし、明治・大正期には死因順位の二位・三位を占め、昭和一〇年から二五年までの一〇年間、ながく死因順位の首位を独占してきた(二七七ページ表)。では、これはいったいなにを語るのか――。結核の病因はいったいどこに伏在していたのか――。

うちが貧乏で十二の時に
　売られて来ましたこの会社
籠の鳥より監獄よりも
　寄宿ずまいはなお辛い
お鉢引き寄せ割飯眺め
　米はないかと眼に涙
工場は地獄よ主任が鬼で
　廻はる運転火の車
　　　　　　　　――女工小唄

イギリスから遅れること百年、日清戦争の前後、日本は産業革命の洗礼を受ける。機械生産の工場労働が開始され、ここに労働時間の延長、婦人・児童労働の酷使が発生、遅れて資本主義の競争場裡に入った事情もかさなり、その労働条件はどの先進資本主義国よりも苛酷なものとなった。とくに明治三〇年頃アジアで最初の輸出業となった繊維産業――製糸・紡績・織物――に、『女工哀史』(大正一四年)のことばどおり、その惨状が集約されることになる。

明治に入ってからというもの、日本の労働者の性別構成はながいあいだ女子労働者が七〇パーセント以上を占め、明治四三年(一九一〇)の工場労働者八〇万のうち、女子は約五〇万(うち繊維工場の女子労働者は四〇万)であり、さらに年齢構成よりみると二〇歳未満が三五万、二〇歳以上一五万である。「大日本帝国」の発展が、いかに多くの成長まぎわの少女たちの肩にかかっていたかがわかる。

花形産業を担った繊維工女の年齢をみると、一四―一九歳がもっとも多く、ひどい場合には七、八歳の幼女すらみることがあり、ときには年齢を無視し身長を標準にしていたということさえあった(上表)。彼女らは、「売られて来ましたこの会社」というように、あるいはあの「野麦峠」を越え、ほとんど人身売買同様に遠い農村から甘言をもって拉致され、「籠の鳥(遊

明治30年(1897)紡績労働力の構成

年齢	性別	人数		%	
11歳未満	男	254	1,067	—	1
	女	813		—	
11歳〜	男	1,085	10,644	2	15
	女	9,559		13	
14歳〜	男	4,090	29,895	6	42
	女	25,805		36	
20歳〜	男	9,870	29,696	14	42
	女	19,826		28	
計	男	15,299	71,302	21	100
	女	56,003		79	

『職工事情』第1巻より

女)より監獄よりも」辛い寄宿に監禁同様にとじこめられ、「米はないかと眼に涙」する食事を与えられ、日夜骨身をけずる労働に追いやられていた。

労働時間はふつう未明より深夜におよび、一日一四―一六時間で(次ページ表上)、七―八日周期に徹夜業が課せられ、うす暗い電灯の下で眠い眼をこすりながらぶっとおし働かされた。この労働と生活がいかに苛酷なものであったかは、全女工の半数が勤続年限一年未満であり(次ページ表中)、その大部分が逃亡除名による出入であることからも知られる(次ページ表下)。

明治四〇年の『朝日新聞』は「諏訪の製糸工女」と題して、次のような記事をのせている。

工女の就業時間、午前五時半より午後七時半まで一四時間あるいは一五時間に及び、日短くなれば夜業を開始して、午後八時半あるいは九時迄就業。その間絶えて一分の休息なく、その食事時間は一食僅かに五分、殆ど咀嚼(そしゃく)の暇もなく鵜呑の体である。工場の食物は監獄のそれより劣り、彼女らが長時間の労働により消磨する所を補うべき滋養として甚だ覚束ない。工女の寝具の不潔なること言語道断、しかもいわゆる煎餅蒲団で、冬の夜になると彼女らは互に相擁して暖をとっている。

これはなお大工場の状況であって、零細工場にいたっては事態は一層熾烈で、たとえば、政府がまとめた労働者の実態調査として名高い『職工事情』(明治三六年)には、ある織物工場で虐待された工女の訴えをつぎのように伝えている。

……一遍逃ゲテ出タケンド、矢ツ張リ路デ捉エラレタ、……台所ノ柱ヘ裸体ニシテ縄デ縛リ付ケテ打ツタンデス、其時ハ昼食モ何モ食ベサセネエ……身体ノ工合ガ悪クツ

製糸業の労働時間

	最長月	最短月	年平均
諏訪・平野村某工場	14時間30分	12時間20分	13時間45分
〃　川岸村某工場	14　15	12　05	13　20
〃　某製糸会社	15　00	12　45	14　10

『職工事情』第1巻より

関西16工場女工勤続年限

年　限	女工数	%
6カ月未満	5,281	27.3
1年　〃	3,960	20.5
2年　〃	3,507	18.1
3年　〃	2,294	11.8
5年　〃	2,643	13.7
5年以上	1,659	8.6
計	19,344	100.0

『職工事情』第1巻より

職工出入細別(1900年)

出入理由	寄宿女工	通勤女工
解　雇	400	292
逃亡除名	2,800	2,046
病気帰休	225	30
死　亡	31	—
計	3,456	2,368

某社兵庫支店の例
『職工事情』第1巻より

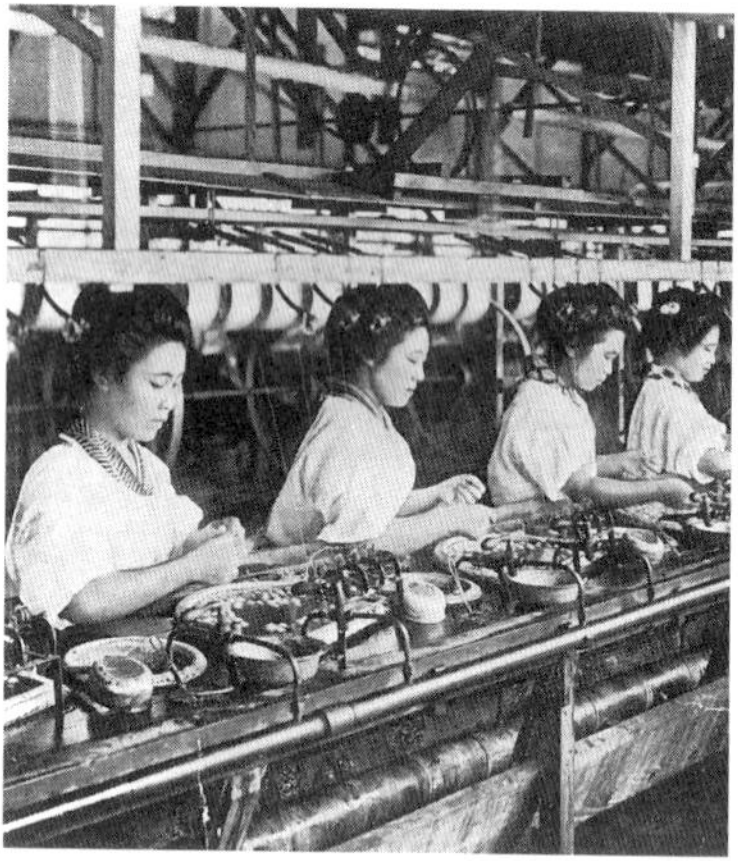
製糸女工　明治末期の諏訪の工場

テ二、三日受ケ取レナカツタラ又打ツタリ撲ツタリシテ……晩方仕事ヲ仕舞ウテカラ裸体ニシテ、……口へ紙ヲ一パイ入レテ息ヲサセナイデ、其上ヲ手拭デ縛ツテ、泣イテモ聞エナイヤウニシ、柱ニ縛ツテ打ツタリ敲イタリ、毎晩処置サレタンデス、夫レカラ……縄ヲ股ノ下へ入レテ、股カラ肩へ襷ニ縛ツテ、ソレヲ又腰ノ処デ縛ツテサウシテ高イ鴨居へ宙吊ニ吊ツテ打タレタンデス、……其レカラ……雪ノ中ニ裸体ニシテ……頭ノ毛ヲ持ツテ、凍ツタ雪ノ上引摺ツテ足ノ皮ヤラ身体ヤラガ剥ゲタラ、……勘弁シテ呉レタ、……年中挽割飯ニメソ汁ヲ吸ツテ朝カラ晩方マデ機ニ捉ツテ居タンデス、ソシテ……段々身体ガ悪ウナツテ今年ノ三月カラ目エ煩ツテ、五月ニ見エナクナツテ、機ノ糸ノ抜ケタアトモ分ラナクナツタ……

こうした戦慄すべき女工の境遇を訴えたルポルタージュとして、一世の耳目を聳動（しょうどう）させたのが、細井和喜蔵の『女工哀史』である。

繊維女工はこうして資本にその労働力を消費されるだけでなく、再生産不能な労働力として、全人間的に消磨されていった。その結果は、女工たちを蝕む疾病とその死亡率にもっともはっきりとあらわれてきた。彼女らを冒した病気の大半は消化器病・呼吸器病であり、病名として胃腸病・脚気・感冒・婦人病などが多いが、もっとも大きな問題となったのが、いうまでもなく結核である。発育まぎわの少女たちが、結核の処女地である農村から連行され、いきなり苛酷な労働と不健康な生活に追いやられれば、たちどころに結核に感染・発症することは、火をみるより明らかなことである。のみならず、工場は罹病した女工たちを加療しないまま、無慈悲にも農村に追い帰した。ここに帰郷女工の結核が枯野に火をつけたように全国に蔓延していった。『女工哀史』もこう語っている。

工場へ行つたが為め、やつた故に、村には嘗つてなかつた怖るべき病ひ――肺結核を持つて村娘は戻つた。娘はどうしたのか知らんと案じてゐるところへ、さながら幽霊のやうに蒼白くかつ痩せ衰へてヒョツコリ立ち帰つて来る。彼女が出発する時には顔色も赧らかな健康さうな娘だつたが、僅か三年の間に見る影もなく変り果てた。それでもまだ、兎も角生命を携へて再び帰郷する日のあつたのはいゝが、なかには全く一個の小包郵便となつて戻るのさへあつた。

「キカヤ(紡績)に行くと肺病になる」ということはすでにひろく囁かれ、帰郷女工による農村の結核伝播という事態に、世人もようやく気がつきはじめていた。しかし、労働力

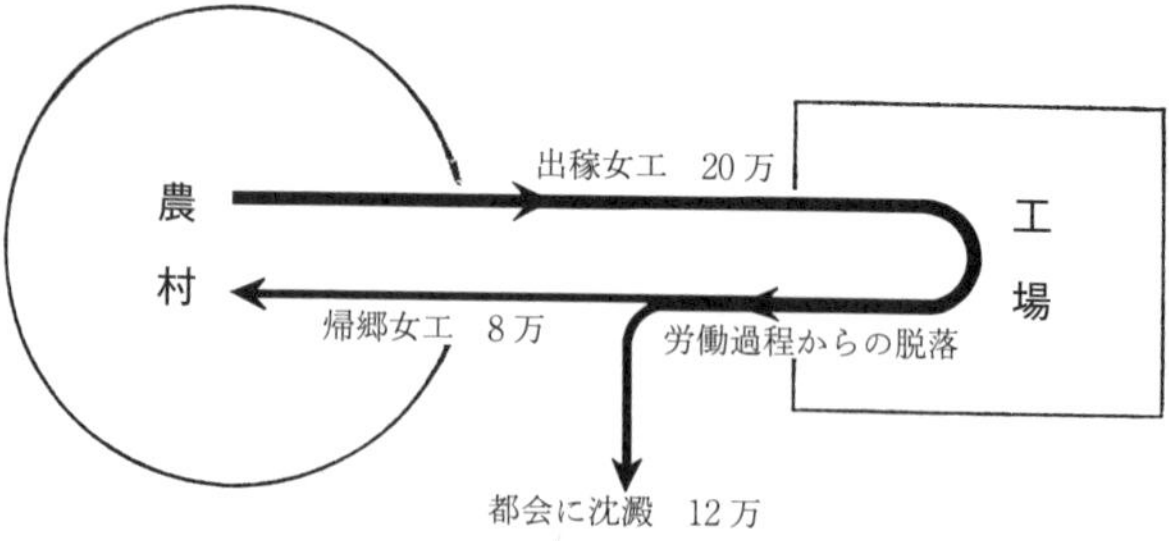

女工の生活史

を失うことをおそれるあまり、資本家はこの事態を反省・改善せず、かえって工場医に女工の結核が少ないと報告させ、診断名を偽り、事態を糊塗していた。

こうしたとき、この女工と結核という大問題にとりくみ、その因果関係を科学的に調査し、社会にその惨害を警告、女工のために闘ったのが若き石原修であった。二五歳の医科大学副手石原修は、明治四三年(一九一〇)工場と農村を実態調査し、女工の出稼と帰郷、その死亡率と罹病歴の調査を進めるうち、結核帰郷者と結核死亡者の厖大なる事実をつきとめ、事のあまりの重大さに驚愕し興奮する。そして女工結核の問題が工場の内側だけで、また医学衛生だけで解決できない事実を発見する。それは——日本の資本主義の原始的蓄積が農村から供給される豊富で低廉な労働力を一方的に喰い潰しながら進行し、不要となった労働力の棄て場と化した農村に国民生活の全体を荒廃させる結核蔓延の病巣を形成している——という戦慄すべき社会的状況であった。石原修はこの現実を集計整理し、大正二年(一九一三)、『衛生学上ヨリ見タル女工之現況』として発表、つづいて『女工と結核』に要約する。

まず女工の悲惨な実態を明らかにし、企業側の統計の不正を暴露し、女工と結核との因果関係を統計資料を駆使して証明していく。農村からは毎年二〇万人ちかい女工が工場に吸いこまれ、そのうち一二万人は脱落して都会に浮浪・沈澱し、八万人が帰郷するが、その大半は病弱者である。女工の死亡率は工場内で千人につき八人で、帰郷女工は三〇人である。当時の女工総数を五〇万とみると、毎年九千人が死亡。これは同年齢層の一般死亡者が四千人であるから、じつに五千人は女工になったために死亡したもので、「工業は見様によっては白昼人を殺して居るという事実が現われている」と石原は資本家を断罪する。

帰郷女工の死亡率は一般死亡率に比し二倍から三倍であり、帰郷女工八万のうち一万三千人が重病者で、うち三千人が結核と推計される。工場内の就業不能者は年間五万とされ、うち四分の一の一万三千三百人は結核で、これがいずれ都市に流浪し、あるいは農村に帰郷して毎年毎年結核をばら撒く。「ここ数年の後には全国が荒らし尽されるということ、工業は日本人の身体を悪くするということは争われぬことと思います」と石原は訴え、世人の胸を強く打つ。

石原修のこの爆弾論文は企業家を憤激させたが、女工と結核への世人の関心は沸騰し、議会も動き、「工場法」の公布(明治四四年)と施行(大正五年)を促進する貴重な一石となり、

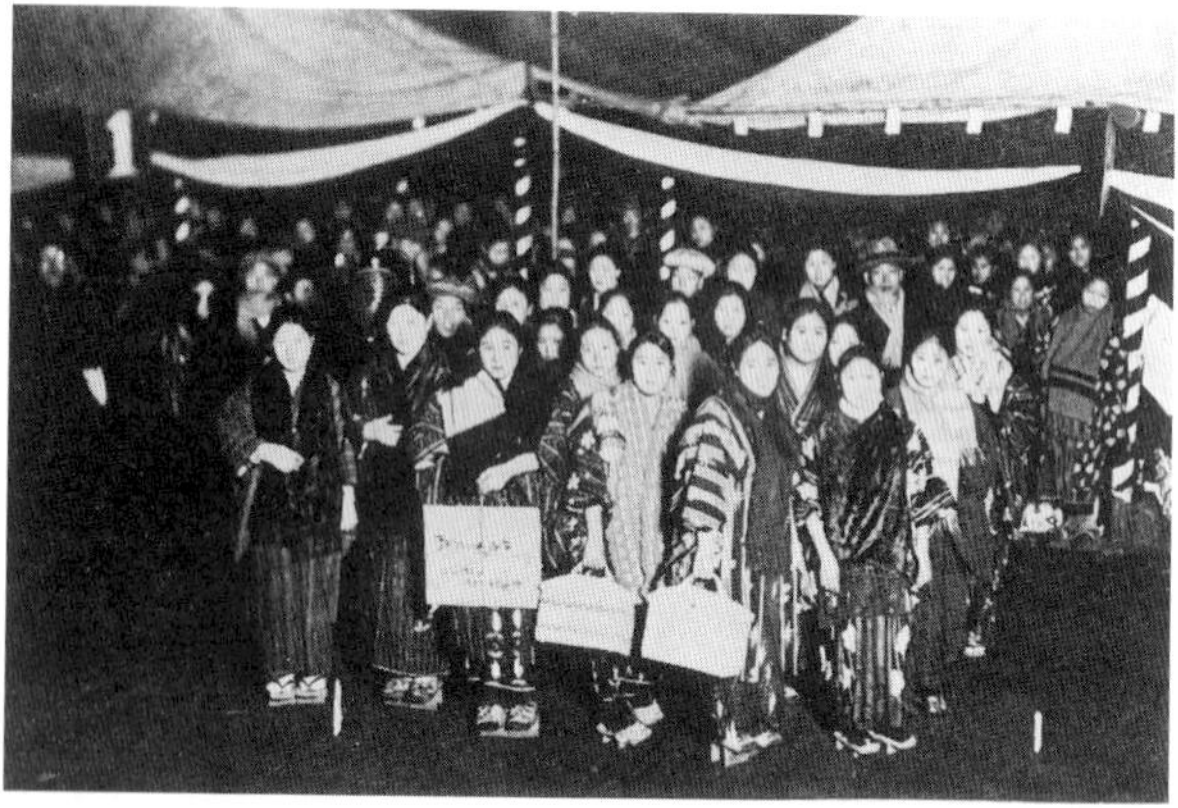

帰郷女工たち　結核をもって帰郷し，農村に結核をばらまく．

またわが国の社会医学・労働衛生学の一里塚となった。石原は女工の運命を人間の生活史の上にとらえ、その実態を空間的でなく時間的な統計学で追跡し、疾病の社会的因果関係を解明し、その責任の所在を告発したのである。

かつて社会思想家木下尚江は、「肺病の生産地は果して何処なる乎、大会社の工場に非ずや、男女職工の寄宿舎に非ずや、貧民窟に非ずや、裏長屋に非ずや」と論じた(『平民新聞』明治三七年五月八日)。しかし、これら先覚者の警告や奮闘によっては、もはや日本全国を浸潤しつくした結核の猛威をおさえることは不可能であった。

大正二年(一九一三)「日本結核予防協会」が設立、翌三年には「肺結核療養所設置と国庫補助」の立法がすすめられ、大正八年(一九一九)「結核予防法」が制定され、結核の予防・治療に政府も動きだしたが、結核対策は民間団体にその責任をおしつけ、天皇の仁慈という思想をその運営の中心にすえ、当初からその限界をはっきりとあらわしていた。

したがって「大日本帝国」が無謀な帝国主義的発展に盲進し、国民がたび重なる試煉に突き落されてきた大正・昭和初期、結核はながく日本人の生命を奪う病気の首位を独占してきた。しかも結核は国の上下を侵したものの、とりわけ貧困層と青年層をはげしく侵襲した。この悲劇の病因を、石原修ならずとも、日本の資本主義・帝国主義に求めずして、いったいどこに求められようか――。

田山花袋の『田舎教師』(明治四二年)は、明治末の青年の苦悩と挫折を、実在のモデルをもとに描いた名作であるが、主人公の青年をさいごにうちひしいでいくのは肺結核であった。

　このごろでは、もうどっと床について、枕を高くやせこけて、ばったのようになった手を蒲団の外に投げ出すようにして寝ている。

そして、日露戦争の頂点であった遼陽陥落の勝報に全国津々浦々の日本人が、「日本帝国万歳」と狂喜しているとき、社会の片隅で見果てぬ夢を胸にひっそりと死んでいくのである……。

「殖産興業」と公害病

明治・大正のなん万という女工たちを呑みつくした繊維業は、明治一六年(一八八三)の大阪紡績会社始業にはじまる。それは農民・旧士族を貧窮させ、大地主・財閥を肥満させる松方財政が歓呼の驀進をはじめたときである。「公伯の益々昌(さか)えて農民の日に凋衰するを見ずや、嗚呼外面に歓声を聞き、裡面に血涙の滴るを見る」と北村透谷は嘆じるが、こうした警世の声はしかし、富国強兵・殖産興業の歓声にかき消され、繊維業が黄金時代を謳歌する隣では、軍備拡張のために製鉄・製銅・造船が急がれ、煤煙が都会を覆い、田畑に害毒が流れはじめる。

……渡良瀬、利根の沿岸一帯の地、また漸くにして鉱毒の犯すところとはなりぬ。鉱毒は両岸大小の堰樋(せきひ)を通して田圃の間に浸潤し、用水に混入し、以て作物を枯死せしめ、人畜を斃し行きぬ。而して是れが沿岸の地凡(およ)そ五万町歩、その住民殆んど三十万。一年は一年より激甚を極め行く鉱毒の為めに、祖先より伝はれる田園は荒れ、五穀は実らず、家畜は斃死し、人また病みて斃るる数を知らず。憐む可し是等無告の人民は、人為の災害に依て着るに衣なく、食ふに物なきの窮境に陥らしめられ、死せる子を負ひ、病める親を擁(いだ)き、蹌々踉々(そうそうろうろう)として白葦黄茅(はくいこうぼう)の間を彷徨(さまよ)ひつつ、光かすかなる落日の影をおろがみて、有司の冷酷と世の無情とに号叫しつつありき。

荒畑寒村『谷中村滅亡史』(明治四〇年)

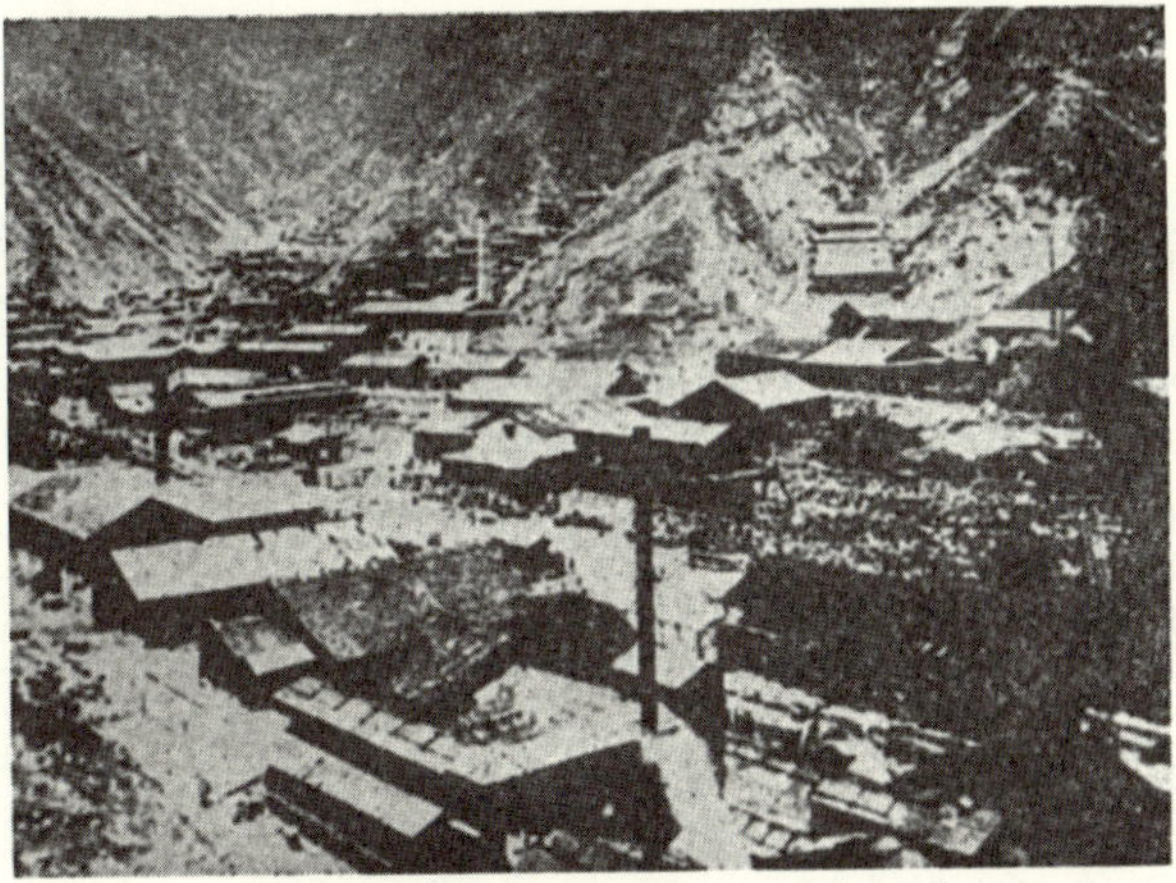

鉱毒事件をおこした足尾銅山　当時の写真

「公害の原点」といわれる足尾鉱毒事件は、すでに明治二三年にはじまり、三三年の兇徒嘯聚事件(川俣事件)、三四年の田中正造の直訴事件と世人の耳目をあつめて名高い。この間政府も「足尾鉱毒事件調査委員会」を組織し、鉱毒の臨床的調査を行うが、これを担当した東京大学の入沢達吉は、慢性銅中毒について監視すべきことを警告しながらも、鉱毒が直接人体に危害を及ぼすことは論定できないと報告している。これにたいし、「人のからだは毒にそみ」と鉱毒歌をうたう被害民たちの自主的調査による症状報告や死亡統計がべつにのこされている。公害病の科学的因果関係を立証するということは、今日でさえ困難な問題であり、当時この問題が政治的紛糾の渦に巻きこまれ、埋没していったことは止むを得ないことであったろう。

天下を騒がせた足尾鉱毒事件でさえそうである。したがって、ほかの大小さまざまの公害がいかに多く歴史の荒波にその怨念が呑みつくされていったかは、想像するまでもない。

ここにしかし、「幼い命奪った足尾銅山」という見出しの最近の新聞記事がある(『朝日新聞』昭和四六年六月一七日)。それは、栃木県佐野市であらたに発見された「足尾銅山鉱毒被害地出生・死者調査報告」という、いまから七〇年前(明治三二年)に被害民たちが書き綴った統計文書である。それによると、明治二七—三一年の五年間、被害地の乳幼児死亡率が異常に高かったことを示す。たとえば、栃木県植野村伊保内(現佐野市)では明治三〇年生まれの一七人は二年間で一六人死亡、じつに死亡率九四・一パーセント。同村大古屋(現佐野市)では明治二七年生まれの乳児が三歳になるまでの死亡率は六二・五パーセント、二八年生まれは七二・二パーセント。これは貧困・伝染病のような原因もあったであろうが、鉱毒が母体および乳児を直接に侵したことも考えられよう。公害病の問題は息長く追跡してみなければならないこと、ときにはそれを歴史が立証しなければならない場合があることを、この新資料発見というニュースはおしえてくれる。

足尾のほか、産業革命の進行につれ、数多くの公害病の問題が発生したことはいうまでもない。明治期における別子銅山煙害事件・浅野セメント深川工場降灰事件・日立鉱山煙害事件などは、いずれも地域住民の公害病の問題を併発している。

工業化による環境汚染、それにともなう公害病の発生については、これを予察し警告する声はすでに明治の識者の間にあがっていた。たとえば、明治二九年(一八九六)東京衛生試験所所長の薬学者田原良純は、『大日本私立衛生会雑誌』でこう訴える。

……神戸大阪東京ノ如キ我国将来ノ大工業地ニ於テモ今ニシテ工業ニ関スル衛生上ノ注意ヲ怠ルアラバ、淀川ノ清キ流レモ悪水汚泥ノ濁川ニ変ジ、東台ノ蒼キ森林モ赤土禿山ニ化スルヤモ亦知ル可カラズ、況ンヤ吾人ノ生活ニ片時モ欠ク可カラザル空気ガ毒霧悪烟ヲ以テ満タサレ、日常使用ノ井水ガ廃水毒汁ニ汚ガサルルガ如キアラバ、害毒ノ及ブ所弥久深酷ニシテ、人民ノ不幸或ハ悪疫ノ侵襲ニ於ケル臨時的ノ惨状ヨリ尚ホ一層甚シカルベシ。

この「毒霧悪烟」のおそれははやくも現実のものとなっていた。たとえば明治三五年(一九〇二)煙の都大阪では、中之島の火力発電所の運転開始を契機に煤煙防止について府議会はつぎのような意見書を知事に提出している。

数万ノ煙突ヨリ噴出スル所ノ煤煙ハ　気圧トノ関係ニ依リ低ク地上ニ散落シ　衣服物品等ヲ汚染シ　其美ヲ損スルノミナラス　又飲食物ニ混入シ　常ニ不潔不快ノ感アリトス　加之煤煙ハ空気ヲシテ酸素ヲ乏シク炭酸ヲ多カラシメ　為メニ炭肺症患者ヲ増加シ　特ニ最モ恐ルヘキ肺結核患者増加ニ対シ　確ニ其誘引トナリ　尚ホ塵芥量ヲ増加スルヲ以テ　呼吸器病ノ助因トナリ　或ハ可憐ナル小児ニ対シ　慢性結膜加答児(カタル)ヲ

助長スルコト激甚ナリ　実ニ人類ノミナラス　直接ニ植物ヲ損害スルハ　其実例極メテ尠シトセス　而モ事業ノ性質上　有害瓦斯ヲ含有スヘキモノナルトキハ　更ニ一層ノ害毒ヲ流布スルハ　疑フヘカラサル事実ナリトス

大気汚染の問題は、数万の煙突が林立し、黒煙天に漲(みなぎ)る明治の大阪にはじまっていたのである。さいきん発見された足尾被害民たちの作った悲歌は、「鉱毒被害は人のわざ」とうたっている。人のわざであるだけに、公害病は医学をこえ、社会のなかでたたかわれていく宿命をになわされている。疾病の歴史的分析はこうしたとき、現実的な役割を果すべきことをきびしく要請されてくるのである。

社会病としての精神病

明治二五年(一八九二)、『神も仏もない　闇の世の中』という奇妙な書物がベストセラーになった。著者は綿織剛清――いわゆる「相馬事件」の主人公である。事件(明治一六―二八年)というのは、旧相馬藩主相馬(そうま)誠胤(ともたね)が精神病にかかり、邸内に監禁され、あるいは東京府癲狂院に入院させられたのを、旧臣綿織剛清が、これを家令志賀直道(志賀直哉の祖父)らの陰謀であるとし、病院から連れ出し、旧主が死ぬと謀殺であると告訴し、裁判は原告側に後藤新平、被告側に星亨など政界の大物をまきこみ、一旦埋葬した遺体を発掘して解剖するなど、天下の耳目をあつめた。

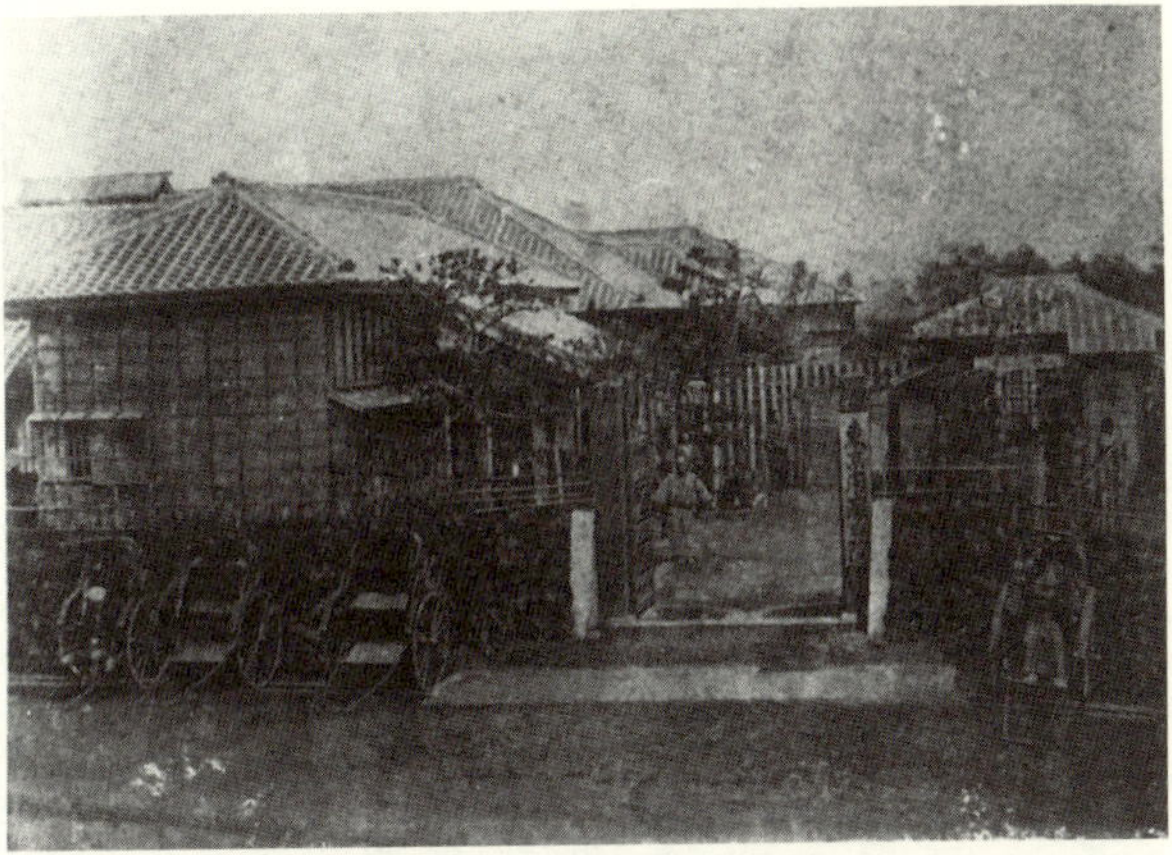

東京府癲狂院(後の巣鴨病院)　明治14-18年

事件の原因は、相馬家の内情と当の綿織が精神病質者であったことによるが、その背景としては精神病がようやく社会問題となってきた状況がある。これを契機に明治三三年(一九〇〇)「精神病者監護法」という精神病者の官憲による取締りを立法化する。これは精神医学の未熟さにもよるが、それよりもまずこの明治における政治経済・文化思想の大変革にともなう精神病者の激増という社会的状況を考えなければならない。

もとより日本にもふるくから精神病は存在していた。すでに記紀・万葉に「きちがい」「くるい」「もののけ」「ものぐるい」「つき」など精神病や精神病者をさすことばが出ており、「癲狂」の文字は大宝令にあらわれている。一一世紀には日本のゲールル(七〇〇年頃の伝説から生まれたベルギーの精神病者のコロニー）といわれる京都岩倉の大雲寺にまつわる伝説もつくられた。近世にはいると記録も多くなるが、江戸時代には狂人というだけで入牢や遠島にされる例もあり、監禁・虐待・放置はいうまでもなかった。しかし、宗教的偏見がヨーロッパのように苛酷でなかった日本では、社会的圧迫・不安に起因する精神病が多発したとは考えられないし、また西欧の魔女狩りにみられるような集団精神異常の現象はみられない。封建社会は、異常者の多発を未然に防ぐそれなりの自衛体制をもっていたとも考えられる。

精神病は、伝染病のように、急激・直接に社会混乱や人命被害を与えるものではない。むしろ社会的状況がつくりだすもっとも社会的因子のつよい疾病である。もとより、文明と精神病を短絡的に結びつけることは、粗雑な文明罪悪論の誇りをまぬがれない。それに文明開化と精神病との因果関係を数字によってはっきりと論定することは難しい。病気の性質からいって、性病やハンセン病以上に、正確な統計を求めることは困難である。たとえば大正六年の精神病者は警察の調査によると四万八四六〇人、保健衛生調査会によると六万四九四一人。ところが東大精神病学教室の呉秀三が明治四三―大正五年の調査をまとめた「精神病者私宅監置ノ実況及ビ其統計的観察」(大正八年)では、精神病者は「全国凡ソ十四、五万」とあり、明治四四年の第二八回議会に山根正次が提出した官公立精神病院設置建議案には「我ガ同胞中五百分ノ一則十数万ノ精神病者アルコトハ統計ノ示ス所ニ依リテ明ナリ」と記している。さかのぼって、呉秀三によると明治二七年には全国で約八万、榊保三郎によると明治三四年には約一〇万と推定している。おそらく、これらも氷山の一角であったかもしれないが、警察などの統計よりも、これらの数字が実状に近かったとおもわれる。

ところで、明治維新が日本人の経験したまれにみる急激な社会変革であったことは論をまたない。この急激な変革は、生活様式の急変、倫理・価値観の急転、生存競争の激化をともない、教育の過重・生活難の増大がすすむ。当然そこには精神的動揺・不安が醸成される。あるいは農村から都市に流入し、あるいは士族から賃金労働者に転じた、これら生活の急変を強いられた無数の人びとが、新しい様式・体系に接触していくなかで、精神的葛藤を増大させていく。旧来の生活習慣と階級秩序の崩壊は、あらゆる伝統的価値を崩壊させていくとともに、そこにあった社会的防衛機構をも同時に崩壊させていく。ここに、激変する社会から脱落していく者、新しい社会に適応できない者、彼らが精神的動揺・不安・葛藤（コンフリクト）・欲求不満（フラストレーション）をエスカレートしていく過程で、精神病者として顕在化してくることは、おそらく疑えない現象であったろう。

精神病の病因に外因性だけを強調することはできないが、近代化とりわけ都市化が進行していく過程で、精神病が社会病と呼ばれるにふさわしい生態をたどって増大していくことは、否定しさることはできないだろう。明治三四年榊保三郎は精神病について、「苦学して小心翼々として粗悪なる飲食をなす所に精神病を発する者多し」と論じている。

小心の役場の書記の
気の狂れし噂に立てる
ふるさとの秋
石川啄木『煙』

精神病者は、東京府癲狂院が設立された明治一二年頃、暴れる患者には手錠・足枷が用いられ、のちに呉秀三が明治三四年巣鴨病院(東京府癲狂院の後身)の院長になってこれら強制具の使用を禁止し、「狂」の字の追放に力を入れ、フランス革命期のピネル(一七四五—一八二六)の役割をはたしたものの、医学界における精神医学の不遇、世間の無理解もあって、部分的には昭和になっても精神病者の足は鎖につながれていた。

また、精神病の社会病としての性格は、精神病者をあくまでも治安の立場から処理しようとする政治とのかかわりあいによくみることができる。さきの明治三三年(一九〇〇)の「精神病者監護法」はあたかも「治安警察法」の公布と時を同じくしているが、その立法の真意は治安維持にあり、施行は警察にゆだねられた。そのありかたは早期の急性伝染病対策やハンセン病対策と軌を一にしている。そしてこの事実、つまり警察権の介入が強いという必然性は、精神病が社会的制約の強い疾病であることを裏書きするものといえよう。

そのご大正八年(一九一九)ようやく「精神病院法」の成立により、まがりなりにも精神病者の福祉が考えられるようになったが、隔離・監禁の思想は根づよくのこっていた。また戦時中、国家主義的立場から昭和一五年(一九四〇)に制定された「国民優生法」(断種法)

のなかで精神病が遺伝病として強く印象づけられたことは不幸な出来事であった。同時に制定された「国民体力法」とともに、それは国民を選別・登録させ、国民の健康を国家の管理のもとにおいて、総力戦に配置するということであり、人間ひとりひとりの健康・疾病がそれぞれの生活史から切り離された不幸な記憶というべきであろう。

ルス・ベネディクトにいわせると、ヨーロッパの「罪の文化」にたいし、日本は「恥の文化」であるという。恥を重んずる日本人が醸し出す緊張（テンション）はひじょうに大きく、「日本を東洋の指導者とし、世界の一大強国としたような、ああいう高邁な大望となってあらわれるが、しかしながら、このような緊張は個人には重い負担である。……時には、こらえにこらえた鬱憤が爆発し、……もし可能ならその誹謗者に向って、そうでなければ自分自身に向って、爆発する」（『菊と刀』）。日本人は社会的・家庭的緊張の強い国民であるという社会心理学的・文化人類学的な分析も、日本に精神病や自殺が多い理由を考えるうえで、見落せない問題といえよう。

今日――昭和三八年（一九六三）の全国実態調査によると、精神障害者は一二四万人（内訳は精神病五七万・知的障害四〇万・その他中毒性精神障害・精神病質（性格異常）・神経症など二七万）と推計される。社会的緊張（テンション）が加速度的に進行している今日、精神病者の増加は文明国なみであるが、さいきんの精神障害者による犯罪が多発する世相のなかで、精神医学の進歩にもかかわらず、ふたたび暗い精神病者監護法時代に逆行しようとする傾向があらわれていないとはいいきれないところに、社会病としての精神病のかかえている難問があるといえよう。

死因からみた「明治百年」

おもえば、あれほど明治・大正の日本人を悲境におとし入れた伝染病も、結核と性病の残留勢力、それにゲリラのようなインフルエンザをのぞいては、今日すくなくとも日常的な恐怖の対象からは遠いものとなった。かつて陸海軍を悩ました脚気は消え、平均寿命は伸び、死亡率は低下し、国民の体位は向上し、人口は増加した。

しかしいつの世でも、いずれ人間はなんらかの死因で死ぬ。傷病がなくなったのではない、変ってきたにすぎない。明治百年――日本人の多くはその時その時どんな病気で死んだのか――。ここにそれを知るてがかりとして、明治三三年(一九〇〇)から昭和四五年(一九七〇)までの七〇年間における死因順位の年次推移を示す統計表がある(左ページ)。

明治から昭和初期にかけて死因の第一・二・三位を占めていたのは、肺‐気管支炎・胃腸炎・結核などの感染性疾患であり、昭和一〇年から結核がほかの二者をおさえて昭和二五年まで第一位を独占する。ところが昭和二五年第二位となった脳卒中が昭和二六年から結核にかわって第一位となり、二八年から悪性新生物(ガン)が第二位に進出、三三年に第三位となった心臓病とともに、これら三大成人病の順位が昭和四五年までかわらない。ま

死因順位の年次推移(死亡率，人口10万対)

	第1位		第2位		第3位		第4位		第5位	
	死因	死亡率	死因	死亡率	死因	死亡率	死因	死亡率	死因	死亡率
明33	肺・気管支炎	226.1	全結核	163.7	脳卒中	159.2	胃腸炎	133.8	老衰	131.0
38	肺・気管支炎	247.4	全結核	206.0	脳卒中	163.4	老衰	139.9	胃腸炎	137.2
43	肺・気管支炎	262.0	全結核	230.2	胃腸炎	213.4	脳卒中	131.9	老衰	120.2
大 4	肺・気管支炎	261.1	胃腸炎	247.2	全結核	219.7	脳卒中	128.8	老衰	112.5
9	肺・気管支炎	408.0	胃腸炎	254.2	全結核	223.7	インフルエンザ	193.7	脳卒中	157.6
14	肺・気管支炎	275.6	胃腸炎	238.2	全結核	194.1	脳卒中	161.2	老衰	117.3
昭 5	胃腸炎	221.4	肺・気管支炎	200.1	全結核	185.6	脳卒中	162.8	老衰	118.8
10	全結核	190.8	肺・気管支炎	186.7	胃腸炎	173.2	脳卒中	165.4	老衰	114.0
15	全結核	212.9	肺・気管支炎	185.8	脳卒中	177.7	胃腸炎	159.2	老衰	124.5
22	全結核	187.2	肺・気管支炎	174.8	胃腸炎	136.8	脳卒中	129.4	老衰	100.3
25	全結核	146.4	脳卒中	127.1	肺・気管支炎	93.2	胃腸炎	82.4	悪性新生物	77.4
30	脳卒中	136.1	悪性新生物	87.1	老衰	67.1	心臓の疾患	60.9	全結核	52.3
35	脳卒中	160.7	悪性新生物	100.4	心臓の疾患	73.2	老衰	58.0	肺・気管支炎	49.3
40	脳卒中	175.8	悪性新生物	108.4	心臓の疾患	77.0	老衰	50.0	不慮の事故	40.9
41	脳卒中	173.8	悪性新生物	110.9	心臓の疾患	71.9	老衰	44.6	不慮の事故	43.0
42	脳卒中	173.1	悪性新生物	113.0	心臓の疾患	75.7	老衰	43.3	不慮の事故	41.9
43	脳卒中	173.5	悪性新生物	114.6	心臓の疾患	80.2	不慮の事故	40.2	老衰	39.4
44	脳卒中	174.4	悪性新生物	116.2	心臓の疾患	81.7	不慮の事故	42.2	老衰	37.1
45	脳卒中	175.4	悪性新生物	116.1	心臓の疾患	86.3	不慮の事故	41.9	老衰	38.0

注 「脳卒中」とは，「中枢神経系の血管損傷」をいう．「悪性新生物」とは「ガン」をさす．

「肺・気管支炎」には新生児肺炎を含む．

「胃腸炎」とは「胃炎，十二指腸炎，腸炎および大腸炎」をいう．またここでは新生児下痢を含む．

資料 厚生省「人口動態統計」

平成2年(1990)の死因順位でみた死因別
死亡数と死亡率(人口10万対)

死亡順位	死　　因	死亡数	死亡率
1	悪性新生物	217,367	177.0
2	心　疾　患	165,429	134.7
3	脳血管疾患	121,928	99.3
4	肺炎及び気管支炎	74,518	60.7
5	不慮の事故	31,740	25.8
6	老　　衰	24,179	19.7
7	自　　殺	20,058	16.3
8	腎炎，ネフローゼ	17,130	14.0
9	肝疾患及び肝硬変	16,788	13.7
10	糖　尿　病	9,469	7.7

資料　厚生省「人口動態統計」

た自動車事故をふくむ不慮の事故が昭和三八年に第五位に入り、四三年からは第四位となる。このように、人口構成の変動・社会環境の変化・医学衛生の発展にともない、疾病構造も変化していく。

明治・大正期に第一位であった肺‐気管支炎は年間死者約一〇万—一五万人であったが、今日ではほぼ七万人と激減し、死因順位の第四位に、結核は昭和一八年最高の死者一七万一四七四人を示したが、今日ではその一〇分の一以下となり、死因の第一七位に落ち、大正一〇年頃一五、六万の死者を出した胃腸炎とともに、一〇位以下の幕下に転落した(上表)。これらの死者数の比較にはさらに人口の激増という要素を考慮に入れなければならない。

今日第三位となった脳卒中は大正一三年より死者一〇万となり、敗戦直後の昭和二三年当時の食糧事情の悪化を反映してか一〇万をわったが、三五年一五万をこえ、昭和六一年の今日それは一二万九二八九人となった。そして明治期には死者二万—三万であったガンは、戦前に五万にまで達したが、戦後急上昇し、昭和五六年より第一位となり、昭和六一年には戦前の四倍の一九万一六五四人を数えるにいたった。第二位の心疾患も戦後の成長株で、明治期に死者二、三万であったのが、昭和六一年には四万二五八一人となった。(これらの数字には、ガンとか心臓病の診断が以前は不完全ではっきりと診定できなかった事情を考慮に入れなければならない。)

また今日第五位を占める不慮の事故と第七位にはいってきた自殺については、とくに社会的因子を考えなければならない。不慮の事故については、明治から戦前にかけては、大正一二年の関東大震災の年をのぞいて、死者二万人台であったが、今日では二万八六一〇人、しかもその内訳がかつての溺死・焼死あるいは労働災害死とちがって、自動車事故がその二分の一を占めている事実は、誰しも身近な問題としているところである。また、ふるくから世界でも有数の自殺国といわれたわが国であるが、平成二年その死者(二万五八八人)は老衰死の数に近く、青年層より老年層に高率であることは、今日の老人問題のなかで考えなければならないこととなった。

なお、今日の死因を年齢層からみると、ほぼつぎのようになる。まず、一―一四歳の幼児・学童期では第一位は不慮の事故であり、これについで第二位の一―四歳の先天異常、五―一四歳のガンがつづく。一五―二四歳の青年期では、第一位は自殺で、第二位は不慮の事故、第三位ガンで、病死以外の自殺と事故死とがこの層では二分の一を占める。三〇一四〇歳ではガン・自殺・事故となり、三五―五九歳の社会的家庭的にもっとも重要な年齢層では第一位がガン、第二位は三五―四四歳の自殺、四五―五九歳の心疾患となる。六〇―八〇歳でも第一位心疾患である。

また死亡順位と罹病率とはかならずしも一致しない。つまり死因とは直接結びつかない病気に多数の国民が悩まされていることを考えにいれなければならない。平成二年の患者調査によると、罹病率の増えた病気は高血圧症・腰痛・肩こり・目の病気・皮膚の病気・リューマチ・精神病・糖尿病などで、このうち腰痛や目の病気などと、ノイローゼなどの神経障害とは、あきらかに文明病として考えるべき性質の疾病である。

伝染病や集団病の減少に比例して、成人病や文明病が相対的に増大してくることは、文明国あるいは先進国に普遍的にみられる避けられない歴史的現象である。

富国強兵・殖産興業をスローガンに行進してきた「大日本帝国」は、いま高度成長・大衆消費の掛声にGNP世界第二位の「経済大国ニッポン」に生まれかわってきたようであるが、はたしてこの明治百年、かえりみて日本人ひとりひとりは、そのかけがえのない生活史をどれだけ全(まっと)うすることができたと、いえるであろうか――。

明治に生きた文学者、樋口一葉や石川啄木たちは、結核で短い一生を閉じねばならなかった。おくれて昭和に生きるものは、多くガンや心臓病でその生涯をおえねばならない。

胸の中で鳴る音を「凩よりもさびしきその音!」と明治の詩人はうたったが、ガンのためにその文学的たたかいをおえた昭和のひとりの詩人はこううたうのである。——

おれの食道に
ガンをうえつけたやつは誰だ
……
きっと誰かおれの敵の仕業にちがいない
最大の敵だ　その敵は誰だ

高見　順『死の淵より』

終章

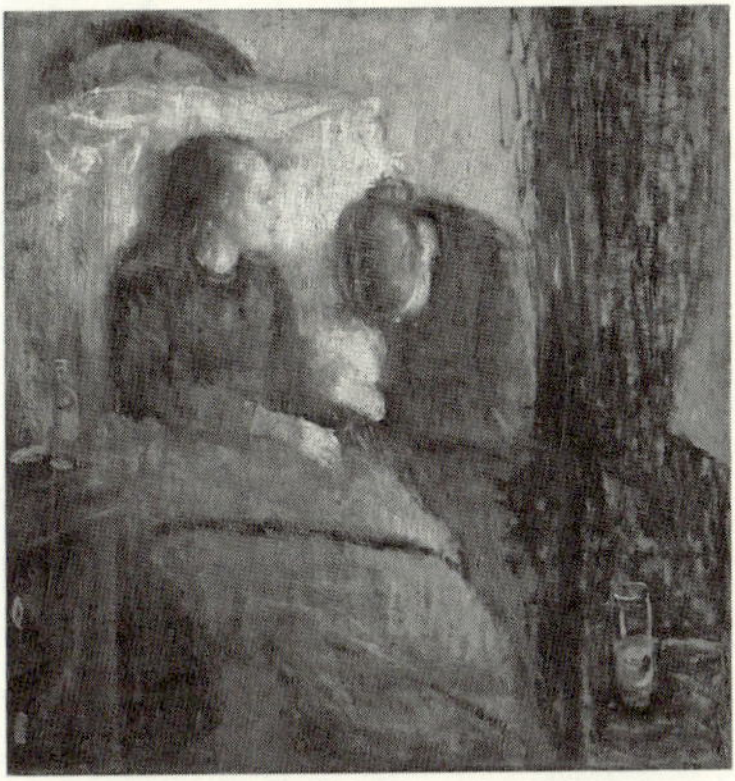

「病める子」　ムンク画

「壁」をこえるもの

少女は白衣の胸元をはだけ……下着の襟を開いた。そこから、死すべき運命にある右の乳房が零れ出た。……バラ色の乳首が……少年の視野に飛びこんできた。

アーシャは少年の頭の上にかがみこんだ。「キスして！　キスして！」と、そのまの姿勢で促した。……

……恍惚となって、少年は慌しく、吸いついた。……淀みのない曲線を描いたそのふくらみに。

「覚えていてくれるわね……これがちゃんとあったことを……」

短く刈った少年の頭にアーシャの涙が落ちた。……

……少年は顔の上に垂れさがった奇蹟を心ゆくまで吸いつづけた。

今日は奇蹟、だが、あすは汚物籠に捨てられる……

これは、ソルジェニツィンの『ガン病棟』(小笠原豊樹訳)のなかでも、とくに感動的な場面の一節である。

これが、今日のガンという病気の現実である。ガンの病巣があれば、この一七歳の少女の乳房といえども、容赦なく切除され、「汚物籠に捨てられる」。しかも、たとえ手術しても治るとはかぎらない。ガンの場合、病気を治すことはできても、生命を救うことはできない、といった方がいい場合もあるのである。

　このガンの悲劇は、かつてのペスト・梅毒・コレラ・結核の悲劇とくらべて、はたしてどちらがどれだけ悲劇的であるだろうか——。

　また、かつて石川啄木は、「はたらけど／はたらけど猶わが生活楽にならざり」と嘆じたが、啄木のように「ぢっと手を見る」ゆとりさえ奪われ、病気になっても一週間の休暇もろくにとれない現代人は、はたして明治の詩人とくらべて、どちらがどれだけ「生活」が楽なのであろうか——。

　ひとつの文明、ひとつの社会は、それ自体の悪疫をもち、そしてその悪疫は、いずれも文明なり社会なりの変動期に発生し、その悪疫は、その文明なり社会なりの改革によって減退し、制圧されていったことを、歴史は教えてくれた。一三世紀のハンセン病、一四世紀のペスト、一六世紀の梅毒と、いずれのときも、その時代の医学は無力であった。一八世紀の痘瘡も、一九世紀の結核も、医学というよりは社会的改革によって抑制されたといっていい。文明や社会が、悪疫を寄せつけない「壁」をきずいたとき、医学はそのなかで、さいごの仕上げの仕事をしたにすぎない、といったらいいすぎであろうか——。

　ところが、ひとたび文明の壁を高く厚くきずいたとき、その壁が高ければ高いほど、厚ければ厚いほど、その壁の中でつぎにつくられる悪疫の被害は、より重くより深いものとなる。比喩的な例をあげれば、アメリカのある都市で労働者を寒空のスラム街から環境のいい鉄筋アパートの壁の中に移転させたところ、一般疾病による死亡率が五〇パーセントも上昇したという。結核やコレラを撃退した壁の中では、いまガン・心臓病・精神病といった悪疫が、かつての悪疫とおなじような悲劇をくりかえしている。壁の中の悪疫にどう対処すべきかの道をもとめていくとき、いちど壁の外に立って歴史をふりかえることは、けっして無意味なことではないだろう。

かつて足尾鉱毒事件のとき、政府が組織した調査委員会の医学者は、その鉱毒の因果関係を証言することを避けた(二六七ページ)。それは政治的制約もあるが、その科学的因果を立証するには時間的つまり歴史的追跡が必要であり、壁の中にとどまっているかぎりは不可能だからであった。これに反し、工場労働と結核との因果関係をつきとめることに成功したエンゲルス(第五章)や石原修(第九章)は、彼らの思想的立場もさることながら、彼らが壁の外に立って、病気を歴史的にみる眼をもっていたからである。

足尾鉱毒事件の公害病については、七〇年後の今日、その病因を解明するデータが発見されている(二六八ページ)。また、戦時中大分県の銅製錬所で肺ガンが多発し、それが銅鉱の砒素による職業ガンであることが、さいきんの調査によって追認され、学会で問題となった。(『朝日新聞』昭和四六年一〇月二八日夕刊)

このように、疾病によっては、その病因・病理が、歴史的分析によって立証される場合さえ現実的にでてくるのである。こうした疾病の歴史的分析の立場は、まだ科学として未開拓の分野であるが、「歴史病理学」(Historico-Pathology)あるいは「歴史地理病理学」(Historico-Geographical Pathology)という専門分科の充実が、いずれ医学のなかでも急がれなければならないであろう。

さて、文明や社会のひろがりのなかで病気を考えていくことは、これまでみてきたからだの病気においてよりも、じつはこころの病気——精神病——においては、とくに欠くことのできない方法である。というより、精神医学においては、歴史的研究はむしろその科学の重要な一部門をなしている。本書で、これに立ち入ることをさけてきたのも、そうした理由によるもので、「文明と狂気」「社会と精神病」といったテーマともなれば、べつな書物が用意されなければならない。そこで、ここではさいごに、歴史のなかで消えた精神病と、歴史のなかでくりかえされた集団精神異常の事例にひとことふれ、問題の所在だけを確認しておきたい。

歴史のなかの「夜と霧」

「精神病の歴史を書くことは、医学史のなかでももっとも辛い課題である」とは、医史学者のシゲリストとアッカークネヒトが、異口同音にいっていることばである。おそらくそれは、精神病ほど医学を拒む病気はなく、精神病ほど社会や思想と密着している病気はな

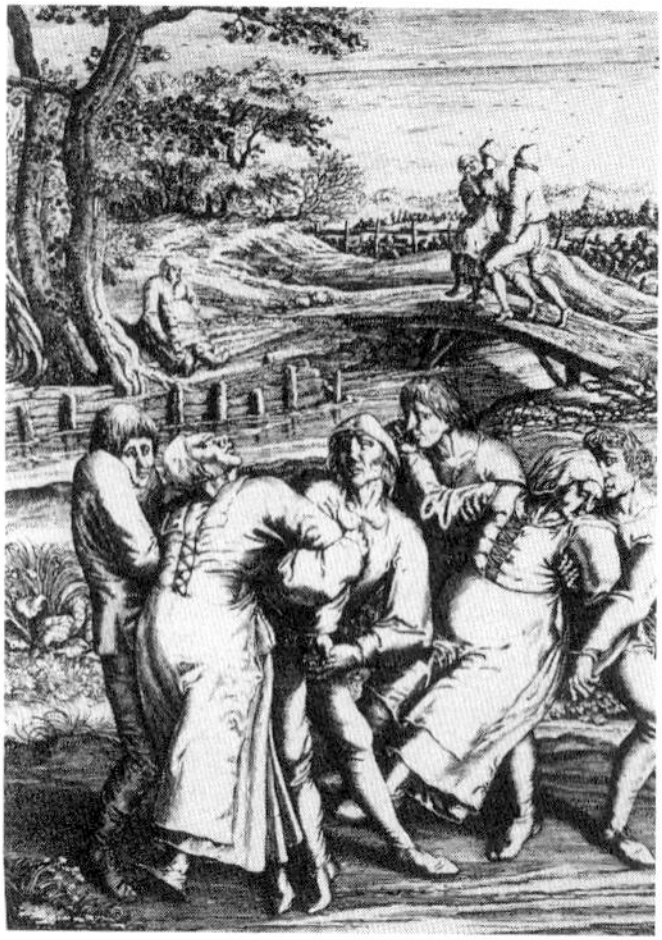

中世の流行性舞踏病　ブリューゲル画

く、そしてなによりも、身体の異常とちがって、精神の異常とはなにかという問いほど厄介な問題はない、という理由によるのであろう。

その問題は一応おくとして、ここに北欧ルネサンスの巨匠ペーテル・ブリューゲルの絵をみてみよう。中世に流行した舞踏病を描いた連作の一枚で、狂躁状態となって踊り狂う患者たちが、ブリュッセル近くのミューレンベークの橋を渡ると、病気が治るという迷信から、聖ヨハネの日に大勢がその行事をしている光景を描いたものである。

現代医学でいう舞踏病――コレア Chorea――は、原因不明の不随意的な運動障害がみられる症候群で、歩行が舞踏しているようにみえるのでこう呼ばれ、錐体外路系疾患の一つと説明されている。中世ヨーロッパに発生した舞踏病 Dancing mania は、これとは別のもので、一種の流行病であり集団病であった。

一〇二七年ドイツのコルヴィッヒという村で原発したといわれ、患者はいきなり狂躁的な発作におそわれ、踊り狂い、意識を失い、腹部がふくれあがり、やがて昏睡におちいり、ついには死に至り、生きのこった者はパーキンソン症候群に似た震えをのこしたといわれている。

一二三七年にはドイツのエアフルトで、大勢の子供たちがこれに襲われ、一三七四年にはおなじくドイツのアーヘンに起り、オランダに伝染し、ケルンだけでも五百人、メッツでは千人が踊り狂ったという。一五世紀には南イタリアで、タランチュラというクモに刺されておこると信じられた「タランチズム」と呼ばれる舞踏病が知られる。こうした流行性舞踏病は、一八世紀に一時再燃したあと、歴史から消えていった。

これらがいずれも同じ病因・病理であったとは考えられないが、おそらく共通していえることは、政治的不安・経済的混乱・性的抑圧それに疫病流行などの時代環境が生んだ心因性の集団ヒステリーと考えられ、あるいは身体的症状からおして、なにか脳炎に似た中枢神経系におこる感染症が、こうした時代環境と相乗して発生した、とも推理される。

中世の流行性舞踏病そのものは消えて今はない。しかし文明国で精神病・神経症が大きな社会問題となっており、今日ではかつてのヒステリーのような「熱い狂気」よりも、ノイローゼのような「冷い狂気」が現代人のあいだに拡大していることが知られる。これは中世の封建社会と現代の管理社会の差違によるものであるだろうが、人間が精神障害をおこしやすいように配置されているという状況に視点をしぼれば、なにか共通項が見出されるのではないだろうか。——

……あらゆる責任を、神でも自然でもなく、魔女が引受けさせられる。……裁判熱は利欲によってさらに強まる。役人たちは、呼び出した被告から手数料や手当を取るほかに、焼かれた魔女の数に応じて、かなりの給金をもらうからである。……こうして魔女は拷問へと追い込まれる。……拷問に耐えきれずに……知りもしない人たちの名前をあげるだろう。そしてみんな自白し、みんな有罪となる。このような裁判が続く限り、性別、財力、境遇、地位のいかんを問わず、誰一人として安全ではあり得ない。

これは一七世紀前半——デカルト・ハーヴェイの時代、シュペーというドイツの神父が魔女裁判に抗議して書いた文章の一節である。もし、この文中の魔女をユダヤ人とさえおきかえたらどうだろう——それは第二次世界大戦中におけるナチスによるユダヤ人虐殺というあの『夜と霧』の悪夢そのままではないか——。

一五—一七世紀のヨーロッパでは、宗教的狂信が身代り山羊(スケイプ・ゴート)として魔女を仕立てあげ、大量の人びとが理由もなく処刑された。二〇世紀のそれは、元兇が政治的狂信にかわったにすぎない。

こうした集団妄想 Massenwahn あるいは集団的精神異常 Collective mental disorder は、社会病理学的な問題であって、ここであつかうにはいささか手にあまる内容をもっており、もうすこし別な用意をして出直す必要があるだろう。

ただここでは、歴史のなかで魔女狩りが荒れ狂ったのは、けっして中世暗黒時代のことではなく、人間精神に目覚めたといわれるルネサンスの時代、印刷術が発明され、近代科学技術が誕生した新しい時代であったということ、それは、情報のメディアが急速に発達し、コンピューターのような新しい文明が開発された現代と、どこか似たような時代的雰囲気であることをおもい、また魔女そのものの存在を信じる者はあとを絶ったかもしれないが、集団妄想はけっして消えることがないという社会心理的根拠があるという事実を、指摘しておくにとどめよう。

歴史の「進歩」と病気

「病気はどのようにして創(つく)られたか」「病気は文明や社会とどう関(かか)わり合ってきたか」という設問を、歴史に向けて問いかけながら、やや気ままな行程(コース)を駆け足でたどってきたわれわれは、いまいかなる地点にたどり着いたであろうか――。

「病気は文明なり社会なりによって創られ」、「病像は時代によって移り変り」、「疾病にも歴史的法則があり」、「病因が歴史的分析によって解かれ得る場合がある」――といった考え方が、どうやら見当ちがいでなかったことを、おおよそ学びとることができた。

そして、ここで立ちどまったわれわれはいま、はたして文明の「進歩」は病気をどれだけなくしてきたであろうか？　という素朴な疑問に、立ち帰らざるを得ない。

ギリシア・ローマの疫病からはじまって、中世のハンセン病・ペスト、近世の痘瘡・梅毒、近代のチフス・コレラ・結核——これらの悪疫が、どのように抑圧され、追放されていったかは、これまでみてきたとおりである。しかし——、ひとつの悪疫が消えると、かならずべつの悪疫が創られる。その絶えまない繰り返しを、歴史はいやというほど見せつけてくれた。伝染病には文明抵抗性ともいうべきものがあり、文明度のレベルに応じて、それは消化器から呼吸器へ、さらにポリオなどのように脳へと、しだいに下から上へとおしあげられていった。結核やコレラは文明国から地上のべつの地域に追われたが、そこで今日なおこれまで以上の惨禍をくりかえしている。そして文明国では、ガンや心臓病、それに精神病・公害病が、悪疫の驕り(おご)をほしいままにしている。——

人はなんらかの原因で死ぬ。そのすべての死因を「病気」と呼ぶなら、「病気」は永久になくならない。また今日のガンや心臓病を、ただちに過去のペストや結核の場合と同じように考えて、単純に比較することは、科学的方法とはいえない。そうした常識をわきまえたうえで、ここできわめて荒っぽいやりかたを許してもらうと、ひとつの数字を歴史のなかから拾えるのである。つまり——、前五世紀のアテナイの疫病は四人に一人、一四世紀の黒死病も四人に一人、そして今日のガンも四人に一人、という死亡率の偶然の一致である。これは、もしガンが制圧されたとしても、つぎにふたたび「四人に一人」の病気があらわれてくる——という予測につながる。これはひとつのたとえ話であるが、あるいは

「病気」というものがなくならないかぎり、必然的にでてくる数字かもしれない。

それなら、われわれは人間の歴史にいったいなにを期待できるのか――。ここでわれわれは、病気と人間の歴史という問題をめぐって、歴史における「進歩」とはいったいなにか、それはいかなる意味をもっているのか、というより遠い射程に向けて問いかけざるを得ないのである。

今日われわれ人間は、なにがほんとうの文明であり、なにがほんとうの進歩であるか、を問いなおされている。ひと昔まえのように、紙や鉄や電力の生産量あるいは消費量を文明の尺度とする思想は、もはや通用しない。紙はヘドロを生み、鉄は大気汚染を、電力は自然破壊を進めていく。今日では、「反科学主義」あるいは「反進歩思想」こそ、もっとも進歩的な思想とさえ考えられている。これを病気の問題でいえば、疫病の制圧、死亡率の低下、平均寿命の伸長といったことを、はたして歴史の「進歩」といえるかどうか、ということである。

とはいえ、いまさら電気もなく自動車もない時代にかえろうとしても、かえれないのとおなじように、結核の全盛時代や「人生四〇」の時代にもどろうとしても、もどれるものではない。しかし、紙や鉄がわれわれにとって、もはや「文明」ではなくなっているのとおなじように、結核がなくなったことを、また「人生八〇」になったことを、単純に「文明」とはいいきれないし、むしろ文明病を「文明」の尺度としなければならないような状況に追いこまれている。

今日では、「病んだ健康」ということさえいわれ、「病気でない者、必ずしも健康とはいえない」(ガルドストン)のである。微生物学者ルネ・デュボスは、人間と病気との因果を文明論的に論じた書物に、『健康という幻想』と題した。人間にとって、病気のない世界は幻想かもしれないし、無病の世界を想定することはかえって危険思想かもしれない。こうしてわれわれは、人間の歴史に期待すべきものを見失った懐疑主義におちこんでいく。

しかし、懐疑主義の霧のなかに迷いこんだとき、つぎの歴史的事例を想起してみたらどうだろうか――。つまり、自殺は文明人や先進国ほど多く、未開人や開発途上国ほど少いということ、また人間が極限状況におかれた捕虜収容所や強制収容所にも自殺はまれであるという事実である。

精神医学者フランクルは、ナチス時代のユダヤ人強制収容所における凄絶な体験記録『夜と霧』のなかで、つぎのようにいっている。この「人生」ということばを、許されれば「歴史」ということばにおきかえて、読みとってみてはどうか――。

> ……人生から何をわれわれはまだ期待できるかが問題なのではなくて、むしろ人生が何をわれわれから期待しているかが問題なのである。……われわれが人生の意味を問うのではなくて、われわれ自身が問われた者として体験されるのである。

生命はもともと不安定な現象であり、環境との不断の緊張関係のなかに存立している。

生命にとって、もっとも安定した状態とは、死によって生命の基となった物質の世界に還元したときである。死はエントロピーの値が極大となった安定した状態であるから——。したがって、人間は生きているかぎり、「病む者」である。その病む者がつくる文明も、いずれは「病める文明」である。

このことを弁えたうえで、「病める者・人間」(ホモ・パティエンス)が、歴史からどう問われているかを自問しなければならないのではないか——。

さて、病気といかにつきあうかは、人さまざまであるように、病める文明の病歴から、いかなる診断を得るかも、もとより人さまざまであろう。あるいは、期待した診断はのぞめなかったかもしれない。もしそうであるとしても、このカルテが、過ぎし日の病める文明へのささやかな鎮魂歌ともなれば、せめてもの慰めといわねばならない。

参考書

本書とおなじような意図と内容をもつ書物はこれまでにないが、「病気と文明」「病気と社会」「病気の歴史」といった主題に参考となる書物から、重要なものでしかも今日入手しやすいものをいくつかえらび、つぎに掲げてみる。なお、歴史的研究にとっては一次的な資料や文献に直接当ることが必須であるが、専門的になりすぎるので、ここでは一切省くことにした。邦訳のあるものは訳書名のみを挙げる。（シゲリストとローゼンは本書初版以後に訳書が出たので重版のさいに追加した。）

病気と文明　あるいは病気と社会の問題については、医史学者シゲリストの書物が第一にあげられる。ほかに微生物学者デュボス・社会医学者ガルドストンらの書物が示唆にとむ。

シゲリスト　松藤元訳『文明と病気』岩波新書　一九七三年

Sigerist, H.　*On the Sociology of Medicine*, New York, 1960.

デュボス　木原弘二訳『人間と適応—生物学と医療』みすず書房　一九七〇年

デュボス　田多井吉之介訳『健康という幻想』紀伊国屋書店　一九六四年

ガルドストン　中川米造訳『社会医学の意味』法政大学出版局　一九五九年

バーネット　新井浩訳『伝染病の生態学』紀伊国屋書店　一九六六年

病気の歴史　ヘーゼル・ヘッケル・ヒルシュらの古典的著作は今日入手不可能であるし、個々の疾病の歴史については専門書もあるが、病気の通史として要領よくまとめられた書物は、残念ながらない。したがって、ヘンシェンの『疾病の歴史と地理』などは得がたい書物といえよう。発疹チフスの歴史をまとめたジンサー、精神医学史のジルボーグの書物は、本書で省いたテーマでもあり、訳書もあるのでとくに挙げておく。また病誌および病理学の古典をあつめたメイジャー、『公衆衛生史』として定評のあるローゼン、数多くの『医学史』のなかから各時代の病気にふれているシンガーらの書物は参考になる。

Henschen, F.　*The History and Geography of Diseases*, New York, 1966.
Ackerknecht, E.　*Geschichte und Geographie der wichtigsten Krankheiten*, Stuttgart, 1963.
Major, R.　*Classic Descriptions of Disease*, Springfield, 1965.
Clendening, L.　*Sourse Book of Medical History*, New York, 1960.
Singer, C. & Underwood, A.　*A Short History of Medicine*, Oxford, 1962.
Major, R.　*A History of Medicine*, 2 vols. Springfield, 1954.
Long, E. R.　*A History of Pathology*, New York, 1965.
Bettman, O.　*A Pictorial History of Medicine*, Springfield, 1956.
ローゼン　小栗史朗訳　『公衆衛生の歴史』　第一出版　一九七四年
ジンサー　橋本雅一訳　『ねずみ・しらみ・文明――伝染病の歴史的伝記』　みすず書房　一九六六年

ジルボーグ　神谷美恵子訳『医学的心理学史』　みすず書房　一九五八年
小川鼎三『医学の歴史』　中公新書　一九六四年
中川米造『医学を見る眼』　NHKブックス　一九七〇年
川喜田愛郎『病気とは何か』　筑摩総合大学　一九七〇年

日本の病気　古典的著作として富士川游『日本疾病史』(復刻)、『日本医学史』(復刻)があり、また日本学士院編『明治前日本医学史』五巻があるが、いずれも明治以前を扱ったものであり、山崎佐『日本疫史及疫学史』、藤浪剛一『日本衛生史』、また『医制八十年史』、『日本医学百年史』などは今日入手困難である。明治以後の医学史については、中川米造・丸山博氏らによって資料が編集され、また医療史には川上武氏のすぐれた業績がある。

川上武『現代日本医療史』　勁草書房　一九六五年
中川米造・丸山博編『日本科学技術史大系』　第24巻医学1―第25巻医学2　第一法規出版　一九六五・一九六七年
三木栄『朝鮮医学史及疾病史』　私家版　一九六三年
田波幸男『公衆衛生の発達』日本公衆衛生協会　一九六七年
野村拓『医学と人権』　三省堂新書　一九六九年
村上陽一郎『ペスト大流行』　一九八三年　岩波新書
樺山紘一『ルネサンス周航』　一九七九年　青土社
川上武『現代日本病人史』　一九八二年　勁草書房

橋本雅一『世界史の中のマラリア』一九九一年　藤原書店
樺山紘一他編『医と病い』一九八四年　新評論
見市雅俊『コレラの世界史』一九九四年　晶文社
福田眞人『結核という文化』二〇〇一年　中公新書
酒井シヅ『病が語る日本史』二〇〇二年　講談社
青木正和『結核の歴史』二〇〇三年　講談社
新村拓『日本医療史』二〇〇六年　吉川弘文館
岡田晴恵『感染症は世界史を動かす』二〇〇六年　ちくま新書
ソンタグ／富山太佳夫訳『隠喩としての病い』一九八二年　みすず書房
アリエス／伊藤晃・成瀬駒男訳『死と歴史』一九八三年　みすず書房
サンドライユ／中川米造・村上陽一郎監訳『病の文化史』一九八四年　リブロポート
エルズリッシュ・ピエレ／小倉孝誠訳『病人の誕生』一九九二年　藤原書店
シッパーゲス／濱中淑彦監訳『中世の患者』一九九三年　人文書院
立川昭二『死の風景・歴史紀行』一九七九年　朝日新聞社
立川昭二『病いと人間の文化史』一九八四年　新潮社
立川昭二『明治医事往来』一九八六年　新潮社
立川昭二『神の手　人の手』一九九五年　人文書院
立川昭二『生と死の美術館』二〇〇三年　岩波書店

あとがき

本書は、この夏、いつものように富士見高原で休暇を過した日々、その一部を書きはじめたものであるが、この動機に心が動かされたのは、じつはいまから十年ほどまえ、医史学者シゲリストの *Civilization and Disease*『文明と病気』を開いたときにさかのぼる。そのご、二、三ほかの仕事に手をつけ、日を経るうちに、この動機は「病気の社会史」「病気の文化史」「病気の思想史」の三つの主題にわかれていった。ここに、第一主題を、未熟ながら、ともかくまとめることができたのは、幸いなことであった。

それにしても本書は、私としては『病気の社会史序説』としていただきたいところであり、しかも繁務のかたわら書きすすめただけに、おもわぬ誤りをおかしているところがあることをおそれ、こうした私情について、読者の御寛恕を乞うとともに、大方の御叱正をあおぐしだいである。

ここで、歴史家の分際で、なぜ病気の問題に臆せず立ち入ることを敢てしたのかと問われれば、その弁明は本書から読みとっていただけるとおもうが、なおかさねて糺されれば、ヒポクラテスのつぎの言葉をあげて、私の軽率を許させていただくほかない。

……この技術(テクネー)について論じる者は素人の知っていることを論じなければならない。なぜなら彼が研究したり議論したりするのは、その素人が病み、苦しんでいるところの病気(パテーマ)にほかならないからである。

さいごに、ごらんのように本書は、先学師友の労作から多くを引用し、また各処から借覧した資料によってできあがっている。いちいちお名前をあげないが、これらの方々の学恩にふかく感謝申しあげる。

なお、私の胸にあたためていた草案が、このようなかたちで活字となったのは、私がNHKのテレビ・ラジオになん回かおつき合いした機縁で知り合った日本放送出版協会の大古場哲夫氏のおすすめによるものであり、ここに同氏と編集部の方々の御苦労にお礼を申しのべさせていただく。

昭和四六年一二月一日

著者

岩波現代文庫版あとがき

この『病気の社会史』が世に出たのは、今から三六年前のことである。しかし、ここに書かれた歴史そのものはほとんど変わることがないので、このたび岩波現代文庫に収められるにあたり、字句の一部を修正するにとどめ、ただかなりの図版を差し替えることによって、装いをあらたにしたアンコール版とさせていただくことにした。

もし、今日的問題意識から「病気の社会史」をあらためて書くとすれば、もとよりこのままでは不備であることはいうまでもないし、またそれを補うには本書と同じ分量が必要であろう。

そこで、ここでは、三六年という時間の流れの中で起きたさまざまな課題の中から、いくつかの課題にかかわる問題点だけを指摘するにとどめ、本書の今日における不備を補う責めをふたがせていただきたいと思う。

本書のモチーフは、病気は文明が〻つくり、また病気は文明を〻つくる、ということであった。俗にいう「歌は世につれ、世は歌につれ」をもじれば、「病いは世につれ、世は病いにつれ」ということである。流行歌(はやり歌)は時代(文明・社会)がつくり、時代(文明・社会)は流行歌(はやり歌)によってつくられる。おなじように、流行病(はやり病い)は時代(文明・社会)がつくり、流行病(はやり病い)は時代(文明・社会)をつくっていく。

したがって、その時代にはその「時代の病い」があり、人はその「時代の病い」を病み、「時代の病い」で死ぬ。ここでいう流行病というのは、たんに感染症だけをいうのではなく、その社会を広く侵す病気をいう。

たとえば、本書であつかったハンセン病や結核やコレラは貧困の時代につくられた「貧しさ病」であり、その病気がまた貧困という社会を再生産していった。

世界史に大きな爪あとを残したペストは陸上交通や海上交通の時代の文化交流によってつくられた疫病であったが、今日の新型インフルエンザはジェット機時代がつくる世界同時多発的疫病である。疫病のルートは点と線の時代から面の時代に変貌した。文明に遠心力と求心力があるように、疫病にも遠心力と求心力があるが、現代はその時間差が短縮されたのが特徴といえる。

梅毒は性の解放と貧困を背景とした売春社会がつくった流行病であったが、現代のエイズは性のサブカルチャーがうんだ時代の病いといえるが、今日では世界の貧困地帯に蔓延していることは梅毒の二の舞いといえる。

今日は繁栄と清潔の時代である。そこでは0157のような新型消化器感染症が新文明病として登場してくる。これは「豊かさ病」といえる。便利さや快適さを追求し過信してきた現代社会は、過去の遺物と思われていた感染症の逆襲を受けることになる。

今日忘れられた寄生虫病は栄養不良とむすびつく「貧しさ病」であったが、現代の流行病ともいえる花粉症などのアレルギー症は栄養過多が一因といわれる「豊かさ病」ともいえる時代の病いである。

アメリカの女流評論家ソンタグの『隠喩としての病い』によれば、結核は「消耗の病い」であり、それだけに近代社会青年期の青年層を襲った。それに対し「侵略の病い」であるとされるガンは高度成長期の中年層をおもに襲っている。ガンの転移は植民地侵略に似ており、ガン医療はときにガン征圧・ガン戦略といわれ、ミサイル療法など軍事用語が使われる。ガンはまさに現代社会のメタファー(隠喩)となっている。

現代は高齢化社会を背景に、急性病より慢性病たとえば糖尿病・高血圧症・肥満症などが日常的話題となっていることはいうまでもない。かつて成人病と呼ばれていたが、今日では生活習慣病と呼ばれている。

それも、糖尿病予備軍といわれるように、健康と病気の境界例の病いが話題となっている。それらは目にはっきりとその恐怖が「見えない病い」であり、境界の見えない現代のボーダーレス社会がうんだ「ボーダーレスの病い」ともいえる。現代人の大多数はしたがって健康人と病人との境界にある「半健康人」ということになる。

いっぽう、近ごろ言われるメタボリック・シンドロームのように、痛みとか発熱のような症状から疾患と認めるのでなく、目に見える数値あるいは曖昧なリスクをもとに疾患とする考えもうまれている。いずれにしろ「豊かさ病」の一形態といえる。現代のヘルシズム(健康至上主義)がうんだ風潮で、診断基準や判別基準の数値が精緻になるほど、疾患は増加してくる。

最後にあげなければならないのは、いうまでもなく「心の病い」である。たとえば、うつ病はかつての「個人の病い」というより、現代社会全体を覆う「社会の病い」の様相を呈している。

一昔前は神経衰弱とか神経症といわれ、心の病いの原因を内なる神経にあるとしていた。ところが今日では心の病いの原因の多くをストレスとしてとらえ、一様にストレス病と言っている。つまり心の病いの原因をたとえば会社や家族など外なる環境や関係のストレスにあるとする。これは自己中心的な世相がうんだ現代人特有の病識といえる。

ここで本書一四九ページにあるルネ・デュボスのことば、「伝染病が流行するには、病原微生物をもってきただけではたりない。流行はみな、なんらかの社会的状況で条件づけられている」を思い起こしていただきたい。

この名言を拡大解釈すれば、病気が流行するには、生物的原因だけをもってきただけではたりない。流行にはみな、なんらかの社会的状況によって条件づけられている、と言えるのである。別な言い方をすれば、病気の流行には「原因」だけでなく「条件」がある。

その条件とはまさに文明であり社会であり時代なのである。それは昔も今もかわりない。

医学や文明の力で一つの病気を無くすことはできるが、いかに医学や社会が発達しても病気そのものを無くすことはできない。そして、次にやってくる病気は今日の病気の路線上からは予測できないし、いわんや今日の医学で対応することはできない。つまり、本書の八八ページのカミュの『ペスト』にあるように、「この世には、戦争と同じくらいの数のペストがあった。しかも、ペストや戦争がやって来たとき、人々はいつも同じくらい無用意な状態にあった」のである。そして、これからもこのことばは色褪せることはないであろう。

最後に、私的感傷をのべさせていただくことをお許し願いたい。本書がはじめて世に出た昭和四六年、私は四四歳であったが、三六年を経てちょうど八〇歳を迎えた今日、私自身の遅ればせな研究の出発点となった本書が、岩波現代文庫の一冊になることにめぐり会えた奇縁にたいし、「感謝の歌（ダンケ・ゲザング）」を捧げないではいられない……。

二〇〇七年二月二四日

立川昭二

本書は一九七一年一二月、日本放送出版協会より刊行された。

病気の社会史 ―文明に探る病因

2007年4月17日　第1刷発行
2024年4月26日　第10刷発行

著　者　立川昭二（たつかわしょうじ）

発行者　坂本政謙

発行所　株式会社　岩波書店
〒101-8002 東京都千代田区一ツ橋 2-5-5

案内 03-5210-4000　営業部 03-5210-4111
https://www.iwanami.co.jp/

印刷・精興社　製本・中永製本

ISBN 978-4-00-603152-7　

岩波現代文庫創刊二〇年に際して

二一世紀が始まってからすでに二〇年が経とうとしています。この間のグローバル化の急激な進行は世界のあり方を大きく変えました。世界規模で経済や情報の結びつきが強まるとともに、国境を越えた人の移動は日常の光景となり、今やどこに住んでいても、私たちの暮らしは世界中の様々な出来事と無関係ではいられません。しかし、グローバル化の中で否応なくもたらされる「他者」との出会いや交流は、新たな文化や価値観だけではなく、摩擦や衝突、そしてしばしば憎悪までをも生み出しています。グローバル化にともなう副作用は、その恩恵を遥かにこえていると言わざるを得ません。

今私たちに求められているのは、国内、国外にかかわらず、異なる歴史や経験、文化を持つ「他者」と向き合い、よりよい関係を結び直してゆくための想像力、構想力ではないでしょうか。

新世紀の到来を目前にした二〇〇〇年一月に創刊された岩波現代文庫は、この二〇年を通して、哲学や歴史、経済、自然科学から、小説やエッセイ、ルポルタージュにいたるまで幅広いジャンルの書目を刊行してきました。一〇〇〇点を超える書目には、人類が直面してきた様々な課題と、試行錯誤の営みが刻まれています。読書を通した過去の「他者」との出会いから得られる知識や経験は、私たちがよりよい社会を作り上げてゆくために大きな示唆を与えてくれるはずです。

一冊の本が世界を変える大きな力を持つことを信じ、岩波現代文庫はこれからもさらなるラインナップの充実をめざしてゆきます。

（二〇二〇年一月）

S328
人は愛するに足り、真心は信ずるに足る
―アフガンとの約束―

中村 哲
澤地久枝（聞き手）

戦乱と劣悪な自然環境に苦しむアフガンで、人々の命を救うべく身命を賭して活動を続けた故・中村哲医師が熱い思いを語った貴重な記録。

S329
負け組のメディア史
―天下無敵 野依秀市伝―

佐藤卓己

明治末期から戦後にかけて「言論界の暴れん坊」の異名をとった男、野依秀市。忘れられた桁外れの鬼才に着目したメディア史を描く。〈解説〉平山 昇

S330
ヨーロッパ・コーリング・リターンズ
―社会・政治時評クロニクル 2014–2021―

ブレイディみかこ

人か資本か。優先順位を間違えた政治は希望を奪い貧困と分断を拡大させる。地べたから英国を読み解き日本を照らす、最新時評集。

S331
増補版 悪役レスラーは笑う
―「卑劣なジャップ」グレート東郷―

森 達也

第二次大戦後の米国プロレス界で「卑劣な日本人」を演じ、巨万の富を築いた伝説の悪役レスラーがいた。謎に満ちた男の素顔に迫る。

S332
戦争と罪責

野田正彰

旧兵士たちの内面を精神病理学者が丹念に聞き取る。罪の意識を抑圧する文化において豊かな感情を取り戻す道を探る。

2024. 4

S333
孤塁
――双葉郡消防士たちの3・11――

吉田千亜

原発が暴走するなか、住民救助や避難誘導、原発構内での活動にもあたった双葉消防本部の消防士たち。その苦闘を初めてすくいあげた迫力作。新たに「『孤塁』その後」を加筆。

S334
ウクライナ 通貨誕生
――独立の命運を賭けた闘い――

西谷公明

自国通貨創造の現場に身を置いた日本人エコノミストによるゼロからの国づくりの記録。二〇一四年、二〇二二年の追記を収録。〈解説〉佐藤 優

S335
「科学にすがるな!」
――宇宙と死をめぐる特別授業――

佐藤文隆
艸場よしみ

「死とは何かの答えを宇宙に求めるな」と科学論に基づいて答える科学者vs.死の意味を問い続ける女性。3・11をはさんだ激闘の記録。〈解説〉サンキュータツオ

S336
増補 空疎な小皇帝 「石原慎太郎」という問題

斎藤貴男

差別的な言動でポピュリズムや排外主義を煽りながら、東京都知事として君臨した石原慎太郎。現代に引き継がれる「負の遺産」を、いま改めて問う。新取材を加え大幅に増補。

S337
鳥肉以上、鳥学未満。
――Human Chicken Interface――

川上和人

ボンジリってお尻じゃないの? 鳥の首はろくろ首!? トリビアもネタも満載。キッチンから始まる、とびっきりのサイエンス。〈解説〉枝元なほみ

2024.4

岩波現代文庫［社会］

S338-339
あしなが運動と玉井義臣（上・下）
―歴史社会学からの考察―
副田義也

日本有数のボランティア運動の軌跡を描き出し、そのリーダー、玉井義臣の活動の意義を歴史社会学的に考察。〈解説〉苅谷剛彦

S340
大地の動きをさぐる
杉村新

地球の大きな営みに迫ろうとする思考の道筋と、仲間とのつながりがからみあい、研究は深まり広がっていく。プレートテクトニクス成立前夜の金字塔的名著。〈解説〉斎藤靖二

S341
歌うカタツムリ
―進化とらせんの物語―
千葉聡

実はカタツムリは、進化研究の華だった。行きつ戻りつしながら前進する研究の営みと、カタツムリの進化を重ねた壮大な歴史絵巻。〈解説〉河田雅圭

S342
戦慄の記録 インパール
NHKスペシャル取材班

三万人もの死者を出した作戦は、どのように立案・遂行されたのか。牟田口司令官の肉声や兵士の証言から全貌に迫る。〈解説〉大木毅

S343
大災害の時代
―三大震災から考える―
五百旗頭真

阪神・淡路大震災、東日本大震災、熊本地震に被災者として関わり、東日本大震災の復興構想会議議長を務めた政治学者による報告書。〈緒言〉山崎正和

岩波現代文庫［社会］

S344-345

ショック・ドクトリン（上・下）
—惨事便乗型資本主義の正体を暴く—

ナオミ・クライン
幾島幸子
村上由見子 訳

戦争、自然災害、政変などの惨事につけこみ多くの国で断行された過激な経済改革の正体を鋭い筆致で暴き出す。〈解説〉中山智香子

S346

増補 教育再生の条件
経済学的考察

神野直彦

日本の教育の危機は、学校の危機だけではなく、社会全体の危機でもある。工業社会から知識社会への転換点にある今、真に必要な教育改革を実現する道を示す。〈解説〉佐藤 学

2024. 4